FEMALE FITNESS FIBEL

Der wahre Weg zum Traumkörper

Sjard Roscher

Dritte Auflage
Mai 2020

Bibliografische Information der Deutschen Nationalbibliothek
Die Deutsche Nationalbibliothek verzeichnet diese Publikation in der Deutschen Nationalbibliografie. Detaillierte bibliografische Daten sind im Internet über https://www.dnb.de abrufbar.

Für Fragen und Anregungen:
info@sjardfitness.de

3. Auflage Mai 2020

Staakener Str. 28-29
13581 Berlin
Deutschland
Tel.: +49 (0) 30 650 036 09
E-Mail: info@sjardfitness.de

Vertreten durch:
Sjard Roscher & Christian Jäck

ISBN Print: 978-3-948233-00-6

ISBN E-Book (PDF): 978-3-948233-05-1

Jede anbrechende Minute
ist eine neue Chance, dein Leben zu ändern.

Sjard Roscher

Widmung

Dieses Buch widme ich allen, deren Flamme im Herzen noch lodert. Für die, die der Mittelmäßigkeit den Kampf angesagt haben und nicht zufrieden sind mit dem Status quo. Für alle, die wissen, dass das Leben mehr bereithält, und nicht gewillt sind, eher aufzugeben, so lange bis sie sich auch ihre kühnsten Träume erfüllt haben.

Dies ist dein Leben. Dies ist dein Weg.
Die Welt wartet auf deine Großartigkeit.
Warte nicht länger ...

Greatness Awaits

Danksagung

Dieses Leben verdanke ich dem Oberarzt und Chirurgen Dr. Krause.

Ohne deine Hilfe wäre ich wahrscheinlich nie wieder imstande gewesen, auch nur das kleinste Gewicht zu bewegen. Ohne deine Künste im OP-Saal hätte ich niemals so viel Spaß und Freude erfahren dürfen, wie ich es heute tue.

Ich danke dir von ganzem Herzen.

Über den Autor

Fitnessmodel und #1-Bestseller-Autor - doch das war bei weitem nicht immer so ... Nach einem schweren Unfall im Jahr 2013 sicherten mir 3 verschiedene Ärzte zu, ich könnte nie wieder Kraftsport machen. Für mich brach in diesem Moment meine gesamte Welt zusammen. Nur wenige Wochen zuvor entfachte die Leidenschaft zum Sport in mir und ich wollte die beste Version meiner selbst werden. Doch ich kämpfte mich zurück. Nach mehreren OPs und monatelanger schmerzhafter Reha meldete ich mich am 01.01.2014 das allererste Mal in meinem Leben in einem Fitness-Studio an. Von da an gab es kein Zurück mehr... Bereits im Sommer 2015 konnte ich mir meinen ultimativen Traum in diesem Sport erfüllen: Ich bekam einen Profi-Vertrag als Fitness-Model und konnte von nun an meine Leidenschaft zum Beruf machen. Aus diesem Beruf entwickelte sich meine Berufung. Ich wollte anderen Menschen ebenfalls dabei helfen, ihren Traumkörper zu erreichen und ihnen diesen Weg ebnen. Doch es kam anders als geplant ... Je mehr ich versuchte zu helfen, desto mehr Steine wurden mir in den Weg gelegt und desto mehr Missstände wurden mir innerhalb der Fitnessindustrie bewusst.

Plötzlich sah ich alles: Fitnessmagazine verbreiten absichtlich falsche Mythen für mehr Profit; YouTuber spritzen sich Unmengen an Anabolika und lügen ihren Fans dann dreist ins Gesicht und behaupten, sie hätten ihren Körper auf natürlichen Wegen erreicht. Aus meinem Enthusiasmus entwickelte sich Frust. Frust über die Verlogenheit und ebenfalls die Naivität vieler ihrer Kunden. Ich konnte täglich sehen, weshalb sich die Leute im Kreis drehen und niemals ihre Ziele erreichten. Anstelle glücklich und zufrieden zu werden, sah ich, wie viele Menschen immer unglücklicher und frustrierter wurden ... einfach weil sie niemals denselben Körper wie ihre Idole erreichen würden - trotz mehrerer hundert Euro Investitionen in ihre Programme ...

Photoshop, Steroide und immer wieder dieselben alten Mythen ... Damit sah ich mich konfrontiert und ich wollte nicht derjenige sein, der den Leuten all dies sagen muss. So beschloss ich, der Fitnessindustrie den Rücken zu kehren. Ich liebte zwar den Sport immer noch mit meinem ganzen Herzen - doch ich wollte nicht noch einen einzigen Satz darüber reden müssen. Allerdings wollte ich der (Fitness)Welt eine Kleinigkeit hinterlassen. Einen kleinen Ratgeber für die wenigen Menschen dort draußen, die sich wirklich verändern wollen und genau deshalb die Wahrheit verdient haben. Also schrieb ich mein erstes kleines Buch: Die Fitness Fibel. Ursprünglich nur gedacht für Freunde und Bekannte veröffentlichte ich das Buch dennoch im Sommer 2016 im Self-Publishing. Nur wenige Wochen später kletterte das Buch an die Spitze der Amazon-Charts und wurde #1-Bestseller im Bereich Fitness & Bodybuilding und da sollte es über ein Jahr lang am Stück bleiben. Hunderte Nachrichten erreichten mich seitdem von begeisterten Lesern, die endlich Fortschritte machten und sich spürbar ihrem großen Ziel näherten.

So waren es tatsächlich die vielen Leser, die mich letztlich dazu überredeten, meinen eigenen innersten Traum wieder aufleben zu lassen und den Menschen den wahren Weg zum Erfolg zu zeigen. "Realness over Fakeness" - so würde ich meine Arbeit betiteln. Heute ist das Lehren von Fitness und Gesundheit mein persönliches Herzensprojekt. In meinem Blog, Podcast und auf Instagram rede ich daher viel über Motivation, die Trainingslehre und wie das mit dem Essen wirklich funktioniert.

Oder wie ich es gerne sage:
"Kein Bullshit auf dem Weg zum Traumkörper!"

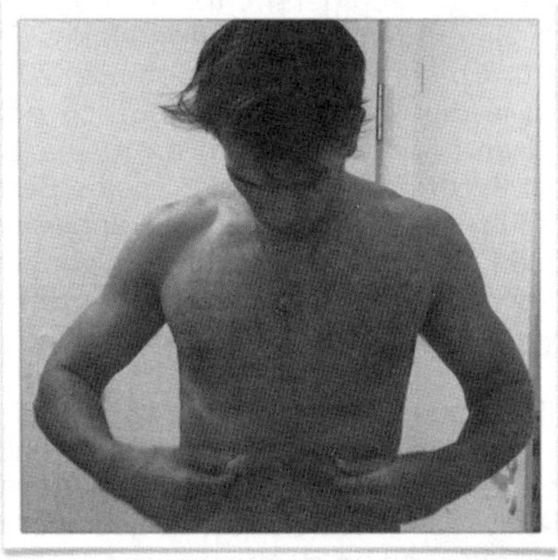

Auf dem überliegenden Bild trainiere ich bereits seit zwei Jahre sehr intensiv - nur falsch und ich habe keine Ahnung von der Ernährung. Ich befolge alle Ratschläge gängiger Magazine und gebe mein gesamtes Geld jeden Monat für Supplemente aus ... Und das bin ich weitere zwei Jahre später - mit smartem Training und smarter Ernährung ... genau nach der Art und Weise, wie ich sie dir jetzt zeigen werde - Du kannst also gespannt sein!

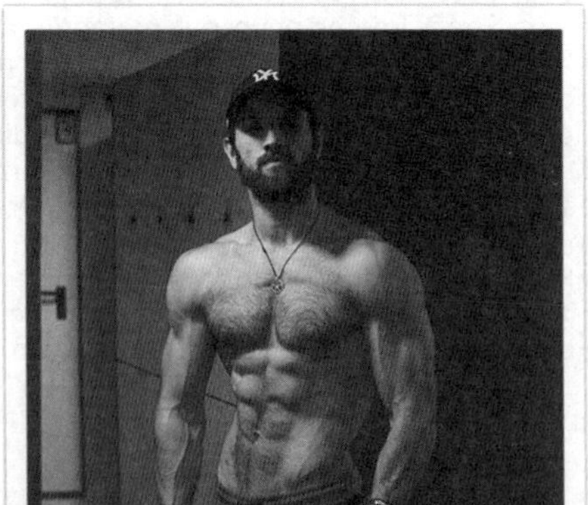

Werde Teil der besten Community

All dies sind Transformationen von Lesern der Fitness Fibel 2.0 und Gleiches wird für dich ebenfalls möglich sein. Ich möchte dich deshalb nicht nur einladen, dieses Buch genauestens zu studieren und umzusetzen, ich möchte dich auch einladen, dich mit meiner gesamten Erfahrung, allen neusten Erkenntnissen und meiner großen Community auf diesem Weg zu begleiten und zu unterstützen.

Mein Ziel war es niemals, dich einfach durch ein hübsches Cover und einen tollen Namen zum Buchkauf zu motivieren (auch wenn in der Fibel mein gesamtes Herzblut steckt) - was ich wirklich will, ist, dass du tatsächlich deinen Traumkörper erreichst und mir eines Tages eine lange Mail schickst, wie sehr sich auch dein Leben zum Besseren entwickelt hat. Deshalb komm auch du in unsere exklusive Facebook-Gruppe, lerne mich und all die anderen Athleten persönlich kennen und lass uns gemeinsam an deinem Projekt Traumkörper intensiver arbeiten als jemals zuvor.

Ich freue mich schon auf dich und deine Geschichte ...

Die Fitness Fibel Athleten Gruppe:

- Regelmäßige Live-Webinare
- Positiver Austausch mit anderen Fitness Fibel Athleten
- Auswertung neuster Studien
- Gemeinsam motivieren und unterstützen
- Ziele erreichen!

Schließe Dich uns an und werde ein **#FitnessFibelAthlet**

https://www.sjardfitness.de/facebook/

Fitness von A bis Z
Dies ist nur die Spitze des Eisbergs

Mit der Female Fitness Fibel hältst du fraglos das Manifest meiner gesamten Arbeit und die absolute Quintessenz des komplexen Kraftsportes in deinen Händen. Dieses Buch sollte den Startpunkt deiner Fitnessreise markieren und mit diesem Wissen solltest du ohne Zweifel fantastische Resultate erzielen. Ich halte hier sicher nichts zurück.

Nichtsdestotrotz ist dies nur die Spitze des Eisberges und dich erwarten noch viel mehr Wissen und viele weitere spannenden Themen, die es so in dieser Weise nicht in das Buch geschafft haben - einfach weil sie so in der Form zu spezifisch sind oder aber weil die Informationen so brandneu sind, dass sie es noch nicht in die aktuelle Auflage geschafft haben.

<u>Aus diesem Grund habe ich einen Blog gegründet: Quantum Leap Fitness.de</u>

Hier schreibe ich wöchentlich über die neuesten spannenden Themen in der Fitnesswelt, der Forschung und über alles, was sonst noch relevant für uns Kraftsportler ist. Hier findest du außerdem meinen wöchentlichen Podcast und viele weitere Tools und Hilfestellungen, die dir die Umsetzung des nun Folgenden so einfach wie nur möglich gestalten werden.

Außerdem findest du weitere Bücher von mir, Zubehör und alles über das Thema Nahrungsergänzungsmittel.

Also schau doch einfach mal vorbei und stöbere dich ein wenig durch:

www.QuantumLeapFitness.de

Als neue Leserin der Female Fitness Fibel will ich dir zudem 10% Rabatt für deine erste Bestellung in meinem Shop schenken. Spare mit diesem Code:

FF10

Gib einfach den Code am Ende deiner Bestellung ein und spare 10% auf deine gesamte Bestellung.

Besuche jetzt: WWW.QUANTUMLEAPFITNESS.DE und spare 10%

QUANTUM LEAP FITNESS

Verschenke Progression!

Geil ausschauen ist die eine Sache - zusammen geil ausschauen ist aber noch viel geiler. Als verschenke Wissen an deinen Trainingspartner, deine Liebsten oder wem auch immer, dem mehr Fitness und Vitalität stehen würde.

<u>Für die Frau:</u>

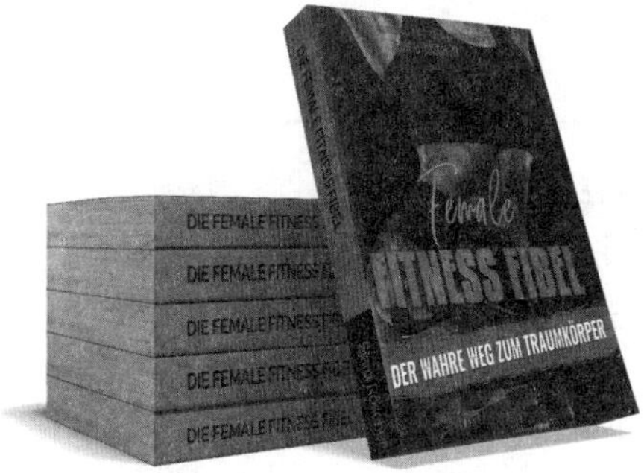

Hier gratis bestellen, verschenken oder weiterempfehlen!
(Nur Logistikkosten)

www.FEMALEFITNESSFIBEL.de

<u>Für den Mann:</u>

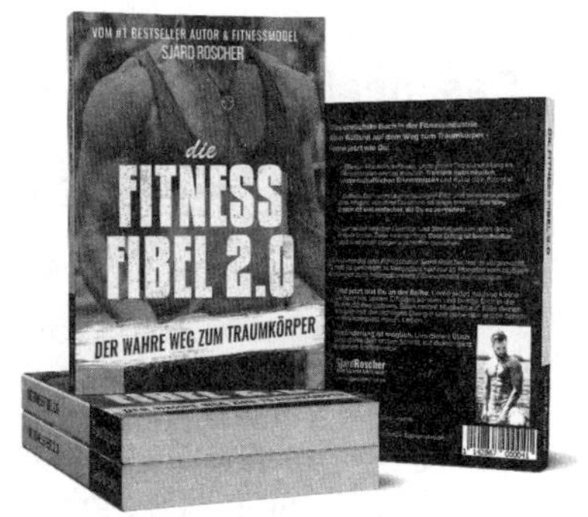

Hier gratis bestellen, verschenken oder weiterempfehlen!
(Nur Logistikkosten)

www.FITNESSFIBEL.de

INHALT

Vorwort

Hey, Athletin!

Bevor wir mit all den Formeln, Plänen und endlosen Tipps anfangen, möchte ich ein persönliches Wort an dich ganz persönlich richten. Ich möchte die Gelegenheit nutzen, um mich in erster Linie bei dir zu bedanken. Bedanken für dein Vertrauen und somit auch für deine Unterstützung. Voller Demut kann ich behaupten, dass ohne Menschen wie dich dieses Werk niemals entstanden wäre und auch wenn es nun meine Aufgabe ist, dich deinem Traum (-Körper) so gut es nur geht näherzubringen, so geht auch gleichzeitig für mich ein Traum in Erfüllung. Mein Traum war und ist es, Gutes in dieser Welt zu hinterlassen und wenn du nach dem Lesen dieses Buches deine Gesundheit und deine Fitness endlich vollends in die Hand nimmst, so schreib mir doch vielleicht eine kurze Nachricht und lass damit mein Herz höher springen. Die Wahrheit an mir ist, dass ich nichts Besonderes bin. Ich bin nicht anders als du oder sonst wer und du musst mir glauben, wenn ich dir sage, dass ich nicht eines dieser unerreichbaren Fitnessmodels aus dem Internet bin. Ich bin kein Superheld, kein Supertalent und ganz gewiss kein Genie. Höchstens ein kleiner Lebensheld, der dir lediglich etwas Wissen und etwas Zeit voraus hat. Aber mit den Tipps aus diesem wirst du mich schneller einholen, als es vielleicht sogar mir selbst lieb ist ...

Dieses Buch ist nicht vergleichbar mit anderen Fitnessratgebern oder Abnehmprogrammen. Es ist anders aufgebaut, untypisch strukturiert und wird deshalb eine vollkommen andere Wirkung in dir auslösen. Es ist unzensiert und ich nehme kein Blatt vor den Mund. Um dies zu ermöglichen, habe ich den Weg der Selbstpublikation gewählt. Nur so kann ich sicherstellen, dass ich alles sagen kann, was ich will und auch, dass du die hässliche Fratze der Fitnessindustrie kennenlernst. Auch dies ist eher untypisch - jedoch weiß ich aus eigener Erfahrung, dass genau dieser Fakt dir nicht nur viel Zeit und Geld einsparen wird, sondern dir außerdem viel Leid und Selbstzweifel erspart. Verstehe die Female Fitness Fibel wie ein Gespräch in einem Café mit einem Mentor. Du erhältst viele wichtige Hintergrundinformationen, hin und wieder nette Abschweifungen und vor allem aber absolute Profi-Tipps. Ich rüttle dich zwischendurch wach, gebe dir einen Tritt in deinen Arsch und am Ende wirst du es kaum abwarten können, endlich zu beginnen.

Als ich selbst im Jahre 2014 das erste Mal das Fitnessstudio in Berlin-Marzahn betrat, hätte ich mir niemals ausmalen können, wie viel Kraft und Freude mir dieser Sport bringen, welche Türen er mir im Leben öffnen und wie stark er meinen Charakter beeinflussen würde. Ich trainierte wie ein Besessener, las jeden Abend Magazine und Zeitschriften zum Muskelaufbau, schaute endlos lange YouTube-Videos und wurde hauptsächlich auch deshalb der englischen Sprache mächtig. Ich besuchte Workshops, ließ mich coachen, war auf zig Weiterbildungen und durchforschte das Netz nach den neusten Studien. Ich büffelte wie verrückt und war auf der Suche nach dem heiligen Gral der Fitness und der Perfektion des eigenen Körpers. Nun - ich würde nicht behaupten, dass du in diesem Moment den heiligen Gral der Fitness in deinen Händen hältst, ABER: Die Fitness Fibel 2.0 / Female Fitness Fibel ist mein Manifest nach all den Jahren und all den Erfolgen an den Kraftsport.

Meine Hommage an das Leben und wie es sein kann. An die Kraft der Jugend und die Stärke im Alter und sie ist das Schweizer Messer bei der Erreichung deines Traumkörpers. Mein Anspruch ist es, dir alle wichtigen Aspekte rund um die eigene Fitness zu erklären, und wie du es schaffst, dich nicht nur in die Form deines Lebens zu bringen, sondern auch, wie du dir eine stählerne Gesundheit aufbaust und so ein langes, gesundes und aktives Leben gestaltest. Es geht hier um viel mehr, als nur gut auszusehen. Es geht um Vernunft und Einsicht. Um Dringlichkeit und Vervollkommnung. Dies ist der wahre und einzige Weg zu deinem Traumkörper. Anfang 2016 kam ich das erste Mal auf den Gedanken, meinen eigenen Weg in Form von Ratgebern zu dokumentieren und anderen ambitionierten Menschen zu zeigen, wie auch sie ihren Traumkörper erreichen können. Ich wollte meinen Blog eröffnen, Videos drehen und ein Buch schreiben. Doch ich tat es nicht. Ganz im Gegenteil: Nach kurzer Zeit fasste ich den Entschluss, endgültig mit Fitness abzuschließen, und ich wollte mit gar niemandem mehr darüber reden.

Wie kam es dazu? Zu diesem Zeitpunkt kam ein Skandal aus der Fitnessszene nach dem anderen ans Tageslicht. Bekannte „Natural-Athleten" wurden des Steroid-Konsums überführt, es wurde aufgedeckt, wie so ziemlich jeder auf perverse Weise seine Muskeln per Photoshop vergrößert und noch vieles mehr ... Meine einst so geliebte Fitnessszene stellte sich als verlogenes Marketingwerkzeug heraus, bei dem jungen Sportlern falsche Träume für unfassbar viel Geld verkauft werden. Keiner von ihnen würde jemals so aussehen wie ihre Vorbilder und Helden - und im schlimmsten Fall würden diese ambitionierten Neueinsteiger voller Selbstzweifel selbst schon in frühen und jungen Jahren mit hartem Medikamenten-missbrauch beginnen. Dazu aber später mehr ... Zu diesem Zeitpunkt hatte ich bereits einiges an Erfolg als Sportmodel und konnte meinen Lebensunterhalt komplett mit meinem Körper bestreiten. Auch im Training gehörte ich im Studio immer mit zu den Besten und bekam stets viele Komplimente für meinen Körper. Ich war also irgendwo schon wer ... Doch wer war ich im Gegensatz zu mit Photoshop bearbeiteten Steroid-Pumpern, die auf Bildern tausend Mal besser aussahen als ich? Wer war ich schon im großen weiten Internet?

Tja, zumindest fühlte ich mich wie ein Niemand. So beschloss ich diesen Weg nicht zu gehen. Ich wollte nicht gegen diese Übermenschen ankämpfen und mich als den naturalen Messias hinstellen, der es zwar ehrlich meint, aber im Vergleich zu all den anderen wie der letzte Anfänger aussieht. Mein damaliger Frust lässt sich kaum in Worte fassen und ich wollte mit Fitness buchstäblich rein gar nichts mehr zu tun haben. Sicherlich liebte ich den Sport noch, aber ich wollte nicht mehr eine Sekunde darüber reden. Ich wollte niemanden mehr motivieren und wollte erst recht niemandem den Weg weisen.

Ich hatte so richtig die Schnauze voll, und um wirklich sicherzustellen, dass mich selbst niemand mehr aus meinem Bekanntenkreis auf dieses Thema anspricht, setzte ich mich im Juni 2016 an meinen Laptop und schrieb die erste Version der Fitness Fibel. Kurz, knackig und auf den Punkt gebracht. Dieses kleine E-Book sollte die Antwort auf gängige Fragen aus meinem Umfeld sein und ich wollte sobald mich jemand um Rat bat, einfach nur diesen Ratgeber überreichen und möglichst schnell mit einem anderen Thema fortfahren. Nun ... erstens kommt es anders und zweitens, als man denkt.

Ganze 10 Wochen lag das fertige E-Book auf meiner Festplatte herum und niemand bekam es jemals zu Gesicht. Bis ich es eher durch Zufall eines Tages mit zitternden Knien auf Amazon veröffentlichte. Der Rest der Geschichte ist unglaublich. Der Mini-Ratgeber wurde zum Liebling bei den Lesern und war über 18 Monate der #1-Bestseller in der Kategorie Krafttraining & Bodybuilding. Hunderte Mails erreichten mich von Menschen, die endlich echte Fortschritte erzielten und sich nicht länger im Kreis drehten. Der O-Ton lag dabei stets auf „Realness over Fakeness!" und so waren es tatsächlich die vielen Leser dort draußen, die mir ehrlich und aufrichtig dankten und mich somit motivierten, diesen Weg weiterzugehen.

Heute hältst du nicht nur das große Update in deinen Händen, sondern auch endlich die weibliche Auflage der Fitness Fibel 2.0: Die Female Fitness Fibel.

Mehr Content, mehr Tiefe, neuste Studienergebnisse und ich gehe auf alle Fragen ein, die sich seither immer wieder auftaten - und alles angepasst und optimiert auf den weiblichen Körper. Du hältst nun das beste Wissen aus der Praxis in Kombination mit der neuesten Wissenschaft in deinen Händen.

Du erfährst, wie der Muskelaufbau wirklich funktioniert, wie du dir deine eigene Ernährung gestaltest und was es denn sonst noch so zu beachten gibt. Ich zeige dir gesunde und insbesondere zielorientierte Ernährungsformen und meine persönlichen Lieblingslebensmittel für mehr Kraft und Fokus im Alltag und für eine höhere Lebenserwartung. Ich zeige dir Essen, welches wirklich gesund ist und dich nicht nur fit, sondern auch vital werden lässt.

Du bekommst diverse Trainingspläne und Übungen für jedes Trainingsniveau an die Hand und ich verrate dir meine eigene Strategie, um schnell und effektiv einen wunderschönen Körper zu bekommen. Außerdem werde ich auch das eine oder andere Wort über Motivation und Konsistenz verlieren, sodass du auch vom Kopf her bereit für deine nachhaltige Transformation bist.

Fitness kann wirklich kompliziert sein - ich weiß das nur zu gut.

Doch nicht länger. Mit der Female Fitness Fibel werde ich die großen und kleinen Geheimnisse der Industrie für dich lüften und dir exakt zeigen, was du zu tun hast und welche Ergebnisse du erwarten kannst. Du wirst sofort spürbare Resultate haben, dich aktiver fühlen und dich im Laufe der Zeit in die absolute Bestform deines Leben bringen.

Das ist das Ziel und das Versprechen dieses Buches.

Danke für dein Vertrauen und viel Spaß und Erfolg dir auf deiner eigenen Reise.

Dein Coach
Sjard

Einleitung

Der härteste Schritt zur Fitness ist der Erste.
Nimm ihn jetzt!
Heather Montgomery

Das neu erfundene Rad

An dieser Stelle muss ich noch ein paar Worte über das Buch verlieren, was du wirklich erwarten kannst und auch mit welcher Vorannahme dich betreffend ich dieses Buch verfasst habe. Denn sind wir ehrlich - ich habe keinen blassen Schimmer, wer du wirklich bist, wo du gerade im Leben stehst und dennoch hältst du nun ein Buch über Fitness, Training und Ernährung in den Händen. Diesen simplen Fakt finde finde ich ihn faszinierend. Du beweist hiermit, dass du tatsächlich offen für Neues bist, gewillt bist dazu zu lernen und dass du gewisse Dinge in deinem Leben ändern willst. Aus meiner Erfahrung her ist dies absolut untypisch und hat somit den allerhöchsten Respekt verdient. Die allermeisten Männer und Frauen scheinen von Geburt an wahnwitzigerweise genauestens zu wissen, wie denn Fitness und die eigene Gesundheit wirklich funktionieren, glauben brav das, was ihnen Magazine und Steroid-Bodybuilder eingetrichtert haben und halten es so für reine Zeitverschwendung, sich in ihrer Freizeit auf diesem Themengebiet auch nur das kleinste bisschen weiterzubilden. Ob das töricht, naiv oder fahrlässig ist, können wir gerne eines Tages am Lagerfeuer mit einem Protein-Shake bequatschen ... Sei's drum - du bist anders und das ist verhältnismäßig ziemlich cool und für Menschen wie dich habe ich dieses Buch geschrieben. An dieser Stelle möchte ich nochmals erwähnen, dass die Fitness Fibel kein typisches Fitness-Buch ist und ich bin auch nicht deine Mama, die dir erzählen will, dass du doch bitte mehr Sport machen solltest. Dieses Buch ist für all jene, die den wahren Weg zur ultimativen Fitness erfahren wollen und nicht länger gewillt sind, kurzfristigen 12-Wochen-Programme zu folgen oder eine Low-Carb-Diät nach der anderen zu machen. Dieses Buch ist für Menschen, die Verantwortung übernehmen wollen und tatsächlich nach eine Lösung für das echte Leben suchen. Es geht darum, das große Ganze zu erkennen und sich langfristig zu transformieren - und exakt diese Blaupause hältst du nun in deinen Händen.

Was du daraus machst, ist allerdings nun allein deine Sache. Ich präsentiere dir den besten und direktesten Weg zu deinem Traumkörper, den Weg zu mehr Kraft, mehr Muskulatur, mehr Gesundheit, weniger lästiges Körperfett und noch vielem mehr. Sobald du das große Ganze erst einmal verstanden hast, wirst du dich fragen, wie du all die Jahre nur etwas anderes machen konntest ... Es gibt jedoch zwei Haken. Erstens musst du das Buch tatsächlich lesen (super ätzend, ich weiß) und zweitens musst du das Gelernte auch tatsächlich umsetzen (noch ätzender, ich weiß).

Doch wenn du zu den wenigen Menschen gehörst, die in der Lage sind, diese beiden Dinge auszuführen, wirst du mit einem Körper und einem Leben belohnt, von dem die meisten Menschen nur träumen können, während dir jegliche Umsetzung mit der Zeit immer leichter und leichter fällt und die Resultate im Grunde wie von selbst kommen. Nun aber zur spannenden Frage: Habe ich das Rad neu erfunden? Habe ich das Rezept zum Traumkörper in einer längst verschollenen Schatulle auf dem höchsten Berg Nepal's gefunden? Habe ich das geheime Protokoll zur ewigen Fitness der Elite-Soldaten aus Weiß-Russland in einer verbotenen Nacht- und Nebelaktion geborgen? Habe ich ein antikes Blütenextrakt aus den Anden Süd-Amerika's entdeckt, welches vermag, sich selbst in eine junge griechische Göttin zu verwandeln? Nein - weder noch und nichts dergleichen wirst du in diesem Buch finden. Ich habe das Rad nicht neu erfunden und es kann durchaus sein, dass dir das eine oder andere bereits bekannt vorkommt. Was ist also dann dieses Buch wirklich?

Es ist die Quintessenz aus über buchstäblich tausenden Stunden des Krafttrainings im Gym, unendlichen Fehlversuchen und Momenten der Frustration und Enttäuschung, es ist das Resultat des Auswerten zig hunderter Studien, des erfolgreichen Coachen unzähliger Menschen und den Erfahrungsberichten von über unglaublichen 100.000 Lesern in den letzten Jahren. Dieses Wissen habe ich mir nicht ausgedacht und ich bin ganz gewiss kein Guru. Ich bin viel eher wie ein verrückter Professor, der seit Jahren unentwegt im Labor abhängt und zum Kern der Sache geforscht hat. Zwar bin ich kein Alchemist und ich kann auch Scheiße nicht in Gold verwandeln, dennoch hältst du die wahrscheinlich mächtigste Anleitung auf dem Wege zur körperlichen Transformation jetzt hier in deinen Händen. Diese Anleitung kannst du nutzen oder du kannst sie ignorieren. Du kannst sie hassen oder wütend werden. Du kannst sagen: *„Wow, das habe ich so noch nie ernsthaft ausprobiert und jetzt lege ich einfach mal voll los."*, oder du kannst sagen: *„Oh, das ist alles nichts neues für mich und deshalb setze ich nichts davon um."* - Wofür auch immer du dich entscheidest, es liegt in deiner Hand.

An manchen Stellen kann es durchaus sein, dass ich deine Glaubenssysteme sprenge und uralte Konventionen aus deinem Kopf puste, an manchen Stellen konfrontiere ich dich mit unangenehmen Wahrheiten und du stampfst wütend auf und fragst dich, wie ich so etwas behaupten kann (nur um dann noch meine Aussagen mit Studien zu untermalen, was es eigentlich noch schlimmer und noch ärgerlicher macht). An anderen Stelle werde ich dich auffordern, das Buch beiseite zu legen und dann deine Hausaufgaben zu machen und dann liegt es tatsächlich allein an dir ... Halte dir dabei vor Augen, dass ich dieses Buch nicht geschrieben habe, damit du mich magst oder dass ich deine einstigen Glaubenssätze einfach nur bestätige. Dies kann der Fall sein - muss es aber nicht. Das ändert jedoch nichts an der Realität und wie die Dinge wirklich funktionieren. Dieses Buch habe ich geschrieben, um dir eine Antwort auf alle gängigen Fragen zum Thema Fitness zu geben und dir einen klaren Weg zu weisen, wie du nachhaltig und verhältnismäßig simpel deine Traumfigur erreichst. In diesem Sinne ... Sei offen für Neues. Nimm meine Ratschläge an und teste die Dinge ernsthaft aus, bevor du ein mögliches Urteil über das Geschriebene oder dein eigenes mögliches Potential zur Transformation triffst.

Doch ich kann dir schon jetzt versprechen - Es lohnt sich! Dir steht eine wilde Achterbahn bevor und nichts Geringeres als die Zeit deines Lebens. Dich erwartet ein Abenteuer namens Traumkörper und die Reise macht verdammt Spaß. Bedenke ebenfalls, dass eine wirklich gute Reise turbulent ist und sie dich auch wahrhaft herausfordert. Aber sie lohnt sich - so viel sei dir versprochen. Nun ... wollen wir?

Worum geht es in diesem Buch?

In diesem Buch dreht sich alles um Kraftsport, Muskelaufbau und den Fettverlust. Ganz wie der Titel es bereits vermuten lässt - doch dieses Buch ist anders. Mein kompletter Ansatz ist anders. In diesem Buch geht es nicht um ein besonders neues Trainingskonzept und ich verspreche dir auch nicht, dass du in wenigen Wochen deinen Traumkörper erreichst. In diesem Buch geht es um andauernden und wahren Erfolg im Kraftsport bzw. im naturalen Bodybuilding. Mein Ziel ist es, dir alles nur erdenkliche Wissen um die gesamte Thematik an die Hand zu geben, sodass du nie wieder unnötiges Geld für sinnlose Pläne und Ratgeber ausgeben musst oder frustriert das Handtuch wirfst. Ich werde dir alle Geheimnisse offenbaren, die besten Trainingssysteme vorstellen und dir vor allem die wahren Kriterien für maximalen Erfolg zeigen. Viele Leute glauben irrtümlicherweise, Muskelaufbau sei eine rein körperliche Aktivität für hohle Menschen. Sicherlich gibt es die, doch nach all den Jahren, die ich im Fitnessstudio verbracht habe, weiß ich heute, dass Kraftsport insbesondere eine mentale Sportart ist, weshalb ich auch stark auf die mentalen Aspekte eingehen werde. Außerdem ist dieses Buch keine einfache Auflistung von Übungen und simplen Regeln, denn so etwas wird dem Sport einfach nicht gerecht.

Dieses Buch gleicht viel mehr einer Geschichte, die alle Aspekte des Gewichthebens Stück für Stück abdeckt und dir am Ende der Reise das große ganze Bild offenbaren wird. Mir ist bewusst, dass dies untypisch in der heutigen Zeit ist, doch wenn du, liebe Leserin, dir Zeit für diese Reise nimmst, bist du schneller die Sportlichste und Fitteste im Gym, als du es dir vorstellen kannst ...

Wieso Kraftsport großartig ist!

Wie bereits in der Einleitung erwähnt, schreibe ich dieses Buch vor allem aus meiner großen Leidenschaft zum Kraftsport heraus. Doch warum ist das eigentlich so? Kraftsport und Fitness werden doch oft als anstrengend und öde oder als Sportart für Menschen abgestempelt, die ansonsten einfach keine anderen Fähigkeiten besitzen außer stumpf Gewicht zu heben.

Ein Haufen schwitzender Idioten und Idiotinnen, die sich abquälen, nur um ein wenig besser auszusehen. Spaß macht es auch wenig und es dauert ewig, bis man Erfolge sieht ... (so könnte man doch meinen).

Die Liste der Nachteile ist lang und im Grunde sind viele Argumente, die gegen Kraftsport sprechen, gar nicht mal so schlecht. Ich habe selbst viele Jahre lang Fußball gespielt und bin BMX gefahren. Beides sind ebenfalls tolle Sportarten, die mir große Freude bereitet haben - vor allem waren die Belohnungen und Erfolgserlebnisse weitaus öfter und in wesentlich kürzeren Abständen. Trotzdem habe ich all das hinter mir gelassen, um mich voll und ganz dem Kraftsport zu widmen. Unzählige Gründe sprechen für den Kraftsport und ich möchte nur einige wenige hier aufzählen.

Ich teile dabei die Vorteile dabei in 2 große Aspekte ein:

1) **Körperliche Entwicklung**
2) **Geistige Entwicklung**

Körperliche Vorteile:

- **Mehr Stärke**: Nicht von ungefähr kommt der Name Kraftsport. Durch die Ausbildung der Muskulatur wird man selbstverständlich auch stärker. Dies kann im Alltag und auf der Arbeit sehr nützlich sein sowie bei der Selbstverteidigung oder in anderen Sportarten.
- **Mehr Ausdauer**: Ähnlich wie mit den Kraftwerten verhält es sich auch mit der Muskelausdauer und der allgemeinen Kondition. Diese Vorteile sind so gut wie in jedem Lebensbereich positiv spürbar.
- **Schmerzlinderung:** Die neue Muskulatur unterstützt unsere Sehnen, Bänder und Knochen. Dies kann diverse Schmerzen lindern oder sogar ganz aufheben, wie beispielsweise Rücken- oder Knie-schmerzen. Des Weiteren schützt die zusätzliche Muskulatur uns bei Stürzen oder anderen äußeren Einwirkungen und lässt uns robuster und widerstandsfähiger werden.
- **Stärkung des Immunsystems**: Die stetige Beanspruchung unseres Körpers erhöht auch die Gesamtstärke des Immunsystems und verhilft uns somit zu einer besseren Gesundheit.
- **Anti-Aging**: Bei uns allen finden in der Regel spätestens ab dem 30. Lebensjahr hormonelle Veränderungen statt, die uns altern lassen. Mit dem Kraftsport kann man dem wunderbar entgegenwirken und seinen Körper noch bis ins hohe Alter hin fit halten. Diese Zuwächse an Lebensqualität sind im Grunde unbezahlbar.
- **Erhöhter Stoffwechsel**: Der Gesamtumsatz an Energie des Körpers nimmt mit mehr Muskeln zu, der Stoffwechsel wird ordentlich angekurbelt, unser Herz-Kreislauf-System arbeitet effizienter und die Durchblutung verbessert sich - all dies führt zum Fettverlust. Oder aber man kann mehr essen. Beides nicht verkehrt ...
- **Attraktivität**: Ein wohlgeformter und trainierter Körper kommt immer gut an, egal ob nackt oder in Klamotten. Eine athletische Figur macht einfach einen tollen Eindruck - vor allem gegenüber dem anderen Geschlecht. Ist einfach so. Punkt.

- **Schutz vor diversen Krankheiten**: Die Zahlen sind erschreckend. Immer mehr Menschen leiden an Übergewicht und Stoffwechselkrankheiten. Die Zahl der Diabetes-Kranken nimmt rasend zu und ist eine der Haupttodesursachen, die in den nächsten 20 Jahren noch drastischer und schlimmer wird. Sollte dir also etwas an deiner Gesundheit und einem langen Leben liegen, so treibe Sport und ernähre dich gesund. Das spart viel Geld, viel Schmerz und bildet das Fundament für ein glückliches und erfülltes Leben. Wie genau besprechen wir im Detail später.
- **Mehr Erfolg in allen Lebensbereichen**: Das ist das echte Leben: *Sportliche Menschen haben es leichter und häufig mehr Erfolg in allen Lebensbereichen*. Warum ist das so? Der Grund hierfür liegt im sogenannten Halo-Effekt. Der Begriff stammt aus der Psychologie und kommt ursprünglich aus der Astronomie. Halos sind dabei die vermeintlichen Scheiben, die sich außerhalb mancher Planeten befinden, wie z. B. beim Saturn.

So erhöht ein trainierter Körper bei anderen Menschen den eigenen Status sofort. Der Erfolg auf einem Gebiet färbt auf andere ab. So werden mit einem trainierten Körper sofort mehr Disziplin, Zuverlässigkeit, eine höhere Intelligenz und bessere soziale Kompetenzen assoziiert - und das führt ultimativ zu besseren Chancen und dann tatsächlich zu mehr Erfolg im Leben. Auf der anderen Seite stehen dann somit die mentalen Zuwächse. In der Einleitung habe ich bereits erwähnt, dass ich glaube, dass die Veränderung des eigenen Körpers so groß ist, dass Kraftsport weit mehr ist als nur eine rein körperliche Tätigkeit. Ich sehe die mentale Leistung dahinter als eine wesentlich größere an und das wirklich Erstrebenswerte ist nicht nur der neue und schöne Körper an sich, sondern vor allem die Person, zu der man in diesem Prozess wird bzw. werden muss. Nicht ohne Grund ist beispielsweise ein waschechter Sixpack so erstrebenswert und für viele scheinbar unerreichbar. Selbst wenn das Rezept kein Geheimnis ist, schafft es doch leider kaum einer. Ich bin der festen Überzeugung, dass dies lediglich an der unterschiedlichen Denkweise und der Fähigkeit liegt, sich selbst zu motivieren (und man muss natürlich auch die Dinge tun, die überhaupt erst zum gewünschten Ergebnis führen können).

Mentale Vorteile:
Dies sind die größten mentalen Vorteile in meinen Augen:

- **Wille & Ausdauer**: Sobald man sich ernsthaft das Ziel gesetzt hat, seinen persönlichen Traumkörper zu erreichen, beginnt man damit, einen langen und steinigen Weg zu beschreiten. Doch wer in der Lage ist, diesen Weg zu gehen, der wird mit einem unbeugsamen Willen belohnt und erkennt, dass wahre Freude im Leben das Resultat aus vielen fordernden Schritten und den endlosen Stunden der Arbeit über einen langen Zeitraum hinweg ist. Diese beiden Fähigkeiten - Wille & Ausdauer - lassen sich auf alle Lebensbereiche übertragen und lassen einen ein insgesamt erfolgreicheres Leben leben. Vor allem in Zeiten von Social Media und einer Welt, die auf schnelle und kurzfristige Belohnungen setzt, sind diese raren Charaktereigenschaften unbezahlbar, und sie werden im Leben generell die Spreu vom Weizen trennen.

- **Disziplin & die Meisterung über sich selbst**: Wer es immer wieder schafft, sich zum harten Training und der strikter Ernährung zu motivieren, erlangt definitiv einen gewissen Grad der Disziplin über sich selbst, seine Ziele trotz aller möglichen Befindlichkeiten und Hindernisse zu verfolgen und zu erreichen. Diese Eigenschaft lässt sich nur über harte Arbeit erlangen. Dafür ist sie umso rarer und wertvoller.
- **Verantwortung**: Entweder du erreichst deinen Wunschkörper oder eben nicht. Es gibt kein Dazwischen und dir kann auch niemand helfen. Sicherlich den Weg zeigen, aber diesen muss jeder selbst gehen. Man hat es selbst in der Hand und lernt dies auch zu schätzen. Selbstverantwortung spielt eine große Rolle in diesem Sport und eine noch viel größere im gesamten Leben. Ich kenne keinen besseren Lehrer als den eigenen Körper, um wahrhaftige Eigenverantwortung zu lernen.
- **Ziele unterteilen und erreichen**: Der Erfolg beim Kraftsport besteht aus vielen kleinen Schritten jeden Tag. Man muss es nur schaffen, diese umzusetzen und schon erhält man nach einiger Zeit ein großes gigantisches Ergebnis. Durch den Sport wird man zwangsläufig zu der Erkenntnis kommen, dass das wahre Geheimnis jeden Erfolgs in den vielen kleinen einzelnen Schritten verborgen ist, die wir jeden Tag gehen müssen. Auch dies kann und wird sich wiederum auf das gesamte Leben übertragen und man wird zwangsläufig lernen, Ziele wesentlich besser zu planen, diese dann auch tatsächlich zu erreichen und man wird in der Lage sein, ein so insgesamt erfolgreicheres Leben zu führen.
- **Selbstbewusstsein**: Nicht nur wird man durch das neue Aussehen deutlich selbstbewusster, sondern auch durch die Veränderung, die man durchlaufen hat. Man lernt sich selbst wieder zu vertrauen, und dass es tatsächlich möglich ist, die eigenen Ziele auch zu erreichen. Dies gibt einem viel Gewissheit und auch Mut für die Zukunft. Der Spiegel wird beweisen, dass radikale Veränderung tatsächlich möglich ist und du wirst erstaunt sein, nach welchen Sternen du zu greifen beginnst, sobald du dich erst einmal in Topform gebracht hast ...

Die Liste der Vorteile ist also ebenso lang und ich will noch einmal betonen, dass das Besondere und das wahrhaft Lohnenswerte an einer erfolgreichen und nachhaltigen Transformation des eigenen Körpers, in meiner Welt, die Veränderung des Geistes ist. Nicht grundlos bezieht und vergleicht Arnold Schwarzenegger seinen gesamten Erfolg im Leben stets auf das Bodybuilding und zieht sogar Vergleiche damit in der Politik. Die Regeln des Erfolges im Leben scheinen universell zu sein und das Fitnessstudio ist definitiv eine der besten Schulen, um diese zu erlernen. Oder wie ein altes Sprichwort besagt: Trainiere erst deinen Körper und der Geist wird folgen. Okay ... und du siehst einfach Hammer aus!

Was bedeutet Natural überhaupt?

In diesem Buch geht es um Natural Bodybuilding. Natural bedeutet im Grunde, dass der jeweilige Athlet keine verbotenen Substanzen zu sich nimmt, -oder anders gesagt, keine anabolen Steroide oder anderes Doping in jeglicher Form nutzt. Jemand, der Natural ist, hat seinen Körper also zu hundert Prozent selbst verändert ohne jegliche Hilfe von Medikamenten. Nun ist es so, dass verschiedene Mittel in manchen Ländern als legal eingestuft werden und in anderen nicht, aber irgendeine unnatürliche oder synthetisch hergestellte Substanz mit Hormonen, ob nun legal oder illegal, ist nicht mehr Natural. Irrtümlicherweise glauben auch einige Menschen, dass ein Natural Athlet überhaupt keine Supplemente zu sich nehmen darf, doch dem ist auch nicht so. Supplemente wie Proteinpulver, Creatin oder Aminosäuren sind erlaubt, sie sind natürlich und sinnvoll.

Wirken Steroide?

Neben den Natural Athleten gibt es wie gesagt auch noch Athleten, die eben solche anabolen (= aufbauender Prozess) Steroide zu sich nehmen. Unter bestimmten Bedingungen ist dies meiner Meinung nach auch keineswegs verwerflich. Jeder Profi-Bodybuilder befindet sich auf einer extrem hohen Dosis an Medikamenten, die es ihnen ermöglicht, unglaubliche Massen an Muskulatur aufzubauen. Doch alles hat seinen Preis. Es gibt keine Wirkung ohne Nebenwirkung und so gibt es immer wieder viele Athleten, die schon in jungen Jahren an Organversagen sterben. Die Nebenwirkungen von Steroiden können dabei sehr drastisch sein: Herz-, Leber- und Nierenversagen, chronische Schädigung des eigenen Hormonhaushaltes, Gynäkomastie, Haarausfall und Akne, das Anwachsen der Organe bis auf das Doppelte, und, und, und ... Leider gibt es auch immer wieder und immer noch jugendliche Sportler, die bei dem Versuch, ihren Idolen um jeden Preis nachzueifern, aufgrund des Steroidkonsums sterben. Auch in der Frauenwelt.

So viel zu den Nebenwirkungen. Wirken sie denn aber nun? Oh ja! Ein Athlet auf anabolen Steroiden ist zu unglaublichen Leistungen imstande. Man wird wesentlich stärker, hat wesentlich mehr Muskelmasse und man erholt sich signifikant schneller. Da ist es kein Wunder, dass sich viele Athleten auf diversen Substanzen wie Superman fühlen. Es gibt sogar eine Studie, die gezeigt hat, dass eine nicht trainierende Person auf Steroiden mehr Muskeln aufbaut, als ein Natural Athlet, der fast jeden Tag trainiert. Ziemlich ernüchternd ...

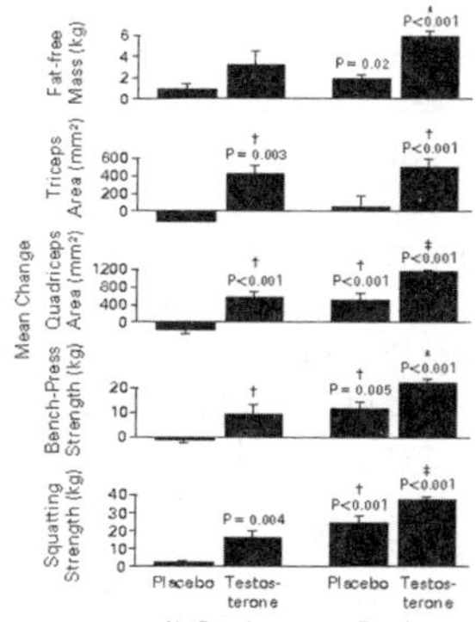

[Quelle: http://www.nejm.org/doi/full/10.1056/NEJM199607043350101]

Und glaube bitte nicht, dass deine liebste und fitteste Influencerin auf Instagram nicht zu Steroiden greifen würde und dass all das nur ein Männerthema wäre. Selbstverständlich nicht alle - aber dennoch viele.

Ich würde nur zu gerne Namen nennen, aber das ist nicht die feine englische Art und etwas, was ich mir geschworen habe nie zu tun. Dennoch sind bei sehr vielen Frauen der Gebrauch von Wachstumshormonen, Testosteron und kleinen Mittelchen zu Erhöhung des Stoffwechsels absolut keine Seltenheit. Wenn dir irgendwer weismachen will, dass eine gegebene Athletin das gesamte Jahr über mit einem kranken Sixpack rumrennt oder behauptet mit mehr als 3.000 Kalorien am Tag im Kaloriendefizit zu sein, dann kannst du dir sicher sein, dass dort irgendwas vermutlich nicht so ganz stimmt. Ich persönlich befinde mich in einem Kaloriendefizit bei ungefähr 2.600 Kalorien am Tag, wiege dabei um die 85 kg und habe 6 Jahre Krafttraining auf der Uhr. Wenn einem nun eine 65 kg schwere Athletin erzählen will, sie verbraucht mit über 20 Kilogramm weniger Körpergewicht deutlich mehr Kalorien am Tag als ich, dann werde ich doch ein wenig stutzig. Hier haut also irgendwas einfach nicht hin und du solltest dich davon nicht blenden lassen ...

Warum denn dann aber Natural?

Steroidkonsum bringt gravierende Vorteile sowie gravierende Nachteile mit sich. Anders ist das bei einem Natural Athlet. Sicherlich kann ein Natural Athlet niemals so aussehen wie jemand auf Steroiden - doch dafür sind seine Resultate echt und langlebig. Ob auch ich jemals daran gedacht habe, Steroide zu konsumieren. JA - oft in der Vergangenheit und wahrscheinlich auch noch oft in der Zukunft. Das Thema reizt auch mich immens und es wäre schlichtweg gelogen, wenn ich mich hinstellen würde und behauptete, ich hätte mit keinem einzigen Gedanken auch nur jemals daran gedacht. Ich erlaube mir hier diese Ehrlichkeit und will dich nicht anlügen.Ich bin mir sicher, dass ab einem bestimmten Punkt jeder Sportler schon mal darüber nachgedacht hat - und ganz besonders die großen Stars am naturalen Himmel der Fitnessszene. Dennoch habe ich nie anabole Steroide konsumiert, verbotene Fatburner zu mir genommen oder sonst irgendetwas - und ich habe es auch nicht vor. Zum einen spricht mich natürlich das große Potenzial dieser Substanzen an - doch auf der anderen Seite sind mir mein Leben und meine Gesundheit mehr wert als ein paar hundert Likes mehr auf Instagram zu bekommen und der absolut Breiteste im Studio zu sein. Denn wahre Fitness bedeutet mehr als nur ein Muskel-Otto zu sein. Es bedeutet vital bis ins hohe Alter zu sein und dabei trotzdem noch verdammt gut auszusehen. Auf dem natürlichen Wege sichert man sich diese Gesundheit bis ins hohe Alter, da der Körper innerlich ebenso fit ist, anstatt bereits von den Steroiden zerfressen zu sein. Man schätzt seinen Körper und geht achtsam mit sich um. Zudem bin ich der Ansicht, dass man eine wesentlich bessere Einstellung zum Leben entwickelt. Man nimmt nicht die "einfache Pille", sondern ist gewillt zu lernen und sich stets zu verbessern. Wie bereits erwähnt, ist diese Eigenschaft unbezahlbar und unendlich wertvoll. Doch der Muskelaufbau ist für einen Natural Athleten selbstverständlich ebenso möglich. Nach Jahren des intelligenten Trainings werden die Menschen denken, du seist auf Steroiden und Stoff, einfach weil du es geschafft hast, deinen Körper so dermaßen gut zu formen, dass viele es selbst nicht für möglich halten.

Das Problem mit der Fitness-Industrie

Sie sagen Disziplin, Hingabe und Respekt seien die Schlüsselfaktoren zum Erfolg, aber Geduld ist die wahre Tugend, die absolut notwendig ist.
Ria Ramnarine

Fitness ist in aller Munde und ein Multi-Milliarden-Geschäft. Während statistisch gesehen immer mehr Menschen übergewichtig werden, boomt gleichzeitig auch der Fitnesswahn wie nie zuvor. Ich finde das gut. Ich finde es toll, wenn Menschen sich entscheiden, ihr Leben zum Besseren zu wenden und sich auf ins Training machen. Doch es gibt hier ein gewaltiges Problem und ich möchte damit aufräumen und für dich Klarheit schaffen. Es tut mir leid, wenn ich deine Illusionen zerstöre, aber ich finde, du hast die Wahrheit verdient! Wo ist also das Problem? Es sind die Betreiber und die Interessen der Leute, die wirklich am langen Hebel sitzen. Dabei geht es mir nicht mal um das Thema Geld, dass diese Leute in der Lage sind umzusetzen. Denn wenn die Produkte und die Dienstleistungen stimmen, dann ist Geld das absolut fairste Tauschmittel. Doch das ist häufig genau das Problem ... es geht mir um den fehlenden realen Mehrwert, den viele Leute eben nicht stiften. Es geht mir um die vielen enttäuschten Seelen und die unzähligen verzweifelten Athleten, die sich einfach nur verbessern wollen, aber in so vielen Fällen eher Frustration und Enttäuschung finden, anstatt ein besseren und fitteres Leben.

Zwei reale Geschichten aus meinem Leben, welche mir die Augen geöffnet haben ...

Die erste bezieht sich auf meine frühere Version der Fitness Fibel, welche sehr lange der #1-Bestseller in der Kategorie Krafttraining & Bodybuilding auf Amazon war. Eines Tages wurde ich auf eine Marketing-Party bei mir in Berlin eingeladen. Dort traf ich auf alle möglichen Menschen, die im Internet tätig waren. Blogger, Shop-Betreiber und dergleichen. Es war eine lockere, ausgelassene Stimmung und ich war auf meine eigene Art und Weise extrem neugierig, was denn wohl die anderen Kollegen für kreative Schaffensprozesse jeden Tag zu bewältigen haben und wie sie so ihr Leben als Selbstständiger bewältigen. Ich war entspannt, gut gelaunt und amüsiert, bis ich von einem - bitte entschuldige meine nun folgende Ausdrucksweise - übergewichtigen Nerd angesprochen wurde. Er sagte, er kenne mich und mein Buch. Das hat mich natürlich gefreut und ich fragte, welches er denn genau meine und wie er denn so vorankäme. Ich in meiner helfenden, manchmal schon fast fordernden Art, war neugierig auf seine Ziele und wollte ihm ein paar motivierende Worte zusprechen, dass er unbedingt den Weg der Fitness weitergehen solle und sich die Arbeit schon sehr bald auszahlen würde. Doch dazu kam es nicht ...

Amüsiert unterbrach er mich und erzählte mir, er kenne mich nicht als Autor bzw. nicht als Fitness-Coach, sondern ebenfalls nur als Online-Marketer und er erzählte mir voller Stolz, dass auch er ein Buch auf Amazon veröffentlicht habe und dass dieses mir vor Kurzem meinen Bestseller-Rang abgelaufen hätte. Im ersten Moment verstand ich nicht ganz und meine grauen Zellen wollten irgendwie nicht ganz so schnell schalten. Irgendetwas stimmte hier nicht und ich musste nochmal nachhaken. Also frage ich meinen werten "Kollegen", was er denn genau meine. Grinsend zückte dieser kurzerhand sein Handy, öffnete die Amazon-App und zeigte mir voller Stolz sein "Buch" und auch, dass er nun der neue #1-Bestseller in der Kategorie war. *(Anmerkung: Zum Zeitpunkt dieses Gespräches war die Fitness Fibel 2.0 bereits veröffentlicht und ich habe meinen gesamten Fokus nur noch auf meine eigene Website gelegt. Ich hatte meinen Erfolg auf Amazon in der Vergangenheit und war deshalb nicht in meinem Ego gekränkt oder Ähnliches.)*

Langsam dämmerte es mir aber und ich begann zu begreifen. Da stand er tatsächlich vor mir: Der neugebackene Fitness-Bestseller-Autor. Untrainiert, ungeniert und mit einem fast schon perversen Grinsen auf den Lippen. Dieser Kollege hatte ganz offensichtlich noch nie ein Fitnessstudio von innen gesehen und so wie er sich während unseres Gespräches seine Schwarzwälder Kirschtorte reinschob, ließ er auch keinen Zweifel mehr daran übrig, dass sich dies in naher Zukunft verändern würde. Mir wurde übel bei dem Gedanken an die hunderten, vielleicht sogar tausenden Leser, die nun versuchten, ihre Träume und Wünsche wirklich zu erreichen, mit Ratschlägen von einem abgebrühten Typen wie diesem hier, die im besten Falle das Ergebnis von so etwas wie dem Spielen stiller Post sind. Meine Laune sank rapide und ich fragte ihn, ob seine fehlende Kompetenz ihm denn kein schlechtes Gewissen bereiten würde und mit welchem Recht ausgerechnet er denn nun anderen suchenden Menschen helfen könne. Darauf sagt er nur lachend:

„Es kann mir doch egal sein. Mein Buch hat ein Ghost-Writer geschrieben und ich habe damit nichts zu tun. Wenn die Leute mir glauben, keine Fragen zu meiner Person stellen und mir ihr Geld geben, dann sind sie doch selbst schuld. Meine Bewertungen habe ich eingekauft und der Rubel rollt. Ich kann mich nicht beschweren ..." (Anmerkung II: Komischerweise entsprach der Inhalt und die Struktur dieses Buches zu 90 % der ersten Version der Fitness Fibel ... Ich frage mich, welches Buch dieser Typ seinem Ghost-Writer wohl als Vorlage gegeben hat ...)

Ich habe das Gespräch dann relativ zügig beendet, bevor mir der Kragen geplatzt wäre und ich die lockere Atmosphäre der Party mit einem unkontrollierten Wutanfall gesprengt hätte. Hier kamen all die Emotionen, all die Enttäuschungen der letzten Jahre zum Vorschein. So stand er also vor mir. Das wahre Gesicht der Fitnessindustrie. Kuchen essend, übergewichtig, unsportlich, profitgeil und mit einem breiten Grinsen über beide Wangen. Dank Leuten wie diesen habe ich zwei Jahre meines Lebens in die Tonne geworfen. Leute wie diese haben mich zwei Jahre für unwissend gehalten, einfach nur, weil sie dieselbe Grütze wieder und wieder erzählen und selbst überhaupt nicht bemerken können, dass all ihre Ratschläge völliger Bullshit sind und

diese in der Praxis niemals funktionieren können - weil sie sie ja selbst niemals ernsthaft mal ausprobiert haben. Diese Menschen haben mich in wirkungslose Supplemente, wirkungslose Trainingspläne und in sinnlose Ernährungsmethoden mit ausgeklügelten Strategien gelockt und sich reichlich an meinen großen Träumen und Wünschen bereichert. Während ich mit keinen Resultaten zurückblieb, frustriert und enttäuscht jeden Tag in den Spiegel blickte und schon fast depressiv wurde, einfach weil ich dachte, mit mir würde etwas nicht stimmen, weil ausgerechnet ich keinerlei Fortschritte und Ergebnisse erzielte ... Doch da hört es leider noch lange nicht auf.
Beiträge auf bekannten Blogs, Foren und Magazinen werden in der echten Welt nicht von ambitionierten Athleten und begeisterten Kraftsportlern geschrieben, sondern von billigen Schreiberlingen, die ebenfalls keinen Sport machen. In der echten Welt sind es ausgerechnet diese Menschen, die uns täglich Tipps zur Ernährung, zum Definieren und wie man denn bestmöglich seinen Traumkörper erreicht, geben. So ging es zum Beispiel in einem Beitrag auf einem der größten und renommiertesten Fitnessblogs Deutschlands (ich werde den Namen aus rechtlichen Gründen nicht nennen) um die Frage, wie man denn bestmöglich seine Muskeln definiert und einen niedrigen Körperfettanteil erreicht. Die Antwort in diesem einen Beitrag: *Stotter-Reps!*

(?!Was zur Hölle?!) Sogenannte "Stotter-Reps" sollen Wiederholungen darstellen, die absichtlich zuckend oder wackelnd ausgeführt werden, weil sie angeblich mehr Fett verbrennen würden.

Das ist die mit Abstand größte Scheiße, die ich jemals gelesen habe.

Die schönen "Stotter-Reps" bringen rein gar nichts, wirklich überhaupt nichts. Sie werden weder zur progressiven Überladung der Muskulatur führen (Hauptfaktor #1 für den Muskelaufbau), noch werden sie mehr Energie (Fett) im Training verbrennen. In diesem einen besagten Artikel geht es munter so weiter ...

Doch nicht mit einer Silbe wurden Dinge wie ein Kaloriendefizit oder dergleichen erwähnt. Einfach nur deshalb, weil diese "Autoren" überhaupt keinerlei Ahnung haben, und das ist die bittere Realität. Das ist die rote Pille in meinem geliebten Sport, so wie sie Neo in Matrix nimmt. Die wirklich ambitionierten Athleten werden für unwissend gehalten von Leuten, die unwissend sind. Das ist ein wahrer Teufelskreis und am Ende ist alles, was bleibt, die Enttäuschung. Dieser Bullshit lässt mich buchstäblich jeden Tag unter Strom aus dem Bett springen, einfach weil ich weiß, es werden immer noch dieselben Mythen und Irrtümer an jedem einzelnen Tag verbreitet. Und die Leute glauben das ... Warum auch nicht? Es scheint doch zu klappen (oder?). Der braungebrannte Bodybuilder aus dem Magazinen steht doch direkt neben dem Beitrag. Das muss doch sicher funktionieren, nicht wahr?

<u>Hier ist also Problem #1:</u>

Die Industrie hat keinen blassen Schimmer, wovon sie redet und tischt uns immer wieder dieselbe Grütze auf. Es wird einfach nicht besser und sie hat sogar ein starkes finanzielles Interesse daran, dich unwissend zu halten! (Wie sonst wollen sie dann noch ihre geliebten BCAAs, Mass-Gainer und Glutamine verkaufen?)

Problem #2: Deine Helden sind alle auf anabolen Steroiden!

Das ist der wohl traurigste Fakt überhaupt. So gut wie jeder ist heutzutage auf Stoff, obwohl Natural Bodybuilding immer populärer wird. Ausgelöst wird das von den tollen Helden, die behaupten, Natural zu seien - es aber nicht sind. Nennen wir sie ruhig Fake-Nattys. Das Problem ist hier nicht, dass diese Athleten sich entschieden haben, anabole Steroide zu konsumieren (einen Fakt, den ich zu 100 % respektiere, denn jeder Mensch ist in erster Linie für sich selbst verantwortlich), das Problem liegt hier in der Lüge, die uns erzählt wird und dass man den jungen und neuen Sportlern in dieser Form ein großes Märchen namens Muskelaufbau vorgaukelt. Wenn man nun trotz monatelangen Trainings (siehe Problem #1) keine vergleichsweisen Resultate erzielt, führt das zu starkem Selbstzweifel und Unsicherheit - eben weil sich ein bestimmtes Ideal bereits schon im Kopf eingebrannt hat. Naja ..., und dann greifen viele halt doch zu Stoff - und behaupten hinterher dann wieder ebenso, sie seien Natural. Oder sie werfen frustriert das Handtuch und geben auf. Ich möchte nochmals betonen, dass ich es ganz und gar nicht verurteile, wenn sich jemand zu diesem Schritt entscheidet. Das Problem ist vielmehr, dass viele ihren Steroidkonsum verschweigen und der Mehrheit weismachen wollen, dass sie ihren Körper auf natürlichem Wege erreicht hätten, und dann beginnen ausgerechnet diese Leute dir zu erzählen, dass du so und so trainieren musst. Dass du einfach nur härter trainieren musst, dass du immer bis zum Muskelversagen gehen musst und all die üblichen Märchen, die in der Praxis so einfach nicht klappen. Das Spiel geht von vorne los und an sich ist das immer noch nicht das größte Problem, auch wenn das alles bereits sehr fragwürdig ist.

Das wirkliche Problem liegt nämlich an den Tipps und Ratschlägen, die solche Leute dann beginnen zu geben. In Wirklichkeit haben sie nämlich keinerlei Ahnung von dem Sport und der Ernährung, denn sonst hätten sie ja nicht zum Stoff greifen müssen, um sichtbare Erfolge zu erzielen. Da Steroide tatsächlich Wunder bewirken können (siehe weiter oben), verzeihen die vielen Spritzen und Pillen solchen Athleten ihre groben Fehler im Training und lassen sie trotzdem überragend aussehen. So gibt es beispielsweise männliche Fitnessmodels, die einem tatsächlich erzählen wollen, dass du am Tag nur 800 kcal essen sollst und nicht mehr als 30 g Fett täglich zu dir nehmen darfst.

Dazu noch dann noch 6 Tage pro Woche Gewichts- und Cardiotraining. Viele denken sich dann: "*Joa ... also wenn er oder sie das macht - hey, dann mache ich das doch auch!! Scheint ja zu klappen ...*" Hier kommen wir dann langsam, aber sicher in Teufels Küche. Das oben beschriebene Szenario funktioniert nicht nur nicht für einen Natural Athleten, es ist auch in hohem Maße gesundheitsschädigend. Ein so großes Kaloriendefizit in Verbindung mit extrem wenig Fett bringt den eigenen Hormonhaushalt so stark durcheinander, dass man durchaus relativ zügig mit ein wenig Pech chronische Schäden davontragen wird, wie zum Beispiel Impotenz und Unfruchtbarkeit. Und da hört der Spaß dann nun wirklich auf, oder (Oder ist das der wahre Preis für den Fitness-Erfolg ... Nun, ich bezweifle es!)? Solche Diäten sind nur möglich, wenn man die nötigen Hormone von außerhalb zuführt (Steroide). Im schlimmsten Falle wird man also nicht fit und gesund, sondern stagniert und fügt sich selbst sogar noch sehr großen Schaden zu.

Du glaubst mir nicht? Dann beantworte doch mal folgende Fragen für dich im Stillen ... Wie glaubst du ist es möglich, dass jemand das ganze Jahr über mit 6% Körperfett herumläuft, über 90 kg auf 1,75m Körpergröße wiegt und trotzdem noch Muskulatur aufbaut? Wie kann es sein, dass Schauspieler in einem halben Jahr 20 kg zunehmen können und von dünn zu übertrieben muskulös in so kurzer Zeit werden?

(Es ist sicher nur die harte Arbeit und die neueste Hollywood-Diät ..., ganz sicher!)

Wie kann es sein, dass ein Profisportler sich in einem halben Jahr von einem Kreuzbandriss komplett erholen kann, während normale Menschen weit mehr als ein Jahr damit zu kämpfen haben? Gute Ärzte oder sind es doch viel eher die vielen Wachstumshormone? Komisch ... Wie gesagt, ich will und wollte deine Illusionen nicht zerstören. Doch diese Erkenntnis erspart dir nicht nur viel Geld, sondern schützt dich auch vor viel Leid und Enttäuschung. Und irgendjemand musste es dir einfach sagen ... Jetzt aber genug davon, schließlich bist du hier, um zu erfahren, wie Muskelaufbau funktioniert, und ich werde dir nun dieses Wissen offenbaren.

Was ist also die Quintessenz dieses Kapitels? Zwei Dinge:

Sei dir bewusst, dass nicht alles was glänzt, Gold ist. Dass nicht jeder dein Bestes will und dass wir häufig mit ausgeklügelten Versprechen und den dazugehörigen Bildern in ein System gelockt werden, das weder Hand noch Fuß hat. Doch es gibt auch Licht am Horizont. Immer mehr wahre Athleten, die wirklich helfen wollen, schaffen es an die Oberfläche und ihre Stimmen (und Ratschläge) werden gehört. Such dir diese Leute. Erforsche deren Hintergründe und dann lege dich fest, ob diese Leute wirklich in der Lage sind, dir weiterzuhelfen. So einfach ... Ich möchte, dass du mit offenen Augen durch die Fitnesswelt gehst und genau deshalb richtiges von falschem Wissen unterscheiden kannst und exakt aus diesem Grund all deine Ziele erreichst.

Zweitens bin ich zutiefst davon überzeugt, dass wir gemeinsam die Fitnessindustrie ändern und verbessern können. Mit jedem gelesenen und geteilten Artikel, mit jedem gekauften Buch oder Seminar und jedem einzelnen Supplement unterstützen wir eine ganz bestimmte Partei. Jeder investierte Euro ist eine Stimme, mit der wir wählen, in welche Richtung sich dieser Sport entwickeln wird und wovon wir in Zukunft mehr sehen und haben wollen. Wir können immer nur die billigsten Supplemente kaufen, klar. Aber dann dürfen wir uns auch nicht beschweren, dass wir unterdosierte Wunderpillen kaufen, die einem Haufen Aktionäre ihre Gewinne garantieren und die Industrie so bleibt, wie sie ist und sich überhaupt nichts verändert. Am Ende des Tages entscheidet jeder selbst, doch sei dir bewusst, dass auch deine Entscheidungen Auswirkungen haben werden.

Entscheide dich also und unterstütze die Athleten, die es wirklich verdient haben und diesen Sport wirklich voranbringen (und das muss bei Weitem nicht ich sein ..., auch wenn ich mich natürlich darüber freuen würde und ich so meine Arbeit auch in Zukunft fortführen kann.) So viel dazu ... Ich habe mir gerade auch bisschen Frust von der Seele geschrieben, doch diese Informationen wollte ich dir nicht vorenthalten - denn ich hätte sie damals so sehr nötig gehabt ...

Trainiere hart und ernähre dich gut - Ein Märchen von heute

Der Kraftsport ist paradox. Wir betrachten ihn von außen und denken, wir müssten einfach nur hart trainieren und schon würde alles gut werden. Dazu noch eine gute Ernährung, schon läuft der Hase wie von selbst. Wir bauen massive Kraftwerte auf, können uns vor Muskelbergen eigentlich kaum noch retten und 20% Körperfett das ganze Jahr über ist ganz normaler gelebter Standard. Oder etwa doch nicht? An dieser Stelle vielleicht eine kleine Frage: Wie viele Leute kennst du persönlich, die wirklich einen beeindruckenden Körper aufgebaut haben? Einen Körper mit überdurchschnittlicher Muskelmasse in Kombination mit einem unterdurchschnittlichen Körperfettanteil. Wie viele? *Einen? Zwei vielleicht?* Ich kannte leider niemanden und konnte deswegen irgendwie auch niemanden so wirklich um Rat bitten. Also hörte auch ich auf die Meinungen der "Bro's" aus meinem Gym, den Redakteuren der vielen Magazine und den Fitness-YouTubern, die allesamt auf Stoff sind. Ja, oft bekam ich sogar Kritik für meine bohrenden Fragen und wie genau denn was wirklich funktioniert ...

Die Antwort, die ich dabei stets bekam und die ich heute immer noch jeden einzelnen Tag höre und in unzähligen Kommentaren lese, lautet: Trainiere hart und ernähre dich gut. Trainiere irgendwo zwischen 12 bis 15 Wiederholungen und trainiere jeden einzelnen Satz bis zum Muskelversagen. Punkt. Toll - da ist sie also. Die geheime Formel, nach der wir alle gesucht haben und die für alle bisher so unfassbar gute Resultate produziert hat. Die geheime Formel, die dafür sorgt, dass wir alle wie Spartaner aus 300 aussehen und stark wie der Hulk geworden sind. An dieser Stelle kannst du getrost das Buch schließen, denn die Wahrheit wurde soeben gesprochen (also nicht von mir - sondern von den Bro's aus dem Gym ...). Genug der Ironie.

Der Kraftsport ist, wie schon geschrieben, paradox und hier ist meine unbequeme Erkenntnis aus mehr als 6 Jahren Erfahrung: Der Athlet, der am meisten Wissen anhäuft und in der Lage ist, dieses Wissen umzusetzen, der wird mit Abstand den besten Körper aufbauen. Es ist ein wahres Phänomen. Die Art und Weise, wie sich jemand im Fitnessstudio gibt und wie sein Training ausschaut, reflektiert in der Regel 1:1 den Fortschrittsgrad seines Wissens und leider werden es die meisten Fitnessstudiogänger niemals über ein gewisses mittelmäßiges Anfängerniveau hinaus schaffen. Sowohl was den Wissensgrad, als auch was den körperlichen Fortschritt angeht. Zeige mir einen beliebigen Trainingsplan und ich kann dir zu 98% sagen, wie der dazugehörige Mensch aussieht. Es ist wirklich so drastisch und ich staune wirklich jedes Mal. Besonders aber deshalb, weil die meisten Menschen es einfach nicht für nötig halten, sich weiterzubilden.

Sie glauben, Krafttraining wäre simpel, es gäbe im Grunde keine Regeln zu befolgen (außer trainiere hart und ernähre dich gut - aber was genau das heißt, das weiß in der Regel niemand so recht) und man müsse einfach nur weitermachen. So machen gefühlt 90% aller Sportler dieselben Übungen, in derselben Intensität, mit den immer gleichen unsinnigen Splits - und alle sehen gleich aus. Ist dir das auch schon mal aufgefallen? Besonders faszinierend finde ich dabei die Ignoranz und Arroganz mancher Mittrainierenden.

Kaum einer hält es für nötig, auch nur die kleinste Sache über das Training und die Ernährung lernen zu wollen. Stattdessen wird einfach noch mehr am Kabelzug die Brust trainiert und dass es so etwas wie Studien und Forschung rund um das Thema gibt, wird komplett ignoriert.

Old-School-Training ist das dann und es wird einfach drauf gehämmert - wird schon passen irgendwie ... Diese Herangehensweise käme keinem ernsthaften Athleten in einer anderen Sportart in den Sinn. Nehmen wir zum Beispiel Tennis. Hier hat es niemand zu herausragenden Leistungen gebracht, indem er einfach immer nur stumpf den Ball gegen die Wand geschmettert hat. Nein, hier werden Coaches und Berater herangeholt. Die Vorhand wird trainiert, die Rückhand, man studiert die Laufwege und übt immer wieder kleine schnelle Antritt; die Kondition muss erhöht werden und, und, und ... Das ist ganz normal im Leistungssport und hier ist dies absolut jedem auch bewusst, dass das Training einem gewissen System unterliegen muss. Einem System, dass Resultate und Progression produziert - doch beim Kraftsport? Nein, hier ganz sicher nicht ..., denn Muskelaufbau ist schließlich nur hartes Training und eine gute Ernährung ... Die Wahrheit lautet, dass das Gegenteil der Fall ist.

Es mag wohl stimmen, dass das Training hart sein muss, doch hartes Training alleine hat niemanden an sein Ziel gebracht. Das hat es mich nicht und das wird es dich auch nicht. Und die Gym-Bro's, die dieses längst überholte Konzept immer wieder von sich geben, auch nicht (auch wenn sie sich das niemals eingestehen würden). Nicht nur gibt es unzählige Studiengänge und Weiterbildungen, es gibt auch monatlich unzählige forschende Professoren, die dem Kern der Sache auf den Grund forschen und immer wieder einen Mythos nach dem anderen widerlegen. Und bei allem Respekt - ich kenne keinen gescheiten Professor und Kraftsportler, der behaupten würde, dass sich der Weg zum Traumkörper mit dem Spruch "trainiere hart und ernähre dich gut" zusammenfassen ließe. Das ist viel zu oberflächlich und gibt uns Suchenden nicht den geringsten handlungsfähigen Ansatz, was wir denn genau besser machen können in der Zukunft.

Alle Wege führen nach Rom - Doch stimmt das?

Dieser beschriebene Glaubenssatz hält sich ebenfalls hartnäckig, einfach weil viele dann behaupten, "es hat ja für mich funktioniert". Zunächst ja, das kann durchaus sein und es schockiert zunächst sicherlich niemanden, dass für einen Anfänger so ziemlich alles funktioniert. Egal welcher Trainingsplan, egal welches Progressionsschema, egal welche Übungen - jeder Anfänger wird Muskulatur aufbauen, auch wenn das Training an sich noch so katastrophal ist. Training ist tatsächlich besser als kein Training ... Wer hätte das gedacht? Heißt das aber gleichzeitig, dass wirklich alles funktioniert? Nein, und hier trennt sich nach einer gewissen Zeit die Spreu vom Weizen. Die einen werden niemals über ihren Horizont blicken und ab einem bestimmten Punkt hoffnungslos stagnieren, während wenige sich weiterbilden und Jahr für Jahr immer weiter Fortschritte machen. Schauen wir uns als Beispiel den klassischen 5er-Split an. Uns wird ernsthaft noch immer in den Magazinen und von den Bodybuildern erzählt, dass wir pro Tag jede einzelne Muskelgruppe isoliert trainieren sollten, wenn wir denn ernsthaft Muskulatur aufbauen wollen.

Nun geht man also her, trainiert exakt solch einen Trainingsplan und siehe da, man baut auch tatsächlich die erste Muskulatur auf. Auf diese Weise manifestiert sich nun der Glaubenssatz, dass zum Beispiel Dinge wie ein 5er-Split eine gute Idee wäre, einfach weil er in der Vergangenheit ja schon ein wenig funktioniert hat. Doch irgendwann wird die Progression und der Muskelaufbau schlichtweg stagnieren, einfach weil ein 5er-Split so ziemlich jedem Gebot eines guten Trainingsplanes für Natural-Athleten widerspricht.

Hier wird die Funktionsweise der eigenen Muskelproteinsynthese komplett ignoriert (dazu später mehr), während gleichzeitig kein adäquates Trainingsvolumen erreicht wird, sondern lediglich auf Intensität Wert gelegt wird. Für Anfänger und Steroid-Bodybuilder geht diese Rechnung auf - für ambitionierte und fortgeschrittene Natural-Athleten jedoch irgendwann nicht mehr und es braucht smartere und durchdachtere Strategien. Diese Strategien werden wir in diesem Buch besprechen und auch, wie du mithilfe des richtigen Wissens drastisch bessere Resultate erzielst.

Wie schon mehrmals geschrieben, ist das Krafttraining in meinen Augen eine deutlich mentalere als körperliche Sportart und das ist etwas Schönes. Wir können und müssen uns weiterbilden, das Training und die Ernährung genauer hinterfragen und erst dann werden wir in der Lage sein, unseren Traumköper aufzubauen. Wir müssen smart trainieren - nicht einfach nur hart. Dein Traumkörper ist das Resultat des richtigen Wissens und der Umsetzung dieses Wissens.

Die gute Nachricht lautet hierbei, dass man sich dieses Wissen aneignen kann und alleine der Fakt, dass du jetzt ein Buch über diesen Sport in den Händen hältst und tatsächlich auch darin liest, beweist, dass du das Zeug zum Erfolg hast.

Kudos - weiter so!

Es geht nicht darum, einfach immer nur härter und mehr zu trainieren. Es geht darum, die einzelnen verschiedenen Trainings-variablen bestmöglich miteinander in Einklang zu bringen, damit wir überdurchschnittliche Leistungen erbringen werden - und das erfordert Köpfchen.

Mythen

Wir sind verantwortlich für das, was wir tun, aber auch für das, was wir nicht tun.
Voltaire

Die Körpertypen

Bevor wir uns nun langsam zur eigentlichen Thematik vorarbeiten, ist es mir besonders wichtig, mit all den Mythen aufzuräumen, die so gängigerweise vorherrschen. Ich möchte den gesamten Vorhang für dich öffnen und dich zur großen Erkenntnis in diesem Sport führen. Das große Ganze also und für den Anfang kann es schon oftmals ausreichen, einfach weniger falsch zu machen, anstatt direkt alles richtig zu machen ... Einer der größten Mythen bzw. eine der größten Verwirrungen liegt in der Bestimmung der verschiedenen Körpertypen. So soll es angeblich die Unterscheidung in Ektomorphs, Mesomorphs und Endomorphs geben. Selbstverständlich gibt es verschiedene Körpertypen, doch die Unterteilung in nur drei Kategorien ist schlichtweg zu plump. Doch lass, mich dir kurz die Attribute dieser Typen beschreiben, so wie man es in der Sportlektüre findet. Meine persönliche Meinung und Empfehlungen folgen dann im Anschluss daran ...

Der Ektomorph

Dies sind in der Regel die dünnen Menschen unter uns. Sie können essen, was sie wollen und nehmen doch nicht zu. Die Industrie nennt sie „Hardgainer" und empfiehlt solchen Leuten, einfach mehr zu essen oder unnötige Produkte wie "Massgainer" zu kaufen. Typische Merkmale sind eine schlechtere Regeneration und ein vergleichsweise langsamerer Muskelaufbau, eine dafür aber geringe Fettspeicherung und ein eher schmaler Körperbau. In der Regel sind sie groß, haben einen kürzeren Oberkörper und dafür aber lange Arme und Beine. Wenn du ein Ektomorph bist, wird dir dies mit Sicherheit schon aufgefallen sein ... Die Trainingsempfehlungen liegen hier bei viel Krafttraining und einer Ruhepause von circa 24 bis 48 Stunden. (Wer hätte das gedacht ...?).

Der Mesomorph

Diese Leute haben per Definition den optimalen Organismus und nehmen sowohl schnell zu als auch schnell ab. Im Grunde haben diese Menschen die besten Voraussetzungen für den Muskelaufbau, so sagt man zumindest. Typische Merkmale sind hier häufig breitere Schultern, schmale Hüften und ein verhältnismäßig großer Brustkorb. Der Mesomorph gilt in der Regel als muskulös und verfügt über eine gute Regeneration und einen schnellen Muskelaufbau. Er setzt langsamer Fett an und wird somit nicht direkt dick, wenn er mal nicht nach Plan isst.

Um gut Muskulatur aufzubauen, empfiehlt man hier regelmäßiges und intensives Krafttraining und eine Ernährung mit vielen Vitaminen und vielen Mineralstoffen. (Wer hätte das gedacht ...?).

Der Endomorph

Als Endomorph bezeichnet man Leute, die besonders leicht und schnell Fett zunehmen. Solche Leute haben das Gefühl, sie müssten nur an einem Fast-Food-Restaurant vorbeigehen und schon nehmen sie zu. Man sagt ihnen einen langsamen Stoffwechsel nach und dass ihnen der Fettabbau in der Regel sehr schwerfällt. Jedoch bauen auch sie sehr schnell Muskulatur auf und sollen über eine sehr gute Regeneration verfügen. Auch dieser Körpertyp verfügt über breite Schultern und eine große Brust, leider aber auch über eine etwas breitere Hüfte. Die Gewichtszunahme ist kein Problem, die Herausforderung besteht eher in der Gewichtsreduktion.

Die Trainingsempfehlungen liegen auch hier bei regelmäßigem Kraftsport und einer sauberen Ernährung. Außerdem empfiehlt es sich hier, mindestens einmal in der Woche ein Cardiotraining einzubauen, um so die Durchblutung anzuregen und für eine bessere Nährstoffverteilung zu sorgen. (Wer hätte das gedacht ...?).

So weit, so gut. Wo ist aber nun das Problem?

Das Problem liegt wie so oft in den unseriösen Werbeversprechen zu eben diesen angeblichen Körpertypen. Die Wissenschaft sieht das Ganze so:

Es gibt von der Genetik und der Verstoffwechslung her ganz klare Unterschiede. Manche Menschen können das Essen schlechter verwerten, weswegen sie kaum zunehmen, während andere das Essen extrem gut verwerten können, weshalb sie sofort an Fett zunehmen. Fett ist nämlich eine Art Reserve für den Körper für schlechte Zeiten und unser Stoffwechsel hat noch nicht verstanden, dass Essen bei uns keine Mangelware mehr ist - also hortet er alle überschüssigen Kalorien so gut wie nur möglich. Dass ein Training angeblich optimiert sein müsste auf den eigenen Körpertyp, stammt dabei aus den 1940er Jahren von einem Psychologen namens William Sheldon. Sheldon hatte dabei jedoch keinerlei Absichten, das Training oder die Körperzusammensetzung seiner Patienten zu optimieren. Er suchte lediglich eine grobe Untergliederung der einzelnen Menschen und wollte viel eher Rückschlüsse auf die Charakterzüge und das Temperament seiner Patienten schließen. So nahm er zum Beispiel an, dass endomorphe Menschen entspannt und gesellig sind, mesomorphe Menschen eher körperbetont und voller Energie und ektomorphe Menschen vermutlich eher intellektuell, künstlerisch begabt und introvertiert sind. Mit Sport und dem Muskelaufbau bzw. dem Fettverlust hatte das jedoch herzlich wenig zu tun.

Die Lösung für jeden Körpertyp ist denkbar einfach und im Grunde dieselbe: Eine gesunde und vollwertige Ernährung, optimiert auf die eigene Energiebilanz mit einer guten Makronährstoffverteilung. Wenig verarbeitete Lebensmittel, viele Mikronährstoffe und viel progressives Krafttraining!

Wenn ein Ektomorph zunehmen will, ist es umso wichtiger, dass er seinem Körper viele Nährstoffe zuführt, um es dem Körper so einfach wie möglich zu machen, die Nahrung positiv zu verwerten. Dasselbe gilt für Endo- und Mesomorphs. Eine vollwertige Ernährung in der richtigen Menge verhindert den Fettaufbau und unterstützt zeitgleich den Muskelaufbau.

Die Formel ist dabei stets dieselbe:

- Magst du abnehmen, nimm weniger Kalorien zu dir als du verbrauchst.
- Willst du zunehmen, nimm mehr Kalorien zu dir als du verbrauchst.

Das ist das Wichtigste und es gilt für alle Körpertypen. Punkt. Fertig. Aus.

Weitere gängige Mythen

Kalorienzählen ist überbewertet

Dreimal darfst du raten, mit welcher Art von Menschen ich die Diskussion über das Zählen von Kalorien stets und immer wieder aufs Neue führe? Richtig, nur mit Übergewichtigen. Traurig, aber wahr. Lass mich dir eines von einem Menschen verraten, der professionell mit seinem Körper sein Geld verdient, und dessen Gehalt davon abhängt, wie er oberkörperfrei vor der Kamera aussieht: Um effektiv abnehmen zu können, musst du deine Nahrungsaufnahme regulieren und vollständig im Griff haben. Namen gibt es dafür viele, egal ob es das Zählen von Kalorien ist, eine Punktesystem (Weight Watchers) oder ob man einfach weniger isst (Friss die Hälfte). Abnehmen ist wirklich einfach, zumindest aus Sicht der Wissenschaft und in der Theorie. Folgenden Begriff musst du in voller Konsequenz verstehen:

Die Energiebilanz.

Einzig die Energiebilanz ist am Ende des Tages darüber entscheidend, ob man zu- oder abnimmt. Die ist ein wissenschaftlicher Fakt. [1][2]

Unser Körper und unser Stoffwechsel sind ein ganz normales Energiesystem. Er verbraucht Energie und wir geben ihm Energie (Kalorien). Geben wir dem Körper zu viel Energie, speichert er die überschüssige Energie ab (als Fett). Führen wir dem Körper weniger Energie zu, als er im Alltag verbraucht, dann nutzt er die eigenen Energiereserven, um dieses Energiedefizit auszugleichen und wir bauen Fett ab. Das klingt sicher basic für dich und es ist bei Weitem nichts Neues - dennoch probieren die meisten Menschen genau diesen einen Fakt immer zu umgehen und denken mit der nächsten neuen hippen Entschlackungskur würde es schon irgendwie klappen. Kein Wunder, dass es gefühlt jede neue Woche eine neue Diät gibt. Die Leute fragen schließlich danach und fallen so immer wieder aufs Neue darauf rein. Folgende Grafik veranschaulicht das sehr simpel:

Diätname	Was man macht	Warum es funktioniert
Vegan	- viel Carbs, wenig Fett und möglichst vollwertig	Kaloriendefizit
Low Carb	- wenig Carbs und mehr Eiweiß und Fette	Kaloriendefizit
Ketogene Diät	- keine Carbs mehr, etwas Eiweiß und viel Fett	Kaloriendefizit
Weight Watchers	- punktebasiertes essen für bessere Portionen	Kaloriendefizit
Paleo Diät	- keine verarbeiteten Lebensmittel, viel Gemüse	Kaloriendefizit

@www.sjardroscher.de

Wie du siehst, spielt es dabei überhaupt keine Rolle, wie viele Kohlenhydrate oder Fette man zu sich nimmt - allein die Kalorienbilanz spielt die entscheidende Rolle. Auch Studien haben das belegt und gezeigt, dass so lange man in einem Kaloriendefizit ist, es buchstäblich keine Rolle spielt, ob man eine Low-Carb-Diät oder eine Diät mit vielen Kohlenhydraten - man nimmt mit beiden Diätformen exakt gleichermaßen gut ab. [3][4][5][6]

Die Makronährstoffverteilung spielt zwar ebenso eine wichtige Rolle, wenn es darum geht, beispielsweise möglichst viel Muskulatur während einer Diät zu erhalten, aber für den reinen Gewichtsverlust spielt immer nur die negative Energiebilanz die wirklich entscheidende Rolle, sprich das sogenannte Kaloriendefizit. [7][8]

Kommen wir aber nochmals auf den Menschen als Energiesystem zurück. Zu jedem gegebenen Zeitpunkt benötigt unser Körper eine bestimmte Menge an Glukose im Blut, um zu leben. Diese Glukose ist essentiell für jede einzelne Zelle im Körper, damit alles (Organe, Gehirn etc.) ordnungsgemäß funktionieren kann. Wenn wir nun Nahrung aufnehmen, füllen wir unseren Körper wieder mit Energie auf. Diese Energie kommt in Form von Kalorien. Die Glukose in unserem Blut steigt an, und wenn wir zu viel essen, steigt sie sogar viel höher an, als wir es eigentlich bräuchten. Anstatt die überschüssige Glukose nun aber einfach nur zu „verbrennen", speichert der Körper sie als Körperfett ab und kann sie so später wieder verwenden und die überschüssige Nahrung bleibt nicht ungenutzt. Ziemlich ausgeklügeltes System im Grunde.

Hier kommt unter anderem auch das Hormon Insulin ins Spiel. Insulin hilft dem Körper dabei, die aufgenommene Nahrung als Körperfett zu speichern und stellt durch viele verschiedene Prozesse unseren Stoffwechsel auf Fetteinlagerung ein. Daher stammen im Übrigen auch die vielen Low-Carb-Diäten, die so argumentieren, dass man nur Lebensmittel essen dürfte, die kaum Insulin stimulieren (Fette und Eiweiße), und schon könne man kinderleicht abnehmen. Als ob man den Körper im Grunde täuschen könnte. So einfach ist das Ganze jedoch nicht, weshalb wir uns im Ernährungsteil noch deutlich ausführlicher mit dem Hormon Insulin beschäftigen werden.

Am Ende des Tages bleibt jedoch die Energiebilanz der einzig entscheidende Faktor. Was macht der Körper aber nun, wenn mal gerade keine Nahrung aufgenommen wird zur Glukosegewinnung? Dann holt er sich seine Glukose aus den eigenen Fettreserven und beginnt diese im Namen der Energiegewinnung abzubauen. So wechselt der Körper stets zwischen „gefastetem" und „gefüttertem" Zustand bzw. zwischen Fettaufbau und Fettabbau. Und das den ganzen Tag immer wieder und wieder. Für den eigenen Gewichtsverlauf ist es an dieser Stelle entscheidend, welcher dieser beiden verschiedenen Stoffwechselprozesse die Oberhand hatte. Wenn man am Ende des Tages mehr Fett einlagert, als man verbrennt (durch eine zu hohe Kalorienzufuhr), nimmt man zu. Wenn man dagegen mehr Fett verbrennt, als man einlagert, dann nimmt man schlussendlich ab.

Immer. Ganz einfache Kiste (zumindest in der Theorie). Das ist der fundamentale Mechanismus, wie Zu- und Abnehmen funktioniert. Dieser Mechanismus ist dabei bei jedem einzelnen Menschen stärker als jedes Hormon oder jedes Einschränken der Ausschüttung des Insulins es nur sein kann.

Auf den Punkt gebracht: Man kann nicht fetter werden, außer man nimmt mehr Energie zu sich, als man verbrennt. Außerdem gibt es keine andere Möglichkeit, sich vom eigenen Fett zu trennen, als weniger Energie zuzuführen, als man verbrennt. Egal welche Diät, egal wie viele Mahlzeiten man am Tag isst oder welche Ernährungsweise man bevorzugt. Dieses Prinzip ist universell und es gibt keine Ausnahmen. [9]

Konträr zu vielen aktuellen Ansichten spielt es dabei keine Rolle, wie viel oder welche Art von Kohlenhydraten man isst oder wie hoch der jeweilige Insulinausstoß nach einer bestimmten Mahlzeit ist. Wie wir später auch noch sehen werden, spielt es auch keine Rolle, wie viel Zucker man isst - solange die Energiebilanz negativ ist, wird man abnehmen. [10]

Das ist tatsächlich reine Physik und die Fettzunahme kann nicht erhöht werden, ohne dass zuvor überschüssige Energie zugeführt wurde und kann ebenso nicht verringert werden, ohne die tatsächliche Restriktion von Energie. Punkt.

Man kann gezielt Fett abnehmen.

Einer der gängigsten Mythen und ein irreführendes Werbeversprechen vieler Fitnessmagazine: *„Verliere gezielt Fett am Bauch, an den Hüften und am Po. Du musst nur Übung X und Y machen, und schon schmilzt das Fett an den Problemzonen dahin ..."*

Ich wünschte wirklich, es wäre so einfach. Dass die Realität anders aussieht, kannst du dir sicherlich schon denken. So kann man zwar nämlich durch ein Kaloriendefizit abnehmen und seinen Körperfettanteil als Ganzes reduzieren, aber niemals nur einzelne Regionen oder Problemzonen. Wo und wie stark man dabei zuerst abnimmt, das hängt primär von der eigenen Genetik ab. Es bringt also keine Vorteile, wenn du nun tausende Sit-ups jeden Tag machst in der Hoffnung, dein Bauchfett zu verlieren, und einen Sixpack bekommt man so schon gar nicht.

Ironischerweise ist das sogar kontraproduktiv. Wenn man nur bestimmte Muskelgruppen trainiert, um diese zu definieren - und zwar ohne dabei den gesamten Körperfettanteil durch das Kaloriendefizit zu reduzieren - drücken die neuen Muskeln das Fett nur weiter nach außen und man sieht eher dicker als schlanker aus. Man kann also so viele Crunches machen, wie man nur mag - ohne eine anständige Diät wird man niemals einen Sixpack bekommen. Bestimmte und einzelne Körperteile besonders zu definieren kann nicht funktionieren. Spannend ist jedoch anzumerken, dass eine aktuelle Studie aus dem Jahr 2017 tatsächlich durch gezieltes Training bei Probanden eine leichte regionale Fettabnahme erzielen konnte. [11]

Sich jedoch darauf zu stützen oder sein Training darauf hin zu optimieren versuchen, ist meiner Meinung nach jedoch vollkommen verschwendete Zeit und Kraft. Die Praxis beweist das Gegenteil, ebenso wie diverse andere Studien zu diesem Thema. [12][13]

Man kann und wird durch ein Kaloriendefizit lediglich im Gesamten abnehmen und den ganzen Körper ganzheitlich definieren und athletischer aussehen lassen. Genau darauf solltest du dich fokussieren, wobei die Genetik darüber bestimmt, an welchen Stellen man zuerst Fett verliert.

Du kannst die Form deiner Muskeln verändern.

Das ist unmöglich. Hier sind wir alle auch an unsere Genetik gebunden und wie wir geboren wurden. Zwar kannst du mehr Volumen in deinen Muskeln erzielen und diese durch einen niedrigen Körperfettanteil sichtbarer machen, doch die reine Form bleibt unverändert.

Fett ist schlecht.

Ganz im Gegenteil! Hier herrscht leider eine Missdeutung in unserer Sprache. Fette sind absolut essentiell für die Gesundheit und die eigene Hormonbildung. Wir brauchen Fett unbedingt zum Zellschutz und für der Verwertung vieler Vitamine. Kein bis extrem wenig Nahrungsfett (Lipide) zu essen, ist keine Lösung. (!)

Viele Wiederholungen im Training machen dich "shredded" oder besonders definiert.

Wenn schon keine bestimmte Übung dich definiert und shredded machen kann, dann doch aber sicher ganz viele Wiederholungen in den Übungen - richtig? Dies empfehlen doch schließlich auch so viele "Fitness-Gurus" dort draußen: "Mach viele Wiederholungen mit wenig Gewicht, um deine Muskeln besonders zu betonen."

Die Wahrheit ist: Das komplette Gegenteil ist mal wieder der Fall ....

Unser Körper will stets so wenig Energie wie nur möglich verbrauchen, weshalb Muskelzellen eher ein nötiges Übel und Luxus für den Körper darstellen. Sobald man während eines Kaloriendefizits das Gewicht im Training verringert, öffnet man Tür und Tor für einen signifikanten Muskelabbau. Die einzige Methode, um zeitgleich effektiv abnehmen zu können und seine harterarbeitete Muskelmasse aufrechtzuerhalten, besteht in schwerem Gewichtstraining in Kombination mit einer proteinreichen Ernährung.

Auch während des Kaloriendefizites muss man sich auf die progressive Überladung im Training konzentrieren und somit die Proteinsynthese aufrechterhalten - und so dem Muskelabbau entgegenwirken. In der Praxis sollte es keine Unterschiede in deinem Training geben, egal ob du zu- oder abnehmen willst. [14][15]

Außerdem hilft schweres Gewichtstraining besonders, um gesund abnehmen zu können. So zeigen auch diverse Studien, dass Männer, die schwerer und mit einer höheren Intensität trainieren, einen erhöhten Stoffwechsel über bis zu drei Tage haben im Vergleich zu leichterem Training und dabei hunderte Kalorien mehr verbrennen. Wer besonders viele Kalorien während des Trainings verbrennen will, um noch effektiver abzunehmen, der sollte sich auf schwere Verbundübungen wie Kniebeugen oder Kreuzheben konzentrieren, da diese nochmals wesentlich mehr Kalorien verbrennen. [16][17]

Trainiere wie ein Bodybuilder und du wirst aussehen wie einer.

Einer der größten Irrtümer überhaupt. Viele (Pro-)Bodybuilder empfehlen uns, nach ihren Trainingsplänen zu trainieren, obwohl diese nachweislich größtenteils völliger Mist und voller Fehler hinsichtlich der Trainingslehre sind. Sicherlich funktionieren diese Trainingspläne in einem gewissen Maße für sie, aber niemals für dich. Es sei denn, du bist ebenso gewillt, so viele Medikamente zu konsumieren, wie sie es tun ... Das Ganze ist eine unfassbar große Thematik, bei der die meisten Bodybuilder selbst vor aktuellen Studien die Augen komplett verschließen wollen. Viele Amateure und so gut wie jeder Profi-Bodybuilder befinden sich auf einer hohen Dosis an anabolen Steroiden und anderen Medikamenten. Diese Substanzen haben drastische Auswirkungen auf den gesamten Hormonhaushalt und darauf, wie der Körper Muskulatur aufbaut. Es macht einen gewaltigen Unterschied, ob jemand "unterstützt" trainiert und isst oder dies nicht tut. Für den ambitionierten Natural Athleten ergibt es es keinen Sinn, nach dem Trainingsplan gängiger Magazine und Voll-Profis zu trainieren, wie wir später noch erfahren werden. Solange du nicht gewillt bist, wöchentlich einen Berg an Medikamenten in dich zu pumpen, ergibt es auch keinen Sinn zu trainieren wie die großen Jungs. Traurig, aber wahr ...

Du kannst dein Fett in Muskeln verwandeln.

Nicht wahr und unmöglich. Fett- und Muskelzellen sind zwei unterschiedliche Paar Schuhe und du kannst nicht das eine in das andere verwandeln - unter keinen Umständen. Muskelzellen sind eigene Zellen, die durch regelmäßiges Training und gute Ernährung zum Wachsen gebracht werden, während Fettzellen mit Sport und einem Kaloriendefizit zum Schmelzen gebracht werden müssen. So funktioniert unser Körper und es hat keinerlei Vorteile, viel Fett zu haben, in der Hoffnung, dann daraus Muskeln machen zu können.

Muskelaufbau liegt nur an den richtigen Supplementen.

Falsch - gezieltes und gutes Essen lassen deine Muskeln wachsen, sowie Schlaf und progressives Training. Supplemente sind nicht das Wundermittel, für das sie gehalten werden - doch einige wenige haben sich ihre Daseinsberechtigung absolut verdient und ihre Wirkung ist dementsprechend auch durch Studien belegt.

Muskeln wachsen, während du im Gym trainierst.

Ebenso ein weit verbreiteter Mythos. Sicherlich schwillt deine Muskulatur im Gym deutlich an und man schaut gut prall aus, doch mehr als einen Reiz setzt man hier nicht. Blut fließt und wir sind aufgepumpt - nimm das als kleine Vorschau, wie du in Zukunft auch ohne Training aussehen wirst. Allerdings ist der reine Pump im Training nicht verantwortlich für einen möglichen Muskelaufbau. [18]

Das eigentliche Wachstum findet zu Hause auf dem Sofa oder im Bett statt - während du schläfst! Nur im Schlaf findet die Regeneration und die Neubildung der Muskelzellen statt, weshalb der Schlaf und die Regeneration für uns Athleten auch ein so unfassbar wichtiges Thema ist, welches auch ein eigenes Kapitel in diesem Buch verdient hat und definitiv nicht unterschätzt werden sollte.

Mit Crash-Diäten kann man schnell viel Fett verlieren.

Dieses Thema frustriert mich stets aufs Neue. Vor allem im Fernsehen oder in irgendwelchen Magazinen wird den Leuten versprochen, sie könnten in zehn Tagen fünf Kilogramm abnehmen (oder Ähnliches) und das mithilfe der neusten Crash-Diät. Eine Crash-Diät kann aber niemals nachhaltig erfolgreich sein, sondern wird immer den so gefürchteten Jo-Jo-Effekt mit sich bringen. Eine Crash-Diät (Detox-Kur, Wasserfasten, Stoffwechselkur und Co.) ist im Grunde so aufgebaut, dass man fast gar nichts mehr isst und man sich die Pfunde vom Leibe hungert. Solche Diäten machen nicht nur keinen Spaß, sie bremsen auch deinen Stoffwechsel massiv aus, reduzieren irreparabel die Knochendichte, sorgen massiv für einen Muskelabbau und schwächen unser Immunsystem. [19][20][21]

Also alles Dinge, die man eben nicht haben will und sie machen auf diese Art ein erfolgreiches Abnehmen in den meisten Fällen so gut wie unmöglich und sind der direkte Weg zur Frustration und einem unfitten Körper. Das Erste, was bei so wenig Kalorien passiert, ist, dass der Körper Wasser abgibt und Wasser ist das Erste, was man bei solch einem Ansatz verlieren wird. Die ersten Kilos sind also reines Wasser und kein Fett - und dieses Wasser wird in ein bis zwei Tagen wieder drauf sein, sobald die Kalorienzufuhr wieder erhöht wird. Als Nächstes wird der Körper beginnen die eigene Muskelmasse abzubauen, und je weniger man isst, desto mehr Muskelmasse wird der Körper aufopfern. [22]

Grund hierfür ist, dass Muskelzellen deutlich mehr Energie verbrennen als Fettzellen es tun, und der Körper will bei einer extrem geringen Kalorienzufuhr so sparsam wie nur irgend möglich handeln. Danach wird der Stoffwechsel langsam heruntergefahren, die unterbewussten Bewegungen im Alltag werden weniger, die Knochendichte nimmt ab und das Immunsystem ist geschwächt, sodass die Gefahr für Erkrankungen ansteigt. Alles keine Resultate, die man sich wirklich wünscht. Mit einer extrem restriktiven Kalorienzufuhr wird man Gewicht verlieren - aber kaum Fett, und am Ende wird man beschissener aussehen als zuvor, mit weniger Muskelmasse, gleich viel Fett und weniger Kraft im Alltag.

(Tatsächlich ist diese Strategie das Geheimnis, um auf ewig Skinny Fat und frustriert zu sein. Also falls das dein Ziel sollte, nur zu ...)

Die Lösung: Wir sollten uns nur in einem kleinen Kaloriendefizit von lediglich 10 bis 20 % befinden. In diesem Bereich sind wir in der Regel, wenn wir uns in einem Kaloriendefizit von nur 300 bis 500 kcal befinden. Dies ist der Bereich, den ich seit Jahren predige und der nicht nur für meinen körperlichen Erfolg verantwortlich ist, sondern auch für unzählige Transformationen der Leser dieses Buches. Auf diese Weise kannst du ca. 500 g reines Fett pro Woche verlieren, ohne gleichzeitig deine Muskeln, dein Immunsystem und deinen Verstand ebenfalls abzugeben ... mehr dazu aber ausführlich später.

Fazit: Finger weg von Crash-Diäten, HCG-Diäten oder anderen Plänen, die auf einem extremen Kaloriendefizit beruhen. Echte Resultate brauchen Zeit - sind dafür aber auch von Dauer oder sogar lebenslang.

Du bekommst einen Sixpack, wenn du jeden Tag deinen Bauch trainierst.

Nein, das ist sogar sehr kontraproduktiv. Es gibt gute Methoden, seinen Bauch zu stärken, und dies wird auch zu härteren und größeren Bauchmuskeln führen, doch das Wichtigste ist es, seinen Körperfettanteil zu reduzieren. Erst dann wirst du deinen Sixpack in voller Pracht sehen können. Bei Männern wird man den Sixpack sehr gut ab unter 12 % sehen können und bei Frauen ab circa unter 22 % Körperfettanteil. Außerdem bauen wir die Bauchmuskulatur genauso auf wie jede andere Muskelgruppe. Jeden Tag den Bauch zu trainieren, wäre einfach zu viel des Guten und ist bei Weitem nicht nötig. 2- bis maximal 3-mal die Woche seinen Sixpack zu trainieren, ist mehr als ausreichend - wenn überhaupt. Wie aber schon geschrieben, liegt der größte Hebel hinsichtlich des Sixpacks in der eigenen Ernährung. Ich persönlich trainiere meinen Bauch sogar nur einmal in der Woche und das kaum länger als 5 bis 10 Minuten. Mein Waschbrettbauch ist trotzdem da ...

Dies liegt zu großen Teilen auch an den vielen Grund- und Verbundübungen in meinen Workouts. Kreuzheben, Kniebeugen und Schulterdrücken stärken extrem den Core und die gesamte Körpermitte - und somit auch die gesamte Bauchmuskulatur.

Man kann pro Mahlzeit nur 30g Protein zu sich nehmen.

Nein, das ist eher ein Mythos, den die Supplement-Industrie verbreitet hat und kann aus vielen Gründen nicht stimmen. Zum einen ist dies eine Verallgemeinerung, die unmöglich für alle Sportler zutreffen kann. [23]

Wieso sollte der Stoffwechsel eines 90 kg schweren Mannes die gleiche Menge an Protein absorbieren können, wie der einer 50 kg leichten Athletin? Eben - es ergibt keinen Sinn. Auch aus evolutionärer Sicht wäre dies äußerst unpraktisch und hätte sicher nicht zum Überleben des Menschen geführt, da unsere Steinzeitvorfahren hauptsächlich abends ihre Beute in sehr großen Mengen verspeist haben und trotzdem ausreichend Eiweiß zu sich nehmen konnten ... Doch warum können wir denn nun mehr als 30g pro Mahlzeit zu uns nehmen? Der Grund dafür liegt vor allem in der langen Dauer, mit der unserer Nahrung aufgenommen wird. Die Verdauung läuft dabei hauptsächlich über fünf Organe und der Körper ist dabei alles andere als ein Verschwender, sondern er speichert jede Nahrung dabei so gut wie nur möglich ab.

Jedes Gramm Protein durchläuft dabei den Mund, die Speiseröhre, den Magen, den Dünndarm und zuletzt den Dickdarm. Die Verdauung ist also ein sehr langer Prozess und das angeblich überschüssige Eiweiß kann gar nicht weg - wo soll es denn auch plötzlich hin sein?

Zudem hat der Körper auch zwei große Eiweißspeicher zur, wie der Name es schon vermuten lässt, Speicherung des Eiweißes. Dies ist zum einen unsere gesamte Muskulatur und zum anderen der sogenannte Aminosäurepool. Der Aminosäurepool befindet sich im Blut und ist noch eine weitere zusätzliche Möglichkeit der Eiweißspeicherung. Jedoch kann unser Körper tatsächlich nur eine bestimmte Menge an Eiweiß sinnvoll und zielgerichtet für den reinen Muskelaufbau verarbeiten. Der Grund dafür ist, dass es eine Art Obergrenze der durch das Protein ausgelösten Muskelproteinsynthese gibt und Studien beweisen hier zum Beispiel, dass mehr Protein nicht direkt gleichzusetzen ist, mit einem besseren Muskelaufbau bzw. einer höheren Muskelproteinsynthese. [24][25][26]

Diese Summe an Protein ist jedoch stark abhängig von den eigenen individuellen Faktoten (Gewicht, Körperfettanteil, Muskelmasse) und diese werden wir später im Buch noch ausführlich besprechen und für dich persönlich errechnen. [27]

Grundsätzlich kann man theoretisch zu viel Eiweiß zu sich nehmen, aber dieser relative "Überschuss" wird jedoch keineswegs verschwendet oder einfach wieder ausgeschieden. Überschüssiges Eiweiß wird über die Gluconeogenese zur Energiegewinnung herangezogen und liefert dem Körper somit zusätzlichen Zucker zum Arbeiten und Erhitzen des Körpers. Dies ist zwar ein sehr kostspieliger Prozess für den Körper, der viele Kalorien verbraucht, wenn jedoch eh schon zu viel Protein vorhanden ist, wird er dieses ganz bestimmt nicht verschwenden und ungenutzt lassen. Mehr zur idealen und perfekten Proteinzufuhr besonders im Hinblick des Muskelaufbaus, besprechen wir aber noch im Detail später im Buch.

Krafttraining ist nichts für Frauen

Nichts könnte ferner von der Wahrheit liegen, als ein Glaubenssatz wie dieser. Kraft und Widerstandstraining ist die beste Medizin, die man sich selbst verabreichen kann. Es senkt die Gefahr an Brustkrebs zu erkranken, vermindert das Risiko der Verletzungen aller Art, verbessert die eigene Mobilität, steigert das Selbstbewusstsein, verbessert die kognitiven Fähigkeiten, es wirkt anti-depressiv, verbessert die Gesundheit des Herzens, hilft dabei den Blutzuckerspiegel gesund zu halten, steigert das Selbstbewusstsein, sorgt für eine erfolgreiche und sexy Body-Recomposition, wirkt verjüngend bzw. verlangsamt den natürlichen Alterungsprozess, kurbelt den Stoffwechsel an, stärkt das Immunsystem, reduziert Stress, verbessert die Schlafqualität, je mehr Muskelmasse man hat umso höher ist die eigene Lebenserwartung und ganz besonders wichtig für Frauen - es stärkt die eigenen Knochen. [28][29][30][31][32][34][35][36][37][38][39][40][41][43]

Stärkere Knochen und eine erhöhte Muskelmasse führen ebenso zu mehr Flexibilität und Balance, was besonders für Frauen im Alter enorm wichtig ist. Krafttraining ist der direkteste Weg von allen erdenkbaren Möglichkeiten zu einem fitten, vitalen und gesunden Leben mit viel Spaß und einer hohen Lebenserwartung.

Es geht buchstäblich nicht mehr besser. Gäbe es ein Medikament, welches auch nur im Ansatz all diese Vorteile versprechen würde, würde es vermutlich keine Käufer mangels fehlender Glaubwürdigkeit finden. Doch all das ist die Realität mit dem Krafttraining. Es ist weit mehr als nur stumpfes Pumpen für dumme Menschen - ganz im Gegenteil. Wirklich dumm ist nur, wer nicht regelmäßig ins Krafttraining geht. Das trifft auf Männer und auch auf Frauen gleichermaßen zu.

Muskeln machen Frauen maskulin

Nein. Absolut nicht wahr und dies ist eine Vorstellung, welche ebenso vollkommen verkehrt ist. Krafttraining macht Männer maskuliner und Frauen femininerer - und zwar ausnahmslos. Was Frauen maskuliner macht sind männliche Sexualhormone wie Testosteron, welches sich gerne viele weibliche Bodybuilder (Hobby-Sportler gleichermaßen wie sämtliche Profis) ebenso in Unmengen spritzen. Steroide sind bei Frauen schon lange kein No-go mehr und wenn du ein Bild einer Frau siehst, die nach unnatürlich viel Muskelmasse ausschaut und unnatürlich maskulin wirkt, dann kannst du dir schon fast sicher sein, dass hier mehr als smartes Training und eine gezielte Ernährung im Spiel sind. Krafttraining und neue Muskulatur betonen die Weiblichkeit genau an den richtigen Stellen: den Oberschenkeln, dem Beinbizeps und natürlich dem Po (und ein starker Rücken darf selbstverständlich auch nicht fehlen). Ich persönlich kenne mehrere Damen, die liebend gerne schwer Kniebugen, Kreuzheben und Hip-Thrusts machen und Gewichte jenseits der 100-kg-Marke in diesen Übungen bewegen. Diese Mädels gehören zu den stärksten Frauen, die ich jemals gesehen habe und sie lassen den Großteil aller Männer im Gym schwach aussehen. Dabei sehen diese Frauen absolut natürlich, stark und sexy aus und das sage ich nicht, weil ich selbst Muskeln habe und im Laufe der Jahre einen merkwürdigen Fetisch entwickelt habe. Starke Frauen sind sexy und Krafttraining macht Frauen nur noch attraktiver. Punkt.

Ich mache kein Krafttraining, da ich zu schnell Muskulatur aufbaue und eigentlich nur meine Figur betonen will.

1) Niemand auf dieser Welt baut zu schnell zu viel Muskulatur auf und falls doch, dann sollte man sich sehr glücklich darüber schätzen und dann an dem erreichten Punkt einfach ein bisschen weniger trainieren. Aber schon im Vorfeld nicht im Training 100 % zu geben, weil man glaubt, man würde zu schnell Muskulatur aufbauen, ist eine faule Ausrede und der direkte Weg, seinen Traumkörper noch Jahre in die Zukunft zu verlagern.

2) Es gibt keinen besseren Weg, seine Figur zu betonen als schweres Krafttraining in Kombination mit einer gezielten Ernährung. *Die Falten am Bauch sollen weg?* Krafttraining. *Die kleinen Pölsterchen an den Hüften stören?* Krafttraining. *Weiche Oberschenkel?* Krafttraining. *Die Hose könnte mehr Po vertragen?* Krafttraining. *Das Fett an den Armen könnte schon weniger sein?* Krafttraining.

Zu viele Frauen verschwenden ihre gesamte Zeit mit unsinnigen Sport- und Trainingsmethoden, die nachweislich deutlich ineffizienter sind als das gute alte Krafttraining und fragen sich dann im Nachhinein, warum es einfach nicht klappt - *obwohl man doch echt alles ausprobiert hat*.

Vergiss Joggen, Tabata und Co. und sieh zu, dass du dich ins Gym und ans Eisen begibst. Kraft- und Muskelaufbau in Kombination mit einem niedrigen Körperfettanteil (20 bis 24 % KFA) sind der Schlüssel zu deinem attraktivsten Ich. Diesen Satz darfst du ebenfalls gerne ein zweites Mal lesen.

Fitness bedeutet, nicht mehr als 1.000 Kalorien am Tag zu essen

Nein, das tut es bei Weitem nicht. Leider propagieren immer noch immens viele Influencerin, Magazine und Blogs nachweislich schädliche Diäten wie eine mögliche Stoffwechsel-Kur, eine HCG-Diät, Detox-Kuren und dergleichen. All diese Diäten versprechen schnelle Resultate in kurzer Zeit und das Lustige dabei ist, dass man tatsächlich auch schnelle Resultate in kurzer Zeit erzielen wird. Leider sehen diese Resultate oft anders aus, als zunächst erhofft. Man wird in kurzer Zeit effektiv seinem Immunsystem schaden, Wasser verlieren, Muskulatur abbauen und sich in null Komma nichts scheiße fühlen (yeah!). Auch wird man Gewicht auf der Waage verlieren - mit dem Fettabbau hat das jedoch rein gar nichts zu tun und ein Fettabbau ist nicht das Gleiche wie eine Gewichtsabnahme. Dies sind zwei unterschiedliche Paar Schuhe, die sich zwar ähneln, jedoch nicht das Gleiche sind. [44][45][46][47][48][49]

Ganz wichtiger Unterschied. (!) Ich beobachte primär bei Frauen, dass noch immer der Glaubenssatz vorherrscht, dass man seine Kalorienzufuhr extrem zurückschrauben müsse, um effektiv abnehmen zu können - doch das ist einfach nicht wahr und ein zu großes Defizit hat noch nie einen schönen und gesunden Körper hervorgebracht. Noch nie ... Ausführlich mehr dazu später im Buch, dennoch rate ich grundsätzlich (Ausnahmen bestätigen die Regel) keiner Frau sich langfristig unterhalb der 1.500-Kalorien-Marke aufzuhalten. Aber wie bereits gesagt, ausführlich mehr dazu später im Ernährungsteil.

Squat-Challenges verhelfen dir zu einem Knackarsch

Vielleicht bist du auf Social Media Plattformen wie Instagram oder Pinterest schon mal über sogenannte Squat-Challenges gestoßen. Hier will einem eine süße Maus weismachen, dass wenn man nur 30 Tage lang jeden Tag 10 Kniebeugen mehr machen würde, man so einen tollen Hintern bekäme, wie sie ihn hat (wobei selbst auch das nicht immer der Fall ist). Das fängt dann im Grunde irgendwo bei mit 10 Kniebeugen im Freien daheim am Tag an und endet dann irgendwo mit mehreren hundert Kniebeugen am Ende der Challenge. An der Stelle will ich nicht die notwendige Anstrengung oder auch Disziplin für ein solches Vorhaben in Frage stellen, aber die Wahrheit ist, dass ein solches Training absolut ineffektiv ist und sämtlichen Gesetzmäßigkeiten des Muskelaufbaus widerspricht. Mit solchen Challenges steigert man höchstens die Kraftausdauer in den eigenen Beinen, aber man wird ganz sicher nicht seinen Allerwertesten zum Hypertrophieren bekommen. Hierfür ist die mechanische Last auf der Muskulatur einfach viel zu gering und es sind definitiv nicht die notwendigen Reize, die den eigenen Körper im Anschluss zum Muskelaufbau bewegen werden - auch wenn es in den jeweiligen Momenten schmerzt, wehtut oder man Muskelkater davon bekommt. Sicher, solch eine *Challenge* ist besser als gar kein Sport und als gar keine Übungen für sich und den eigenen Körper zu absolvieren - dennoch ist es eine absolut ineffiziente Nutzung der eigenen Ressourcen und es wird deshalb niemals zum wahren Erfolg und tollen Resultaten führen.

Nur Männer gehören in den Freihantelbereich

Ewiges Rumhantieren an den Maschinen wird leider nicht die finale Lösung deines zukünftigen Trainings sein und so wird der Tag kommen, an dem du mehr Zeit im Freihantelbereich des Gyms verbringen wirst, als irgendwo anders im Studio. Das Ziehen, Drücken, Heben und Beugen an der Langhantel wird früher oder später fester Bestandteil deines Trainings sein, ebenso wie diverse Übungen an den Kurzhanteln und den jeweiligen Türmen. Der Freihantelbereich ist natürlich primär von Männern dominiert und so kann man sich als einzelne Frau schon schnell eingeschüchtert fühlen. Hierzu möchte ich dir ein paar Worte vom Herzen aus der Männerwelt mitgeben ... Ja, es gibt einige Männer, die dumm gucken und dumm starren. Das liegt in der Natur der Sache und damit wird man sich wohl oder übel abfinden müssen. Doch dies wird die Unterzahl aller Männer sein und eines kann ich dir aus meiner Erfahrung mit auf den Weg geben: Es sind im Grunde eher die Männer, die absolut eingeschüchtert sind, wenn eine selbstbewusste Frau den Freihantelbereich betritt und selbstbewusst ihre Übungen durchzieht. Dabei spielt die eigene körperliche Statur absolut keine Rolle. Glaube mir - viele Männer werden mehr Angst vor dir haben, als du möglicherweise vor ihnen haben könntest. Zudem muss ich wohl kaum erwähnen, dass es sich bei den glotzenden Idioten lediglich um glotzende Idioten handelt und um nichts mehr. Die Meinungen dieser Leute kann dir so oder so komplett egal sein. Du bist dort, um besser zu werden und dein Ding durchzuziehen. Setz dir Kopfhörer auf, ein fetzigen Beat, einen klaren Ablaufplan, ein leichtes Lächeln auf den Lippen und zieh dein Ding durch - easy!

Und falls du noch ganz am Anfang stehst und dich wohl fragst, ob du eine Art Ächtung auf Grund deines Anfängerstatutes fürchten musst? Nun - nein! Ich persönlich habe den größten Respekt vor Menschen, die sich endlich trauen und endlich ihr Leben in die Hand nehmen wollen und sich all den Dämonen und Drachen stellen, die sie schon über Jahre vermieden haben. Ernsthaft - ich habe große Bewunderung dafür und weiß selbst ganz genau, wie es ist, der größte Anfänger zu sein und sich gefühlt vor allen zu blamieren. Hier jedoch an der Stelle noch eine weitere Portion Realität ...

Zu glauben, dass dein Fitness-Niveau dich vor Spott oder Hohn schützen könnte, ist ein Fehlglaube. Vielleicht glaubst du, dass egal wo ich hinkomme, ich Bewunderung und Respekt erfahren? Nun - je nach Umfeld ist häufig sogar das genaue Gegenteil der Fall. Manche Leute kommen einfach nicht klar damit, einen durchtrainierten Menschen mit 8% Körperfettanteil zu sehen und suchen so zwanghaft nach Dingen, die sie an mir kritisieren können, um ihre Unsicherheit und ihr eigenes nicht genutzte Potential zu verdecken. So hätte ich hässliche Haare, hässliche Akne-Narben im Gesicht, einen hässlichen Charakter, wäre arrogant, hätte angeblich nur Glück gehabt, ich würde Steroide nehmen, es sei rein meine Genetik gewesen oder ich wäre einfach nur ein Arschloch. Lustigerweise sind das sogar zum Teil die selben Leute, die mich vor Jahre noch als Lauch bezeichnet haben und mir prophezeit haben, dass ich es mit meinen Ansichten nie zu etwas bringen würde ...

Was ich damit sagen will ist Folgendes ... Du machst all das hier für dich und dein Leben. Für deine Gesundheit und deine persönlichen Ziele und die Menschen, die du wirklich liebst und dessen Meinungen dir tatsächlich etwas bedeutet.

Diese Menschen werden deinen ehrlichen Einsatz zu schätzen wissen und dich unterstützen. Habe keine Angst vor Zurückweisungen, auch wenn sie hin und wieder kommen werden. Frauen gehören ebenso ausnahmslos in den Freihantelbereich. Punkt.

Frauen sollten nicht wie Männer trainieren

Diese Aussage ist insoweit ein Mythos, wenn man daraus ableitet, dass Frauen nicht regelmäßig ins Fitnessstudio gehen und an der Langhantel trainieren sollten, um schwere Gewichte zu bewegen und progressiv stärker zu werden. Insbesondere in Übungen wie dem Kreuzheben, Kniebeugen und dem Schulterdrücken. Wenn man dies denkt, dann ist mal vollkommen auf dem Holzweg. Dennoch gibt es evolutionäre Unterschiede, wie Männer und Frauen von der Natur her gestrickt wurden und somit im idealen Fall trainieren sollten. Diese Unterschiede bedeuten jedoch ganz sicher nicht, dass das eine Geschlecht für das Krafttraining und den Muskelaufbau geeignet ist, während es das andere nicht ist. Das ist Unfug.

Um die tatsächlichen Unterschiede besser nachvollziehen zu können, müssen wir eine Zeitreise zu den Ursprüngen der Menschheit machen und uns anschauen, wie die natürliche weibliche Anpassung unserer Spezies war, als wir noch Jäger und Sammler waren. Hier bestand die Hauptaufgabe der Frauen primär darin, jeden Tag stundenlang zu laufen und Gegenstände wie Lebensmittel, Wasser und Holz zu finden und mit ins Lager zu nehmen. Hierfür mussten sie viel klettern, graben, wandern und teilweise schwere Lasten über weite Strecken zurück mit zur Gemeinschaft schleppen. Darüber hinaus mussten diese Jägerinnen und Sammlerinnen ihre Kinder oft über weite Strecken tragen. Die durchschnittliche Mutter trug ihr Kind bis zum Alter von etwa 4 Jahren und legte in diesem Zeitraum mehr als 3.000 Meilen mit dem Kind in den Armen oder auf dem Rücken zurück. [49]

All dies hat zu kleinen, aber entscheidenden Unterschieden in der Genetik zwischen Männern und Frauen geführt. Das ist weder gut noch schlecht - es war einfach die natürliche Anpassung an die äußeren Umstände, in denen wir einst lebten. So haben zum Beispiel Frauen statistisch gesehen einen höheren Anteil an Typ 1-Muskelfasern als Männer. Wenn man dies einmal versteht, erkennt man auch, dass Frauen leicht anders trainieren sollten, als es bei Männern der Fall ist - zumindest immer dann, wenn man sein volles Potenzial ausnutzen und optimal trainieren will. [50][51]

Frauen können deutlich mehr und in Relation zu Männern härter trainieren, sie regenerieren schneller und können öfter trainieren, der optimale Wiederholungsbereich sieht leicht anders aus und noch einige andere kleine Dinge mehr. So sollte auch die Ernährung leicht anders gestaltet sein. Mehr dazu später aber ausführlich im Buch und auch, wie genau sich diese kleinen Unterschiede in der Praxis äußern sollten. [52][53]

Grundsätzlich kannst du dir aber merken, dass es im Groben keinen wirklichen Unterschied beim Training und dem Muskelaufbau zwischen Männern und Frauen gibt - im Detail jedoch schon.

Das ideale Training für die Frau

Die Fähigkeit, sich selbst zu meistern, ist zweifellos das wertvollste aller Dinge, die der Sport einem verleiht.
Olga Korbut

Bevor wir uns langsam von den Mythen entfernen und uns den tatsächlichen Plänen und Strategien widmen, möchte ich nun ein weiteres Mal gesondert auf die Unterschiede im Training zwischen Frauen und Männern eingehen. Auch wenn das Training sich im Groben nicht groß unterscheiden sollte, so sind es dennoch die Details, die wirklich den Unterschied ausmachen. Damit du in Zukunft wirklich den Weg des Erfolges bestreiten kannst und auch wirst, sind hier im Folgenden nochmal die größten Unterschiede zwischen den Damen und Herren der Schöpfung. Der Trainingsstil aus meinen Büchern und Beiträgen (welche auf über sechs Jahren Praxiserfahrung und unzähligen Studien basieren), lässt sich im Grunde wie folgt zusammen fassen: Ganzkörpertraining (in den meisten Fällen), schwer und viel Intensität, Verbundübungen über Isolationsübungen, drei bis vier feste Einheiten in der Woche, kaum bis wenig Cardiotraining sowie Progression, Progression und noch mehr Progression. So habe nicht nur ich meinen Körper geformt, sondern auch unzählige andere Männer - und insbesondere Frauen auch.

Im Mainstream ist das schwere Krafttraining für die Frau eher noch verpönt, auf Instagram sieht man Influencerin merkwürdige Squat-Challenges absolvieren, während sie einem gleichzeitig eine Detox-Kur schön reden wollen und für den Fettverlust immer viel Cardio machen ... Auf gut Deutsch - Krafttraining für Frauen ist derzeit noch ein absolutes Desaster und dies ist gleichzeitig auch der Grund, warum viele Frauen seit Jahren ihrer wirklich fitten Figur nur frustriert hinterher laufen. Das will ich mit diesem Buch ändern. Was die wesentlichen Unterschiede zwischen Männern und Frauen sind, ob es überhaupt welche gibt und wie du als Frau die beste Form deines Lebens dauerhaft erreichst, das erfährst du jetzt hier in diesem Kapitel.

Krafttraining für Frauen und Männer - Die Unterschiede

Auch wenn die Unterschiede nicht enorm sind, so gibt es sie dennoch und es ist wichtig, diese Unterschiede zwischen Männern und Frauen im Krafttraining zu kennen - um dann tatsächlich das bestmögliche aus seinem Training herausholen zu können.

Ich möchte zuerst auf den größten Unterschied zu sprechen kommen. Den Hormonhaushalt. Die bekanntesten Hormone der Geschlechter sind vermutlich Östrogen und Testosteron. Ihnen werden fundamental unterschiedliche Wirkungen zugeschrieben. Testosteron ist das Hormon, welches für Männlichkeit steht und Östrogen für Weiblichkeit. Doch wie sieht es beim Krafttraining aus? Welche Unterschiede bringen diese Hormone mit sich? Eine spannende Studie aus dem Jahr 2005 untersuchte genau diese Fragen und kam zu einem erstaunlichen Ergebnis. [1]

Die Analyse der Forscher Hubel et al. umfasste unzählige Probanden mit unterschiedlichen Testosteronwerten, mit unterschiedlichem Geschlecht und sogar mit exogen verabreichtem Testosteron. Das Ergebnis ist dabei wirklich erstaunlich. Die verschiedenen Testosteronwerte sind verantwortlich für die Muskelmasse, mit der man startet, aber weniger verantwortlich für den relativen Muskelmassezuwachs durch das Training (bitte den Satz zweimal lesen).

Das bedeutet, dass Männer nicht aufgrund ihres Geschlechtes stärker sind, sondern zu 97 % aufgrund ihrer Muskel-masse und diese Muskelmasse ist nur größer, weil sie schon vorab mehr Grundmuskulatur durch das Testosteron besitzen, auf der sie aufbauen können. Immerhin haben Männer ungefähr 15-mal mehr Testosteron als die Frauen. [2][3]

Außerdem besitzen Frauen zwei Drittel der Muskelmasse der Männer. Aufgeteilt sind das circa die Hälfte im Oberkörper und drei Viertel im Unterkörper. [4][5]

Dieser Punkt scheint zunächst kontraproduktiv zu sein, denn wenn das Testosteron keinen relativen Unterschied zum Muskelmassezuwachs macht, kann eine Frau ja doch genau so aussehen wie ein Mann, sobald sie Krafttraining macht. Und genau das stimmt eben nicht.

Aufgrund der Testosteronunterschiede und der daraus resultierende Grundmasse, ist es eben nicht möglich für Frauen so viel absolute Muskelmasse aufzubauen, wie es die Männer können. Veranschaulichen kann man das mithilfe eines imaginären Berges. Je größer die Grundfläche ist, desto höher kann der Berg empor wachsen. Genau so verhält es sich mit der Grundmasse. Frauen haben ein kleineres Fundament und ihr „Berg" wird deshalb nicht so groß. Die Schlussfolgerung sollte daraus natürlich nicht lauten, dass dies als Grund herangezogen wird, gar nicht erst mit dem Training zu beginnen bzw. nicht kontinuierlich am Ball zu bleiben. Nur weil das Fundament nicht gleich ist, heißt das nicht, dass Frauen keine tollen und absolut beeindruckenden Resultate mithilfe des Krafttrainings erzielen werden - und das ist dir ja im Grunde auch schon klar. Denn relativ zum Fundament gesehen können Frauen die gleiche Muskelmasse aufbauen und manchmal sogar auch mehr Kraft. [6][7]

Kommen wir nun zum wichtigen Hormon Östrogen - dem Hormon der Weiblichkeit. In der Frauenwelt wird ihm häufig zu wenig Interesse geschenkt. In der Männerwelt wird es verteufelt und vermieden. Warum eigentlich? Ist Östrogen wirklich so „gefährlich", wenn es um den Muskelaufbau geht? Nein - ganz im Gegenteil sogar. Östrogen ist enorm wichtig bezüglich der eigenen sportlichen Ambitionen. Es "repariert" die Muskulatur und wirkt somit antikatabol. [8][9][10]

Das bedeutet, dass muskelabbauende Prozesse gemindert und der Muskelaufbau gleichzeitig begünstigt wird. Außerdem schützt das weibliche Geschlechtshormon die Gelenke, Knochen und Sehnen vor Verletzungen. Es ist also nicht nur wichtig für die Muskulatur, sondern auch Großteile des passiven Bewegungssystems profitieren enorm davon. Außerdem regt Östrogen den Stoffwechsel an. [11][12]

Muskuläre Unterschiede bei Frauen

Der relevanteste muskuläre Unterschied besteht in der Faserverteilung. Frauen haben tendenziell einen größeren Anteil an Typ-1-Muskelfasern (etwa 27-35% mehr Typ-1-Faserfläche im Vergleich zur gesamten Faserfläche). Außerdem weisen Frauen eine größere Kapilardichte auf, sodass aufgrund von mehr Typ-1-Muskelfasern und einer höher Kapilardichte, mehr Gewebe durchblutet wird und somit mehr Blut fließen kann sowie Stoffwechselendprodukte besser abtransportiert werden. Hier ergibt sich ein klarer Vorteil zum Thema Muskelaufbau. Dieser ist unter anderem abhängig vom metabolischen Stress, der dem Muskel während des Trainings zugeführt wird. [13]

Der metabolischer Stress beschreibt ganz vereinfacht die Anzahl der Wiederholungen eines Satzes. (Supersätze, Dropsätze und andere Intensitätstechnicken erhöhen ebenfalls den metabolischen Stress, weil sie die Anzahl der Wiederholungen pro Zeiteinheit erhöhen). Hohe Wiederholungen = hoher metabolischer Stress.

Jetzt kommt der Vorteil.

Frauen tolerieren aufgrund ihrer Faserverteilung und besseren Durchblutung mehr metabolischen Stress. Sie sind also umso stärker, je submaximaler die Belastung ist. Mit anderen Worten können Frauen deutlich mehr Wiederholungen regenerieren. Auch spannend ist, dass die Muskeln der Frauen mehr und effizienter Fett speichern, weshalb Fette eine bessere Energiequelle für Frauen sind. [14][15]

Je mehr Fett während der Anstrengung verbrannt werden kann, desto besser. Somit wird weniger auf das Glykogen zurückgegriffen und die wahrgenommene Belastung wird verringert. Dadurch dauert es länger, bis die Erschöpfung einsetzt. Wieder mit anderen Worten - Frauen können länger trainieren und sind somit deutlich ermüdungsresistenter als Männer. [16][17]

Umgekehrt haben Männer eine höhere glykolytische Kapazität als Frauen. Das bedeutet, dass sie in Abwesenheit von Sauerstoff mehr Glukose verbrennen können, was zu einer besseren Leistung hinsichtlich kurzer und intensiver Belastung führt, aber auch zu mehr Laktatansammlung und längeren Erholungszeiten nach dem Training.

Aerobe Belastung

Ich weiß, wir im Kraftsport vermeiden Cardiotraining gern und das nicht ohne Grund, trotzdem möchte ich dieses Thema kurz ansprechen. Hinsichtlich der aeroben Energiebereitstellung sind die Männer leicht bevorteilt (bei gleichem Leistungsstand).

Der Unterschied erklärt sich fast ausschließlich durch die Unterschiede in der Körperzusammensetzung (Männer tendieren dazu, weniger Körperfett zu haben), durch Unterschiede im Hämatokritwert (höhere Testosteronspiegel führen zu etwas höheren Werten der roten Blutkörperchen) und durch Unterschiede in der Herzgröße. [18]

Nahrungsfette und die Makronährstoffverteilung

Viele Frauen fürchten sich regelrecht vor dem Konsum von Nahrungsfetten. Sie haben Angst, zu dick zu werden oder erwarten von Fetten gesundheitlich nachteilige Folgen. Man denke hier nur an an all die Low-Fat-Produkte, die jahrelang hoch im Trend lagen. Wie gerade beschrieben, eignen sich die Fette bei Frauen aber als effektiverer Energielieferant. Jedoch ergibt sich nicht nur bezüglich der körperlichen Belastung ein Vorteil aus den Fetten. Das Nahrungsfett macht Frauen 15 % satter als es Männer tun wird. Es ist also deutlich effektiver Diäten mit mehr Nahrungsfett durchzuführen, weil sie einerseits die Frauen mehr sättigen und andererseits für einen hohen Östrogenspiegel sorgen. [19][20]

Die Vorteile von Östrogen für das Training haben wir bereits geklärt. Auch gibt es gewisse Lager, die behaupten, dass eine Ernährung mit mehr Fetten gesundheitsschädlich ist. Hier möchte ich dich ganz klar beruhigen. Diäten mit viel Nahrungsfett erhöhen kein Brustkrebsrisiko und sind gesundheitlich absolut unbedenklich. [21][22]

Ganz im Gegenteil, denn selbst die Brustgröße der Frau hängt mit dem Konsum von Nahrungsfetten zusammen. Wenn eine Frau zu wenig Fette isst, kann das die Brustgröße dadurch verringern, dass die Produktion des Sexualhormones geringer wird, denn der Östradiol- und IGF-1-Spiegel hängen signifikant mit der Brustgröße bei Frauen zusammen (bei keiner Einnahme von auf Hormonen basierenden Verhütungsmitteln). [23][24]

Aus diesem Grund empfehle ich allen Frauen bei der Verteilung ihrer Makronährstoffe den prozentualen Anteil an Nahrungsfetten höher anzustreben, als es bei den Männern ideal wäre. Von den diversen Unterschieden, die es gibt, sind aber die größten Unterschiede die zwischen den Fasertypen und den Geschlechtshormonen. Im Wesentlichen sind Frauen dazu veranlasst, für so gut wie alles metabolisch besser geeignet zu sein. Sie haben eine bessere Insulinsensitivität, eine günstigere Fettverteilung und verbrennen bei jeder Trainingsintensität mehr Fett, wodurch sie ermüdungsresistenter sind. [25]

Der einzige Punkt, bei dem Männer die Nase vorn haben, ist die glykolytische Kapazität und die explosive (aber nicht die maximale) Leistung (beide bezogen auf den Faseranteil Typ II). [26]

Anwendung der Praxis

Wir haben nun die Unterschiede geklärt und kommen zur Anwendung, wie sich all das in der Praxis äußert. Die Unterschiede, die sich aus der Faserverteilung, der Energiebereitstellung und dem Hormonhaushalt ergeben, führen zu einer wichtigen Maßnahme bezüglich der Trainingsplanung.

Frauen erholen sich schneller vom Training. Die Erklärung ist, dass Östrogen eine schützende Wirkung auf die Muskeln ausübt, den Schaden begrenzt und möglicherweise die Reparatur beschleunigt. [27][28][29][30]

Das bedeutet, dass Frauen mehr bezüglich Volumen und relativer Intensität trainieren können. Natürlich können sie nicht die gleichen Gewichte benutzen, aber im Verhältnis zur Maximalkraft bzw. dem 1RM sollten sie schwerer trainieren und mehr Sätze absolvieren. Da kommen wir noch zu einem weiteren Mythos. Es ist sogar effektiver für Frauen, mit schweren Lasten und einer hohen Intensität zu trainieren. Frauen werden großartige Fortschritte mit schweren Lasten und wenigen Wiederholungen erzielen und dies sollte immer fester Bestandteil des eigenen Trainingplanes sein. [31]

Ich verweise noch einmal darauf: Es ergibt keinen Sinn, ausschließlich in extrem hohen Wiederholungsbereichen wie 25 Wiederholungen und mehr an der Abduktionsmaschine zu trainieren. Das Liftingtempo (auch Kadenz genannt) möchte ich ebenfalls kurz ansprechen. Wir haben weiter oben besprochen, dass Männer mehr Typ-2-Muskelfasern besitzen, weshalb Männer im Vergleich besser explosive Bewegungen ausführen können. [32]

Dazu kommt noch ein weiterer Punkt, dass das Nervensystem der Frauen nicht so effizient funktioniert wie das der Männer. [33]

Es ist trainingstechnisch vorteilhafter für Frauen das Bewegungstempo der Wiederholungen zu verlangsamen und nicht all zu explosiv zu trainieren. [34]

Fazit: Krafttraining und Frauen

Ja - es bestehen tatsächlich Unterschiede im idealen Krafttraining für Frauen und für die Männer. Diese sind jedoch nicht, dass man als Frau in irgendeiner Art und Weise zimperlich oder zurückhaltend trainieren sollte oder wunderbare Dinge wie eine Langhantel meiden sollte. Nein - Ganz im Gegenteil sogar. (!)

Der Teufel versteckt sich bekannterweise im Detail und so sollte man wie folgt als Frau für optimale Resultate:

- Schwer trainieren und stärker werden
- Täglich viel Protein essen
- Leicht mehr Nahrungsfette essen im Vergleich zu Männern
- Versuchen das Volumen zu erhöhen und schauen was passiert
- Die Übungen vermehrt langsam und kontrolliert ausführen
- Viel Schlafen

Das war es dann aber auch schon. Auf diese Weise wirst du dir als Frau den Körper deine Träume erarbeiten und diesen auch ewig halten können.

Wie genau das im Detail funktioniert, das schauen wir uns auf den jetzt folgenden Seiten an ...

Die 7 wahren Gesetze für Muskelaufbau

Alles Körperliche entspringt dem Geistigen.
Clara Hughes

Muskelaufbau kann auf der einen Seite sehr simpel und auf der anderen Seite auch sehr komplex sein. Für manche Athleten wird sich das große Ganze niemals ergeben und sie tappen leider für immer im Dunkeln, während andere Athleten zwischen den Zeilen lesen können und klar sehen und verstehen, so wie Neo die Matrix. Dieses Kapitel soll die Einführung in die Trainingslehre für dieses Buch darstellen und ich will dir anhand der folgenden 7 Gesetze eine Landkarte mit an die Hand geben, an der du dich orientieren kannst.

Jedes einzelne dieser Gesetze kann hundertfach untergliedert werden, und die folgenden Gesetzte bzw. Richtlinien aufzuschreiben und beim Namen zu nennen, ist deutlich leichter, als all diese letztendlich auch in der gelebten Praxis tatsächlich so umzusetzen. Dennoch sind die folgenden Punkte als wichtige Polarsterne am Himmel der Fitnessratschläge zu betrachten, die dir immer und zu jeder Zeit die richtige Richtung weisen sollen. Viele der nun folgenden Punkte werden wir später im Buch tiefer und detaillierter besprechen und erläutern, dennoch sollen dir die folgenden Seiten als grobe Richtung für dein Fitness-Leben dienen. Diese Punkte sind mit Abstand am wichtigsten, weshalb diese auch unbedingt verstanden, akzeptiert und umgesetzt werden sollten. Ich würde sagen, wir beginnen.

1) Fokussiere dich auf Stärke in den Grundübungen.

Um natürlich Muskeln aufzubauen, musst du stark werden, und neue Muskulatur ist primär das Nebenprodukt von Stärke. Die Ursache liegt dafür liegt in den einzig beiden Hypertrophie-Treibern, die es gibt: [1]

- Eine hohe mechanische Spannung
- Ein hoher metabolischer Stress

Die mechanische Spannung ist die Komponente, die rein durch die Last der Hantel und die Kraft der Gravitation hervorgerufen wird. Im Kraftsport nennen wir diese Kombination Intensität. Diese kann relativ gesehen werden oder absolut. In der absoluten Betrachtung kann die Intensität natürlich unendlich sein. Das ist jedoch leider unrealistisch - sie sollte dennoch angestrebt werden. Der Zuwachs der absoluten Intensität ist simpel ausgedrückt die des stetigen Stärkerwerdens. Der metabolische Stress beschreibt den Stressor, den ein Muskel während der Stoffwechselprozesse verspürt.

Also den Stress welcher durch die Kontraktion verursacht wird. Zudem werden häufig noch die Schädigungen an den Muskelfasern als Hypertrophie-Treiber aufgezählt, doch neueste Studien weisen darauf hin, dass dies eher nur ein Nebeneffekt der anderen beiden Treiber ist und nicht direkt im Zusammenhang mit der Hypertrophie steht. [2][3]

Die Forschung zeigt zudem klar, dass die mechanische Spannung der wichtigste dieser beiden Wege zum Muskelwachstum ist. Je höher die mechanische Spannung auf unserer Muskulatur, desto besser der Muskelaufbau. Gleichzeitig wollen wir aber auch so viele Muskel-fasern wie nur möglich beanspruchen und hier beweist die Studienlage glasklar, dass die sogenannten Grundübungen den Isolationsübungen diesbezüglich immer überlegen sind. [4][5][6]

<u>Die fünf idealen Grundübungen für Frauen sind:</u>
Hip-Thrusts, Kreuzheben, Kniebeugen, Schulterdrücken und Klimmziehen (oder Rudern).

Bei den Hip-Thrusts wird beispielsweise hauptsächlich der gesamte Gluteus beansprucht. Hilfsmuskeln wären hierbei der Quadriceps und der gesamte Beinbeuger Bei richtiger Ausführung wird es kaum mehr nötig sein, danach noch beispielsweise deine Beinbeuger stark isoliert zu trainieren. Gleiches gilt für das Klimmziehen. Während hier hauptsächlich die Rückenmuskulatur trainiert wird, trainierst du zeitgleich aber auch die Bizepsmuskulatur mit. Je stärker du in diesen Grundübungen wirst, desto mehr Muskeln wirst du aufbauen - **überall!**

2) Erst die großen Muskeln, dann die kleinen

Aus dem ersten Punkt ergibt sich logischerweise dieser zweite und dennoch sehe ich fast täglich denselben Fehler bei den Leuten im Gym. Es ergibt überhaupt keinen Sinn, zuerst eine Bizepsübung zu absolvieren und danach zu beginnen, seinen Rücken zu trainieren. Da der Hilfsmuskel (in diesem Falle der Bizeps) bereits vorermüdet wurde, ist es kaum noch möglich, den Hauptmuskel noch wirklich hart und fordernd zu trainieren, sodass eine anabole (aufbauende) Stimulation möglich ist.

Aber dies ist eben extrem wichtig, wie wir aus dem ersten Gesetz gelernt haben. Schwere Verbundübungen sind fordernd und alles andere als erholsam für unseren Körper und unser zentrales Nervensystem und das ist auch gut so. Für ein schwere und saubere Hip-Thrusts oder für eine schwere und tiefe Kniebeuge brauchen wir sowohl viel Kraft als auch einen hohen mentalen Fokus. Es bringt überhaupt keine Vorteile, vorher seine Arme (oder dergleichen) aufzupumpen, damit man breiter im Spiegel aussieht und damit nimmt man sich nur das Potenzial, jemals wirklich ernsthaft fit und stark zu werden. Ich gehe sogar so weit und behaupte, dass man die ersten Jahre zum Beispiel das reine Armtraining komplett vernachlässigen kann. Es ist okay, wenn man Zeit und Lust hat, seine Arme zu trainieren, dennoch würde ich es niemals in den ersten Jahren als Priorität betrachten und dies auch niemanden ernsthaft empfehlen.

Der Ansatz sollte hier viel eher lauten: Sorge dafür, dass dein Stamm dicker wird - dann werden auch die Äste dicker werden. So sind auch alle folgenden Trainingspläne später im Buch immer strukturiert, dass man sowohl mit den schwersten als auch den komplexesten Übungen beginnt. Selbst wenn du nicht die Pläne aus dem Buch 1:1 umsetzt, dann sollte dennoch auch dies die Struktur in deinen Trainingsplänen sein. Später im Training kann man dann langsam zu leichteren Verbundübungen übergehen, und wenn am Ende jeder Einheit noch Zeit und Lust vorhanden ist, dann kann man auch gerne noch über die eine oder andere Isolationsübung nachdenken.

3) Jeden Muskel 2x die Woche trainieren, besser 3x

Um einen optimalen Kraft- und Muskelzuwachs zu erreichen, sollte jeder Muskel mindestens zweimal in der Woche trainiert werden. Dies ergibt sich aus der Trainingslehre, der Superkompensation der Muskeln bzw. in der Art und Weise, wie unsere Muskelproteinsynthese funktioniert, und aus diversen Studien und Meta-Analysen. [7][8][9]

Sobald wir im Training waren und einen Reiz gesetzt haben, löst dies eine Muskelproteinsynthese aus, was umgangssprachlich der Prozess des Muskelaufbaus ist. Je nach Härte, Intensität und Fortschrittsgrad dauert dieser Prozess zwischen 24 bis circa 48 Stunden. [10]

In dieser Zeit baut unser Körper auf und wird stärker. Sobald dieser Prozess beendet ist, sollte idealerweise unmittelbar der nächste Reiz kommen, damit sich unser Körper möglichst oft und möglichst durchgehend in einem anabolen, sprich aufbauenden Zustand befindet. Auf diese Weise werden wir mehr Muskeln aufbauen und unser vorhandenes Potenzial deutlich besser nutzen. Tun wir dies nicht oder setzen wir den nächsten Reiz deutlich zu spät, dann wird der Körper die nicht genutzte Muskulatur durch katabole Stoffwechselprozesse abbauen.

Studien und Meta-Analysen beweisen hier eindeutig, dass eine höhere Frequenz einer geringeren Frequenz immer überlegen ist - selbst wenn das Training komplett identisch ist. [11]

Wenn ein Athletin also zum Beispiel insgesamt 10 Sätze pro Woche für die Oberschenkel absolviert, beweist die Wissenschaft hier, dass es besser für die Hypertrophie wäre, diese Sätze auf 2 oder 3 Trainingseinheiten aufzuteilen, anstatt sie in einem einzigen Training zu absolvieren. Alte Bodybuilder-Trainingspläne, an denen pro Wochentag lediglich nur eine einzige Muskelpartie trainiert wird, sind längst überholte Konzepte, die so für Natural Athleten nicht optimal funktionieren und nie funktioniert haben (wie wir später genauer klären werden).

Trainiere folglich jeden Muskel mindestens zweimal in der Woche und du wirst deutlich besser Muskulatur aufbauen.

4) Fokussiere dich auf deinen Fortschritt.

Dies ist wirklich einer meiner größten Ratschläge überhaupt. Muskelaufbau ist lediglich eine Adaption des Körpers auf äußere Einwirkungen und diese dürfen niemals nachlassen - ansonsten gibt es auch keine neue Muskulatur. Der beste Weg, um diesen Fortschritt zu garantieren, besteht darin, seine eigenen erbrachten Leistungen detailliert festzuhalten, um sich dann von dort aus zu steigern. Im ersten Gesetz habe ich dir erklärt, dass eine möglichst hohe mechanische Last zum Muskelaufbau führt - aber auch nur dann, wenn diese Last größer und größer wird. Der Fachbegriff für dieses stetige Stärker werden lautet progressive Überladung und dies ist ein Begriff, den du dir dringend auf die Stirn schreiben solltest. Nur mithilfe der progressiven Überladung werden wir gezielt die mechanische Last weiter auf unsere Muskulatur erhöhen und uns fortschreitend in unseren erbrachten Leistungen steigern - und dies ist der mit Abstand wichtigste Faktor für den Muskelaufbau. [12]

Während zwar eine höchstmögliche mechanische Last auf unserer Muskulatur der Haupttreiber der Hypertrophie ist, so ist dennoch die progressive Überladung der wichtigste Faktor für einen andauernden Muskelaufbau in der Zukunft. Schreibe dir deshalb in wirklich jedem deiner Workouts deine exakt erbrachten Leistungen für jede Übung und jeden einzelnen Satz auf. Notiere, mit wie viel Arbeitsgewicht du trainiert und wie viel Wiederholungen du jeweils geschafft hast. Beim nächsten Training versuchst du dich dann leicht zu verbessern.

Entweder, indem du das Gewicht erhöhst oder ein bis zwei Wiederholungen mehr schaffst. Das reicht schon. Eine einzige Wiederholung mehr mit demselben Gewicht von einem Workout zum nächsten zu stemmen, ist die progressive Überladung im wahrsten Sinne des Wortes. Super simpel, aber unglaublich förderlich. Schnapp dir dein Handy oder einen Notizblock und beginne ab sofort deine Workouts detailliert zu dokumentieren.

5) Die Kalorienmenge ist entscheidend.

Egal, welches körperliche Ziel du hast - der Weg dorthin führt über die richtige Kalorienmenge. Auch wenn sich das ein wenig plump anhört, so ist es dennoch die absolute Wahrheit. Egal, ob du effektiv Muskeln aufbauen und Gewicht zunehmen willst, oder aber ob du deinen Körper vom überschüssigen Fett befreien und deine darunterliegende Muskulatur freilegen willst ... die täglich aufgenommene Kalorienmenge ist der Weg zu diesem Ziel. So bringt es beispielsweise nichts, sich einfach nur *gesund ernähren* zu wollen und nur noch Lebensmittel zu essen, die vollwertig und nicht verarbeitet sind. Sicherlich ist dies Teil des Ganzen, jedoch niemals die alleinige Antwort (wie du es vielleicht auch schon am eigenen Leibe erfahren hast).

Auch führt das plötzliche Herausstreichen der Kohlenhydrate in seiner Ernährung nicht zum magischen Fettverlust, wenn an anderer Stelle einfach noch mehr Kalorien beispielsweise durch stark fetthaltige Lebensmittel konsumiert werden. Am Ende zählt einzig und alleine die Energiebilanz, weshalb wir diese später im Buch noch ganz genau besprechen werden. Der Weg zur eigenen Traumfigur ist stets eine Kombination des progressiven Krafttrainings und der richtigen Kalorienmenge.

Gleichzeitig besteht allerdings die Herausforderung, dass sich die meisten Menschen selbst katastrophal einschätzen, wie viele Kalorien sie wirklich zu sich nehmen. Die meisten Menschen verschätzen sich nämlich im Schnitt um ganze 50 %. Anstatt also geschätzt täglich nur 2.000 kcal zu sich zu nehmen, essen die meisten Menschen im Durchschnitt viel eher um die 3.000 kcal. Selbst ausgebildete Ernährungsberater verschätzen sich im Schnitt um 15 %, und das obwohl sie ihr Essen tracken und abwiegen. [13]

Auch wenn die Kalorienmenge zwar das A und O in der Ernährung ist, heißt das nicht gleichzeitig, dass Kalorien der Feind sind oder wir extrem wenig essen sollten. Nein - wir sollten unsere Kalorienzufuhr einfach beginnen zu optimieren und uns darüber im Klaren sein, wie unfassbar essentiell die tatsächliche tägliche Kalorienzufuhr für das Abbild (und auch die Gesundheit) unseres Körpers ist.

Wie schon geschrieben, werden wir im Ernährungsteil deutlich detaillierter auf die Kalorien eingehen und wie viele Kalorien für die unterschiedlichen körperlichen Ziele optimal sind. Für jetzt solltest du dir aber schon einmal merken, dass die täglich aufgenommene Kalorienmenge die wichtigste Kennzahl innerhalb der Ernährung ist.

6) Achte auf die richtige Verteilung der Makronährstoffe.

Bei der Ernährung sollte der Fokus ganz klar auf Proteinen liegen. Die Proteinzufuhr sollte, egal ob nun beim Muskelaufbau oder Fettabbau, immer hoch sein. Die Faustregel besagt, man soll je Kilogramm Körpergewicht circa 2 g Eiweiß zu sich nehmen. Das ist zunächst definitiv kein schlechter Ausgangswert. Die genaue Anzahl hängt natürlich von unterschiedlichen Faktoren ab und so sollte man zum Beispiel während einer Diät etwas mehr Proteine essen, aber grundsätzlich lässt sich gut an dieser Faustregel festhalten. Mehr dazu aber später.

Bei einer 60-kg-Athletin macht das eine tägliche Eiweißmenge von 120 Gramm. Woher du deine Proteine beziehst, spielt dabei zunächst eher eine untergeordnete Rolle. Ob nun aus Linsen, Bohnen, Quark oder Fleisch ist im Grunde fast egal und die Resultate werden sehr ähnlich sein. Die Proteine (genauer gesagt die Aminosäuren) aus Rindfleisch werden uns so beispielsweise nicht auf magische Weise mehr Muskeln auf die Rippen zaubern, als es zum Beispiel das Protein aus einem Magerquark tun wird. Wenn am Ende des Tages insgesamt ausreichend Protein zugeführt wurde, dann bist du schon sehr gut unterwegs und dies sollte dein Ansatz sein. Stress dich nicht noch zusätzlich ab, woher oder woraus dein Protein stammt, sondern fokussiere dich im ersten Schritt zunächst auf die reine Quantität deiner Proteinzufuhr. Im zweiten Schritt kannst du dann noch immer vermehrten Fokus auf die reine Qualität legen.

Als Nächstes sollten besonders wir Kraftsportler darauf achten, genügend Kohlenhydrate zu essen. Kohlenhydrate geben uns die nötige Power für die schweren Workouts und liefern dem Gehirn sowie vielen anderen Organen den essentiellen Zucker zum Arbeiten. Die Kohlenhydratquellen sollten dabei überwiegend aus vollwertigen bzw. möglichst unverarbeiteten Lebensmitteln stammen.

Durch eine gute Auswahl an hochwertigen Kohlenhydraten haben wir viel Energie und Fokus im Alltag, leben gesünder und haben somit die besten Voraussetzungen für einen optimalen Muskelaufbau.

Am „wenigsten" solltest du Fett zu dir nehmen. Zwischen 40 bis 80 g täglich sind optimal - viel weniger sollten es aber auch nicht sein, wobei die exakte Menge primär abhängig von der täglichen Kalorienzufuhr ist. Fette sind essentiell für den Hormonhaushalt und daher genauso wichtig für uns Menschen. Aber auf die richtige Menge kommt es eben an und auch auf diese kommen wir später noch sehr detailliert zu sprechen.

7) Habe ausreichend Schlaf.

Muskeln wachsen weder im Gym noch beim Essen, sondern nur im Schlaf. Während du schläfst, kann sich deine Muskulatur regenerieren und erholen. Sei dir bewusst, dass deine Muskeln nur im Schlaf wachsen können. Für optimale Resultate solltest du mindestens 7 Stunden Schlaf jede Nacht anvisieren, besser aber eher 8 bis 9 Stunden. Wenn du die Chance hast, nach deinem Training ein kurzes Schläfchen zu halten, umso besser. Egal, ob in der Diät oder im Kalorienüberschuss mehr Schlaf ist immer eine gute Idee und wird sich immer in besseren Leistungen und in deutlich mehr Muskelmasse widerspiegeln. [14][15][16]

Dies sind alle Zutaten für den erfolgreichen Muskelaufbau.

Wie du siehst, spreche ich noch kein bestimmtes Trainingssystem oder Supplement an, ich gehe auf keine Wiederholungs- oder Satzzahl ein. Zwar sind diese Dinge ebenso wichtig und Teil des langfristigen Erfolges, dennoch sind die den eben beschriebenen 7 Gesetzen immer untergeordnet und wer diese Gesetze missachtet oder nicht konsequent in seinem Leben umsetzt, dem hilft auch das beste Supplement oder die beste Übung der Welt nichts.

Diese 7 Tipps sind das wirkliche vermeintliche Geheimnis zum optimalen Muskelaufbau.

Selbstverständlich basieren alle folgenden Trainingspläne auf genau diesen Konzepten und sie vereinen das Beste in sich. Ich möchte allerdings noch früher beginnen und dich Stück für Stück an die Trainingspläne und die Ernährung heranführen und dich bereits auf der Metaebene auf die wichtigsten Dinge hinweisen, selbst wenn ich Gefahr laufe, bestimmte Sachverhalte doppelt zu erzählen.

DENN: Selbst wenn du dich nicht zu 100 % an all meine Empfehlungen aus diesem Buch hältst, so solltest du doch wenigstens diese 7 Gesetze immer beachten und priorisieren.

In der Praxis reicht es bei den meisten Athleten nämlich oft schon aus, einfach nur weniger falsch zu machen, anstatt direkt alles richtig machen zu wollen ...

Das Training

**Fortschritt ist unmöglich
ohne Veränderung und diejenigen,
die nicht imstande sind, ihre Sinne zu wandeln,
werden nichts verändern.**
George Bernard Shaw

Auch wenn ich einige wichtige Themen bereits beim Namen genannt habe, möchte ich dennoch natürlich noch ausführlicher auf die einzelnen Thematiken des Trainings eingehen. Denn es gibt noch viele weitere wichtige Aspekte, die ebenso zu einem erfolgreichen Training dazugehören. Fangen wir damit an, was das Training überhaupt ist. Wenn du ins Gym gehst und hart trainierst, überlädst du im Grunde deine Muskulatur mit mehr Gewicht, als sie eigentlich in der Lage ist, komfortabel zu stemmen. Auf diesen Reiz reagiert unser Körper dann. Er passt sich den äußeren Umständen an und bereitet sich auf den nächsten „Angriff" in Form von mehr Muskulatur und mehr Stärke vor. Wenn aber keine Reize mehr von außen kämen, würde der Körper nach und nach die überschüssige Muskulatur wieder abbauen.

Der stetig fortschreitende Muskelaufbau ist und bleibt lediglich eine Adaption des Körpers auf die äußeren Einwirkungen. Deshalb ist es für uns Natural Athleten auch so unfassbar wichtig, dass wir stets stärker werden und progressiv die Reize mit der Zeit erhöhen. Nur so wird der Körper sich immer wieder anpassen müssen und neue Muskulatur zur Verfügung stellen bzw. aufbauen. Das stetige Stärkerwerden muss im Zentrum deines Trainings stehen. [1]

Im vorherigen Kapitel habe ich dir bereits die 7 "Geheimnisse" des Muskelaufbaus verraten. Jetzt möchte ich noch etwas ausführlicher auf die Thematik des perfekten Trainings eingehen. Ich weiß nur zu gut, dass aller Anfang schwer ist - auch so beim Kraftsport und der eigenen Fitness. Wer mit dem Kraftsport beginnt, findet sich schnell im Internet auf der Suche nach dem perfekten Fitness-Trainingsplan wieder und merkt leider ebenso schnell, dass die schiere Vielfalt an Variationen für nur noch mehr Verwirrung sorgt. Ich kenne das nur zu gut. Deshalb möchte ich hier tiefer in die Thematik und die Hintergründe eines idealen Trainingsplans einsteigen.

Trainieren wie ein Profi - Aussehen wie ein Profi?

Ich erinnere mich noch ganz genau an meine Anfänge im Fitness-studio. Ich wollte unbedingt so schnell es nur geht den Masseaufbau bei gleichzeitigem Fettabbau. Ich war unfassbar motiviert und wie viele Menschen ebenfalls auf der Suche nach dem perfekten Trainingsplan für Anfänger. So ging auch ich ins Internet und wurde relativ schnell fündig. Anabole Muskeln und ein massiver Fettverlust wurde mir von einem großen Bodybuilder versprochen und so kaufte ich mir für stolze 179$ ein Trainingsprogramm für Anfänger und wollte nun massiv aufbauen. Meine neue Sportnahrung bestand aus haufenweise - nein eher tonnenweise - Eiweiß, keinen Kohlenhydraten mehr und einem sogenannten „5er-Split\". Dies bedeutete, dass mein Trainingsplan aus 5 Trainingstagen die Woche bestand und ich jeweils von Montag bis Freitag trainierte, während am Wochenende Pause war. Mein neuer Plan war:

- Montag: Brust
- Dienstag: Rücken
- Mittwoch: Beine
- Donnerstag: Schultern
- Freitag: Arme + Bauch

Die Sache war also perfekt geplant und meinem Erfolg stand vermeintlich nichts mehr im Wege. Schließlich sah der Typ auf dem Cover des Trainingsplans aus wie aus Stein gemeißelt. Groß, dicke Muskeln und unglaublich definiert. All das musste doch einfach klappen und wenn ich nur 20 % der Resultate erzielen würde, die dieser Bodybuilder erreicht hatte, dann wäre ich schon glücklich ... Aber das Thema hatten wir ja bereits. Wie dem auch sei - während ich die ersten beiden Tage gerade so überstand, holte mich bereits am dritten Tag die Realität ein. Nach meinem ersten Beintraining konnte ich (und das ist kein Scherz!) eine ganze Woche lang nicht mehr richtig gehen. Der Muskelkater war einfach viel zu schlimm und so oder so ähnlich vergingen tatsächlich meine ersten Monate im Fitnessstudio und wie ich später herausfand, hatte das mit einem guten Trainingsplan zum Muskelaufbau für Anfänger nichts zu tun. Hier sind wir bei einem weiteren Problem angelangt.

Vor allem beim Fitness-Training lassen wir uns primär von Oberflächlichkeiten leiten und schenken den Athleten unser Vertrauen, die am besten aussehen und die meisten Muskeln haben. Auch ich wollte hoch hinaus - meine Vorbilder waren Mr.-Olympia-Sieger und Top-Fitnessmodels und so eiferte ich ihnen natürlich nach und befolgte all ihre Ratschläge inklusive ihren Trainingsplänen zum Muskelaufbau. Doch anstelle den eigenen Muskelaufbau voranzutreiben, drehte ich mich hoffnungslos im Kreis - und das aus gutem Grund. Viele Profis und Spitzenathleten üben den Kraftsport bereits seit vielen Jahren aus und trainieren nicht selten schon seit 10 bis 15 Jahren - und nehmen noch öfter ihre geliebten Steroide.

Ein klassischer 5er-Split ergibt für Natural Athleten jeglichen Fortschrittgrades aber aus folgenden Gründen keinen Sinn:

- Die Wissenschaft beweist, dass eine höhere Frequenz besser ist [2]
- Kurze Dauer der Proteinsynthese von maximal 2 Tagen, da kein Steroidkonsum [3]

Diese beiden Gründe sind allerdings zugleich auch der Schlüssel zum richtigen Trainingsplan. Steroide sind ein trauriges Thema und ich will es eigentlich nicht so oft ansprechen und darauf hinweisen, dennoch ist es wichtig zu wissen, dass es diese gibt und Steroide den Kraftsport massiv beeinflusst haben - sich damit zumindest kurz gedanklich auseinanderzusetzen, gehört einfach dazu. Solange du als Natural Athlet trainierst, ergibt es keinen Sinn, wie ein Profi zu trainieren. Du wirst dich von der schieren Arbeitslast des intensiven 5er-Split nicht erholen können und so auch nicht schnell zum Masseaufbau kommen, einfach weil die Trainingsfrequenz zeitgleich zu gering ist. Wie es aber nun korrekt funktioniert, verrate ich dir jetzt!

Fitness für Natural Athleten - Das musst du verstehen

Anstatt dir immer noch nicht einfach den idealen Trainingsplan zu zeigen, möchte ich noch kurz auf zwei Dinge eingehen. Wenn du das verstehst, verstehst du nicht nur, wieso der Trainingsplan zum Muskelaufbau so aufgebaut ist, wie er ist sondern du verstehst auch eine ganze Menge über die Hintergründe deines Körpers und des Kraftsports im Allgemeinen.

1) Superkompensation
2) Muskeln sind das Nebenprodukt von Stärke.

Den Begriff der Superkompensation kennst du sicherlich noch aus der Schulzeit. Er ist tatsächlich ein äußerst wichtiger Faktor, wenn es um den erfolgreichen Muskelaufbau geht und ist ein Teil der Gleichung des perfekten Trainingsplans. Unter der Superkompensation versteht man die Adaptions- bzw. Anpassungsfähigkeit unserer Muskulatur auf äußere Trainingsreize. Direkt nach einem harten Training ist unsere Muskulatur geschwächt und nicht unmittelbar wieder in der Lage, dieselben Leistungen zu vollbringen wie vor dem Training. Logisch.

Nun findet in der Muskulatur ein Prozess namens Proteinsynthese statt, welcher dafür sorgt, dass besonders viel Muskelprotein in die Muskelzellen gelangt. Dies hilft uns sowohl bei der Regeneration als auch bei der Stärkung unserer Muskeln. Am Ende sind unsere Muskeln nicht nur komplett erholt, sie sind sogar ein kleines bisschen stärker geworden und in der Lage, mehr Leistung zu vollbringen.

Dieser Prozess dauert in der Regel - und je nach Belastung und Fortschrittsgrad - circa 24 bis 48 Stunden an. Nach dieser Zeit ist der Körper bereit für den nächsten Reiz (Training). [4]

Das Problem: Folgt nun kein neuer Reiz von außen, wird der Körper die neugewonnene Muskulatur langsam wieder abbauen, da er sie als überflüssig einstuft (der Körper ist stets bemüht, so wenig Energie wie möglich zu verbrauchen. Muskelzellen verbrauchen mit Abstand am meisten Energie und sind somit ein absoluter Luxus.). Trainieren wir nun (wie es ein 5er-Split empfiehlt) jede große Muskelgruppe nur einen Tag in der Woche, werden wir auf lange Sicht nicht optimal neue Muskulatur aufbauen und somit viele wertvolle Zeit verschwenden - einfach weil es komplett gegen den Prozess der Superkompensation und der Proteinsynthese verstößt.

Muskeln sind das Nebenprodukt von Stärke.

Ich kann es nicht oft genug betonen und dies gilt insbesondere für uns Natural Athleten. Muskeln sind für den Körper im Grunde ein absolutes Luxusprodukt. Sie verbrauchen viel Energie, sind unökonomisch und hätte der Körper die Wahl, so würde er lieber die Reize von außen minimieren, anstatt neue Muskelzellen aufzubauen (- die wieder mehr und mehr Energie kosten).

Eben weil das so ist, stellt der Körper nur widerwillig neue Muskulatur bereit. Es sei denn, er muss - und dieses *"Muss"* tritt nur ein, wenn er merkt, dass er zu schwach ist. Neue Muskelmasse ist somit lediglich die Adaption des Körpers, wenn er merkt, dass er den äußeren Umständen kaum mehr gewachsen ist. Diesen äußeren Umstand schaffen wir nur, indem unser Training immer schwerer wird und wir mit den Reizen von außen niemals nachlassen und diese mit der Zeit sogar Stück für Stück erhöhen.

Muskelmasse ist lediglich das Nebenprodukt von Stärke. (!) Wenn du viele Muskeln auf natürliche Art und Weise aufbauen willst, dann musst du stark werden. Besonders stark in den großen Grundübungen und Verbundübungen (Kniebeugen, Hip-Thrusts, Schulterdrücken, Kreuzheben, und Klimmziehen). [5]

Deshalb sollte der Fokus insbesondere bei einem Anfänger-Trainingsplan (nach dem Erlernen der korrekten Übungsausführung) absolut auf dem Kraftaufbau liegen. Nur so werden wir die nötigen Reize setzen können, um den eigenen Körper aus der Komfortzone zu bewegen und ihn buchstäblich zum Aufbau zu zwingen. Die wird zu einer höheren mechanischen Last im Training sowie zu mehr Testosteron und Wachstumshormonen im Körper führen. [6][7][8]

Zwischenfazit:
Wer effektiv neue Muskulatur aufbauen will, der muss stärker werden und jeden Muskel alle 2 bis 3 Tage trainieren. Das ist der Weg zum Erfolg.

Grundübungen vor Isolationsübungen

Um jeden Muskel wirklich alle 2 bis 3 Tage trainieren zu können, bieten sich im echten Leben nur zwei Formen des intelligenten Trainings an: das Ganzkörpertraining und ein Oberkörper- / Unterkörper-Training.

Diese Trainingsstile vereinen das Beste in sich: optimale Ausnutzung der Superkompensation und der eigenen Proteinsynthese. Sie sind perfekt für den Kraftaufbau geeignet und stärken unser zentrale Nervensystem. Viele Menschen stehen jetzt aber vor einer großen Herausforderung und fragen sich, wie sie es denn schaffen sollen, beispielsweise ihren gesamten Körper innerhalb nur einer Trainingseinheit zu trainieren, ohne gleichzeitig mehrere Stunden im Fitnessstudio zu verbringen. Die Lösung dafür liegt in den Grundübungen und Verbundübungen. Der optimale Fitness-Trainingsplan fokussiert sich stets auf Übungen, die mindestens zwei oder mehr Muskelgruppen beanspruchen. Wenn du also schon ins Fitnessstudio gehst, solltest du dich auf folgende Übungen fokussieren und in diesen Stärke aufbauen:

- **Hip-Thrusts**
- **Kniebeugen**
- **Kreuzheben**
- **Klimmziehen / Rudern**
- **Schulterdrücken**

Trainierst du diese Übungen, werden alle anderen Muskeln ebenfalls automatisch mittrainiert und es ist für eine lange Zeit in deiner Fitnesskarriere komplett überflüssig, noch beispielsweise 5 verschiedene Arm- oder Bauchübungen zu machen.

Wenn du in einem Workout Hip-Thrusts im 5x5 trainierst und zusätzlich beispielsweise 3x8 Schulterdrücken absolvierst, so ist das ein Workout für den gesamten Körper und alle erdenklichen Muskelgruppen. Es ist dann also fast nicht mehr nötig, kleinere Muskelgruppe wie die Arme isoliert zu trainieren und die eigene Zeit ist in anderen Lebensbereichen vermutlich deutlich besser investiert. Mit der richtigen Auswahl an Übungen sollte ein guter Trainingsplan zum Muskelaufbau nicht mehr als 5 bis 7 Übungen haben und das reine Training wird kaum länger als 60 bis 90 Minuten andauern. So nutzen wir nicht nur unsere Zeit wirklich effizient, sondern auch die neuste Wissenschaft der Übungsauswahl. Das ist smartes Training.

Der perfekte Trainingsplan besteht also aus schweren Verbundübungen, am besten an der Langhantel. Im Übrigen ist dies auch der Trainingsstil des klassischen und wirklichen Old-School-Bodybuildings, lange bevor Steroide Einzug in den Kraftsport gehalten haben. Alte Ikonen wie Steve Reeves oder Reg Park trainierten jeden zweiten Tag im Ganzkörper-Stil und formten so ihren Körper.

Unterschiede im Training für Kraft und für Muskelaufbau

Kraft ist und bleibt der Hauptfokus für mehr Muskeln. Dennoch sollte man deswegen nicht gleich ausschließlich ein klassisches Power-Lifter-Training umsetzen. Schließlich sieht ein Gewichtheber bei den Olympischen Spielen lange nicht so ästhetisch aus wie ein Teilnehmer beim Mr. Olympia (bekanntester Bodybuilding-Wettbewerb). Der Fokus beider Athleten ist nämlich ein grundverschiedener. Ein Gewichtheber trainiert primär auf Maximalkraft, während ein Bodybuilder hauptsächlich die maximale Muskelmasse anstrebt. Stetige Leistungssteigerungen sind für beide Szenarien essentiell, aber der Unterschied liegt dennoch in den verschiedenen Trainingssystemen und auch in der Ernährung. Für mehr Kraft sollte man ein Training mit einer hohen Intensität anstreben und eher in einem niedrigeren, aber somit sehr schwerem Wiederholungsbereich trainieren. Sprich sehr nahe an seiner eigenen Maximalkraft. Auf diese Weise wird man sehr viel Kraft aufbauen können; für die Hypertrophie der Muskulatur ist dies jedoch nicht ganz ideal. Es ist zwar ebenso auch wichtig und definitiv hilfreich, aber eben nicht ganz ideal für den reinen Muskelaufbau. [9][10]

Damit der Körper viel Muskulatur aufbauen wird, benötigen wir neben schweren Verbundübungen mit einer hohen mechanischen Last auch ein gewisses Gesamtvolumen in unserem Training, sprich eine möglichst hohe Zahl an Kilos und Tonnen, die in unserem Training bewegt wurden. Ein höheres Trainingsvolumen korreliert bis zu einem gewissen Maße definitiv mit einem besseren Muskelaufbau. [11]

Fokussieren wir uns aber nun ausschließlich auf solch einen niedrigen Wiederholungsbereich, dann werden wir in unserem Training verhältnismäßig wenig Gesamtvolumen akkumulieren und dies auch mit der Zeit schwer steigern können. Der größte Hebel, um das Gesamtvolumen in seinem Training zu heben ist der Multiplikator der Wiederholungen. Aus diesem Grund her ist es wichtig, dass wir noch zusätzlich für den Muskelaufbau Übungen und Sätze in einem etwas höheren Wiederholungsbereich (z. B. 6 bis 12 Wiederholungen) mit in unser Training einbauen, um das Gesamtvolumen zu steigern. Doch auch hier kann man nicht einfach schwarz- und weißmalen. Wer stets neue Fortschritte im Gym erzielen will, der sollte daher immer beide Wiederholungsbereiche trainieren. [12]

Wenn man merkt, man stößt bei den höheren Wiederholungszahlen auf ein Plateau und kommt nicht weiter, ist es ratsam, für einige Workouts zwar das Gewicht zu erhöhen, aber dafür mit der Wiederholungszahl runterzugehen. Um stets stärker zu werden, hat sich in der Praxis das 5-x-5-System bewährt. Sprich 5 Sätze à 5 Wiederholungen. Hier trainieren wir verhältnismäßig schwer und mit einer hohen Intensität, während wir gleichzeitig schon eine gewisse Anzahl an Volumen akkumulieren und viele qualitativ hochwertige Wiederholungen in unserem Training akkumulieren. Das klassische 5x5-Training wird auch die Grundlage der späteren Trainingspläne sein.

Form über Gewicht

Auch wenn ich stets erpicht darauf bin, dass man stärker werden muss, darf dennoch niemals die Form der Ausführung darunter leiden (!). Eine unsaubere Ausführung macht die Gelenke und Sehnen kaputt und wenn man ein bestimmtes Gewicht nicht in der Lage ist zu kontrollieren, ist es einfach noch zu viel. Das ist mein voller Ernst - Lass dein Ego zu Hause und kümmere dich nicht darum, wie viel Gewicht die anderen Leute im Gym bewegen! Es muss dir egal sein. Ich weiß, dass vor allem im Fitnessstudio stets kleine untergründige "Wettbewerbe" stattfinden - wer drückt mehr, wer hebt mehr? Doch das ist alles Unsinn. Der größte Erfolgsfaktor in diesem Sport und auf dem Weg zu deinem Traumkörper ist, ob du metaphorisch gesehen morgen wieder aufschlägst und trainierst. Konsistenz ist das wirkliche Geheimnis und sie wird den größten Unterschied ausmachen. Mit unnötig viel Gewicht bei den Übungen fügst du dir selbst großen Schaden zu und erhöhst die Gefahr auf eine Verletzung immens - und das vor allem unnötig. ***Es geht nichts über eine saubere Ausführung.***

Negative Wiederholungen nutzen.

Ein gutes Indiz, ob du das Gewicht wirklich kontrollierst, ist, ob du in der Lage bist, die Negative sauber auszuführen. Eine negative bzw. exzentrische Wiederholung wäre beim Kniebeugen beispielsweise das Herablassen der Stange bzw. das Gehen in die Beuge. Viele konzentrieren sich stets nur auf das Drücken / Aufstehen und verschenken somit 50% der möglichen Belastung. Wer optimal und gesund Muskeln aufbauen will, sollte die negativen Wiederholungen ebenso zelebrieren und voll kontrollieren - und nicht die Stange einfach nur fallen lassen und der Schwerkraft die Arbeit überlassen.

Eine gute Faustregel ist die 4-Sekunden-Regel:

- 2 Sekunden das Gewicht ablassen
- 1 Sekunde das Gewicht halten
- 1 Sekunde das Gewicht drücken bzw. ziehen

Die 4-Sekunden-Regel stellt zugleich auch sicher, dass du wirklich sauber trainierst - sehr sinnvoll also.

Übertraining & Muskelkater

Ja, es gibt das sogenannte Übertraining. Wenn du einen Muskel zu oft und zu stark in zu kurzer Zeit beanspruchst, wirst du weder Muskulatur aufbauen können noch progressiv stärker werden. Dem Muskel fehlt einfach die nötige Zeit zur Regeneration und kann so unmöglich wachsen und hypertrophieren. [13]

Deshalb sollte man als Natural Athlet jeden Muskel höchstens alle zwei Tage beanspruchen, damit dieser genug Zeit hat, um sich zu erholen und es ist auch keine gute Idee für das zentrale Nervensystem, jeden einzelnen Tag zum Sport gehen zu wollen.

Ein falsches Training äußert sich zudem auch im Muskelkater und der schlechten Regeneration. Häufiger Muskelkater ist dabei kein Indiz für ein gutes Training oder den effektiven Muskelaufbau - ganz im Gegenteil. [14][15]

Muskelkater ist eine Überbeanspruchung des Muskels, bei dem der Reiz entweder deutlich zu hoch war oder aber er tritt auf, weil wir einfach zu selten ins Training gehen und sich der Körper nicht an die Reize adaptiert. Muskelkater hat dabei in der Regel zwei Ursachen:

1) Die Trainingsfrequenz ist zu gering.
2) Der "Härtegrad" des Trainings ist zu hoch (wir haben zu viel gemacht).

Beide Fehler finden wir in einem klassischen Bodybuilder-Trainingsplan bzw. 5er Split. Trainieren wir nämlich jeden Muskel nur einmal in der Woche, lassen wir die Gesetze der Superkompensation komplett außer Acht und wir nutzen die eigene Proteinsynthese nicht effizient. Es vergeht einfach zu viel Zeit zwischen den Workouts und wir hätten schon längst wieder neue anabole Reize setzen können.

Wenn wir wirklich jeden Muskel nur einmal in der Woche trainieren sollten, so wäre außerdem die einzelne Intensität des Trainings viel zu hoch, sodass man sich als Natural Athlet kaum anständig davon erholen könnte. 5 Übungen für die Brust mit jeweils 3 bis 6 Arbeitssätzen sind einfach eine viel zu hohe Belastung mit viel zu hohem Volumen, von dem sich kaum ein Naturalsportler innerhalb von 48 bis 72 Stunden gescheit erholen wird - obwohl dann ja eigentlich der nächste Reiz kommen müsste und der Teufelskreis beginnt. Auf diese Weise lassen wir unser gegebenes Potenzial zu großen Teilen auf der Strecke zurück und bauen nicht so schnell auf, wie wir es aber eigentlich könnten.

Fester Plan vs. Freestyle im Gym

Ins Fitnessstudio zu gehen ohne festen Plan und ohne festen Ablauf, ist meiner Meinung nicht erfolgversprechend und das Rezept für die ewige Stagnation. Auch wenn es manchmal etwas öde erscheint, so ist es doch besser, einen festen Plan zu haben und sich langfristig mithilfe dessen nach oben zu arbeiten. Nur so kannst du sicher-stellen, dass du dich wirklich verbesserst und Fortschritte erzielst. Nur wer zu 100% genau weiß, welche Leistungen in den Workouts zuvor erbrachten wurden und welche Leistungen nun in einer gegebenen Einheit erbracht werden müssten, nur dieser Athlet wird sich wirklich aus seiner Komfortzone begeben und sich solange mental und körperlich strecken, bis er wirklich diese ein bis zwei Wiederholungen mehr in einer Übung schafft. Wer jedoch nur glaubt, er habe im vorherigen diese und jene Gewichte bewegt, der wird mit hoher Wahrscheinlichkeit wesentlich früher einen Satz beenden und sich nicht in dem Maße pushen, wie es aber für eine saubere progressive Überladung der Fall sein müsste.

Jedes Mal, wenn ich ins Gym gehe, weiß ich ganz genau, welche Übungen ich machen muss und wie viele Wiederholungen ich schaffen muss, um mich nur dieses kleine beschriebene Stück zu verbessern.

Mit der Kombination aus einem klaren Ablauf bzw. Trainingsplan und dem stetigen Dokumentieren der eigenen Leistungen schafft es ein jeder, sich Stück für Stück zu steigern und mit der Zeit immer besser und besser zu werden. Wenn du nur ein oder zwei Sachen aus diesem Buch für dich und dein Training ziehst, so würde ich dir diesen Punkt unbedingt mit ans Herz legen wollen ... Wenn du andererseits nach deinem festen Plan merkst, dass du noch viel Kraft hast und noch nicht erschöpft bist, spricht nichts gegen den einen oder anderen Extra-Satz. Höre da ganz auf dein Körpergefühl und deine aktuelle Tagesverfassung. Dennoch gilt das Gebot, dass du mit einem festen Plan und einem klarem Ablauf ins Studio gehen solltest. Du solltest genau wissen, welche Übungen du zu trainieren hast, wie viel Gewicht und Wiederholungen du bewegen musst und wie viel Leistung du in einer gegebenen Einheit erbringen solltest, damit du dich progressiv steigerst und verbesserst.

Progression - Das große Geheimnis

Progression und die höchstmögliche mechanische Last sind die beiden Faktoren, die beim Training zählen und wir haben schon viel über diese beiden Aspekte gesprochen. Die Progression ist dafür verantwortlich, ob du wirklich endlich richtig Muskeln aufbaust oder ob du dich noch Jahre nur im Kreis drehst und dabei immer wieder enttäuscht in den Spiegel blickst. Du solltest anstreben, in jedem einzelnen Workout mehr Gewicht oder mehr Wiederholungen zu bewegen - zumindest sollte dies das Ziel sein. Nur so sorgst du für neue Reize, an die sich dein Körper anpassen muss. Mit Anpassungen meine ich hier größere und leistungsfähigere Muskeln.

Keine stetige Progression = kein stetiger Muskelaufbau.

Notiere dir wirklich jedes einzelne Workout, jede einzelne Wiederholung und jedes einzelne Arbeitsgewicht. In der Praxis wird dies kein großer zeitlicher Mehraufwand für dich sein. Du notierst dir einfach in den Pausenzeiten deine erzielte Leistung und kannst dich so von Training zu Training neu orientierten und herausfinden, wie viel du wirklich schaffen musst, um besser zu werden. *(Nochmal: Keine Progression bedeutet, dass du keine Muskeln aufbaust. Wenn du nur einen Tipp aus dem Buch mitnimmst, so wäre es dieser!!).* An fünf Stellschrauben kannst du drehen, um dich im Training stets progressiv zu steigern:

1) Progressive Überladung durch mehr Gewicht

Die erste Form der progressiven Überladung besteht darin, dass du von Workout zu Workout immer mehr Gewicht bewegst. Das ist der einfachste und sicherlich offensichtlichste Weg, die insgesamte Arbeitslast zu erhöhen. Wenn du beispielsweise Kniebeugen trainierst und 5 Sätze mit je 5 Wiederholungen mit 75 kg bewegt hast, liegt die Arbeitslast bei insgesamt 1.875 kg. Im nächsten Workout trainierst du nun mit 77,5 kg und bewegst somit insgesamt 1.937,5 kg. Ganze 62,5kg mehr und somit haben wir erfolgreich die Belastung auf unsere Muskulatur erhöht. Das wird jedoch nicht ewig so weitergehen und dies sollte nicht bis zum Erbrechen forciert werden, da sonst die Übungsausführung arg leiden wird. Kannst du das Gewicht nicht mehr erhöhen, dann mache zunächst mit dem nächsten Punkt weiter.

2) Progressive Überladung durch mehr Wiederholungen

Die Überladung der Muskulatur durch schlichtweg mehr Gewicht kann nur bis zu einem bestimmten Zeitpunkt linear nach oben verlaufen und irgendwann wird das Gewicht einfach zu schwer sein. Um jedoch weiterhin stets stärker zu werden, kannst du einfach die Wiederholungszahlen erhöhen. So trainierst du beispielsweise die 75 kg beim Kniebeugen im nächsten Workout mit 5 Sätzen mit nun aber 6 Wiederholungen. Auch hier wird die Belastung erhöht und die Arbeitslast liegt somit bei 2.250 kg, sprich ganzen 375 kg mehr. Grundsätzlich sind die ersten beiden Varianten die potentesten und du solltest stets mit einer Kombination aus beidem arbeiten, um dich Stück für Stück nach oben zu arbeiten. Die Kombination aus beidem nennt man die doppelte Progression und dies ist in der Praxis der übliche Weg. Zunächst steigerst du dich im Gewicht, dann langsam in der Wiederholungsanzahl, dann erhöhst du wieder das Gewicht (und wirst zunächst wieder weniger Wiederholungen schaffen), nur um dann wieder an der Wiederholungszahl zu arbeiten ... und so weiter und so fort. Simpel aber unglaublich effektiv.

3) Progressive Überladung durch mehr Sätze

Die Kraft reicht jedoch nicht immer aus, um mehr Wiederholungen oder mehr Gewicht stemmen zu können. Als dritte Alternative, um die progressive Überladung dennoch voranzutreiben, kannst du einfach ein oder zwei Arbeitssätze mehr absolvieren. Anstatt also mit 5 Sätzen zu trainieren, trainierst du nun 6 Sätze über 5 Wiederholungen und hast so dieselbe Überladung wie beim vorherigen Punkt. Hier kannst du jedoch eine Pause mehr einlegen und neue Kraft tanken und dich trotzdem unter dem Strich steigern. Hier bitte jedoch nicht zu viel des Guten. Zu viele Sätze sind nicht immer direkt gleichzusetzen mit besseren Resultaten. Dich also einfach auf 15 Arbeitssätze hochzuarbeiten, sollte nicht Ziel deines Trainings sein - sondern immer, dass du das Arbeitsgewicht an sich erhöhst.

4) Progressive Überladung durch höhere Frequenz

Ebenso kannst du die Überladung vorantreiben, indem du einfach öfter trainierst oder die gewählte Übung mehr in dein Training einbaust. Die richtige Frequenz ist dabei nämlich ebenso maßgeblich am Erfolg des Muskelaufbaus beteiligt wie die progressive Überladung.

5) Progressive Überladung durch weniger Pausenzeiten

Grundsätzlich absolut nicht meine Empfehlung, jedoch ist das Kürzen der Pausenzeit zwischen den einzelnen Arbeitssätzen auch eine Form, die Intensität des Trainings zu steigern. Wenn also alle vorherigen Punkte zu keiner Steigerung deiner Kraftwerte führen, kannst du das Kürzen der Pausenzeit als letztes (!) Mittel einsetzen, um deine Muskeln progressiv zu überladen. Allerdings lässt sich hier zurecht argumentieren, ob man nicht die Pausenzeit in solch einem Falle nicht eher noch extra verlängern sollte, um sich dann wirklich auf den anderen Ebenen steigern zu können. Nichtsdestotrotz ist die selbe erbrachte Leistung mit einer jedoch geringen Pausenzeit in der Theorie eine Leistungssteigerung. In einer Diät oder der Definitionsphase sollte sich das Training auch um keinen Preis ändern und all diese Punkte treffen ebenso zu.

Verletzungen vorbeugen im Krafttraining

Krafttraining und Bodybuilding sind ein Marathon und kein Sprint. Was wir brauchen, sind Disziplin und insbesondere Durchhaltevermögen - doch manchmal macht einem nicht der fehlende Wille einen Strich durch die Rechnung, sondern eine unnötige Verletzung wirft uns Wochen und Monate zurück und hält uns schlimmstenfalls sogar davon ab, jemals unseren Traumkörper zu erreichen ... Damit dir das nicht passiert, du deine Fitness-Karriere dramatisch verlängerst und wirklich deine Ziele auch langfristig erreichst, hier meine 6 Regeln für ein gesundes Krafttraining.

„Wer schwer trainiert, der bettelt doch nach argen Verletzungen?" - nicht wahr?

Das würde doch auch im ersten Moment nur Sinn ergeben, schließlich belasten wir doch extrem unsere Gelenke, Sehnen und Bänder. Nach tausenden Malen Beugen, Heben und Drücken über Jahre hinweg beschleunigen wir doch sicher somit nur die natürliche Abnutzung des Körpers - richtig? Nun - aus Sicht der Wissenschaft ist dies nicht der Fall. Auch meine eigene Erfahrung kann nur das komplette Gegenteil behaupten. So nahm beispielsweise eine Studie 25 professionelle Gewichtheber und untersuchte ihre Gelenke und Sehnen und man fand heraus, dass ihre Gelenke so gesund sind, wie die anderer Menschen in ihrem Alter. [16]

Bedenke dabei: Das sind Menschen, die deutlich schwerer und viel öfter trainieren, als du und ich es vermutlich jemals tun werden. Dennoch erfreuen sich auch diese Athleten bester Gesundheit, auch ihrer Sehnen und Gelenke. In meinen Augen ist sogar das Gegenteil zutreffend und eher die Nichtnutzung der Gelenke führt zum frühzeitigen Verfall. 2014 musste beispielsweise mein linker Daumen operiert werden und ich musste ihn infolgedessen für ganze vier Wochen per Stütze ruhigstellen. Das Resultat war zwar eine erfolgreiche Operation, jedoch auch die komplette Austrocknung meines Daumengelenks, weshalb ich 90 % meiner Beweglichkeit im linken Daumen bis an mein Lebensende einbüßen muss ...

(Ja, ja meine Schulter war kaputt, meine beiden Daumen sind komplett im Eimer und ich habe schlimmste Akne-Narben aus meiner Pubertät wie zum Henker konnte ich nur Fitnessmodel werden? Meine Antwort: Hoffnung, Mut, eine große Portion Willenskraft und Disziplin! Wenn ich es schaffen konnte, dann du auch ...)

Die Wahrheit ist, dass Krafttraining keine gefährliche Sportart ist und es ist sogar wesentlich wahrscheinlicher, dass man sich während anderer Sportarten verletzt. So sind zum Beispiel Fußball, Basketball oder Turnen deutlich gefährlicher. Im Krafttraum und mit den hier vorgestellten Prinzipien liegt die durchschnittliche Quote für eine Verletzung bei etwa 2.000 Stunden. Zum Vergleich verletzt man sich statistisch gesehen im Schnitt bei der Ausübung von Fußball alle 125 Stunden, beim Basketballspiel alle 110 Stunden und beim Turnen alle 90 Stunden. Zudem besteht die größte Verletzungsgefahr im Krafttraining darin, dass einem eine Hantelscheibe auf den Fuß fällt. [17][18]

Krafttraining ist also alles andere als eine gefährliche Sportart. Sowohl kurz- als auch langfristig gesehen. Wirklich weiter bringt uns jetzt dieser Fakt aber auch nicht, denn schließlich steigt die Anzahl der Verletzungen.

Zum einen hängt das natürlich mit der steigenden Anzahl an Trainierenden zusammen. Durch die Billig-Politik vieler Fitnessstudioketten und Social Media strömen immer mehr Menschen ins Gym. Das ist auch wunderbar so. Auf der anderen Seite fehlt natürlich die nötige Betreuung in den großen Ketten, sodass sich viele tatsächlich schlichtweg einfach kaputt trainieren und häufig absolut selbst schuld an ihren eigenen Verletzungen sind. Die Wahrheit ist manchmal traurig, ABER bei dem eigenen Körper bringt es leider wirklich keine Punkte, wenn man die Verantwortung abschiebt und den Grund für seine Verletzungen an andere Menschen abgibt - das macht es nämlich genau null besser. Verletzungen sind nicht die Schuld von der mangelnden Unterstützung von billigen Fitnessstudio-Ketten oder sonst irgendetwas.

Viel häufiger sind Verletzungen das Resultat fehlender Selbstreflexion, angelernter falscher Bewegungsabläufe und die vollkommene Ignoranz darüber, dass man selbst vielleicht doch nicht ganz so sauber trainiert, wie man es immer glaubt. Damit du es in Zukunft besser weißt und möglichst lange verletzungsfrei trainierst, habe ich hier 6 Regeln für ein nachhaltiges und schonendes Gewichtstraining für dich zusammengefasst, die dafür sorgten, dass ich in meinen sechs Jahren Krafttraining bisher nicht ein einziges Mal verletzt das Training ausfallen lassen musste.

1) Schlechte Form vermeiden

Verletzungen vorzubeugen im Krafttraining und Bodybuilding ist nicht schwer - aber Verletzungen zu verursachen ist leider ebenfalls nicht schwer ... Eine der größten Ursachen für die meisten Verletzungen besteht darin, dass die Leute einfach mit einer furchtbaren Form trainieren. Selbst wenn sie das richtige Gewicht gewählt haben und die jeweilige Übung auch im vollen Bewegungsradius ausführen, so ist doch die falsche Form einer der Hauptgründe vieler Verletzungen im Training.

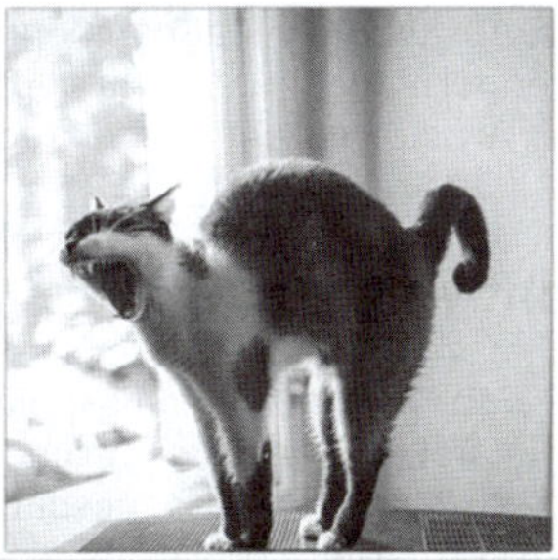

Wenn dein Kreuzheben diesem Bild auch nur irgendwie ähnelt ... Dann ist es wirklich Zeit, an der Form zu arbeiten!

Es ist wichtig, sich im Gym zu verausgaben und sich progressiv zu steigern. Das bedeutet jedoch nicht, dass man sich dabei kaputtmachen muss und den Traumkörper mit seiner Gesundheit bezahlt. Die meisten Verletzungen lassen sich auch schon in der Regel dadurch vermeiden, indem man nicht wie ein Schluck Wasser in der Kurve trainiert, sondern tatsächlich Körperspannung aufbaut und fokussiert bei der Sache ist. Typische Probleme sind dann noch:

- Sneakers im Training tragen. Eine derart weiche Sohle muss durch die eigenen Sehnen und Gelenke ausgeglichen werden und langfristig kann dies absolut schädlich sein. Ich rate hier jedem Leser zu einem festen Schuhwerk (z.B. Vans, Converse oder gerne auch Powerlifting-Schuhe).
- Beim Schulterdrücken die Stange hinter den Kopf führen und von dort aus drücken. Hier entstehen unnatürliche Belastungen für die Sehnen und Bänder in der Schulterregion und dies kann gut und gerne schnell zu einem Impingement-Syndrom führen. Das Gleiche gilt auch für das Latziehen am Turm hinter den Kopf.
- Keine Spannung in den Knien bei den Kniebeugen, so dass die Beine in alle Richtungen schlackern. Je mehr Gewicht wir aufladen, desto instabiler und gefährlicher wird dies für die eigenen Sehnen.
- Einen runden Rücken beim (rumänischen) Kreuzheben haben.
- Sich beim Langhantelrudern selbst im Spiegel anschauen. Auch hier entstehen unnatürliche Spannungen und Winkel, besonders im unteren Rücken. Der Hinterkopf sollte stets als Verlängerung der eigenen Wirbelsäule betrachtet werden. Das gilt auch besonders für das rumänische Kreuzheben.

Was kannst du jetzt für eine bessere Form tun? Zuerst solltest du anerkennen, dass deine Ausführung im Training höchstwahrscheinlich nicht perfekt ist und es selbst nach dutzenden Jahren deiner Fitnesskarriere noch Raum zur Optimierung geben wird. Kontrolliere dich selbst, frage deinen Trainingspartner oder nimm dein Training hin und wieder mit der Handykamera auf und gleiche die Aufnahmen mit den Ausführungen der Profis ab. Dies ist ein Prozess, der niemals enden sollte und von der Geisteshaltung her solltest du stets in der Annahme bleiben, dass du noch etwas besser machen kannst und dass es noch Raum zur Optimierung gibt. Nimm auch hier dein Ego aus dem Spiel und leite in regelmäßigen Abschnitten Maßnahmen ein, um dich und das Training nicht nur zu kontrollieren, sondern auch, um es zu verbessern. Dies kann durchaus auch bedeuteten, dass du das Arbeitsgewicht wieder reduzieren und leichter trainieren musst.

2) Das richtige Gewicht wählen

Wenn du dich ein bisschen mit diesem Buch und meiner Trainingsphilosophie auseinandersetzt, dann wird dir relativ schnell auffallen, dass ich grundsätzlich schweres Gewichtstraining empfehle. So empfehle ich stets, dass besonders wir Natural-Athleten stark werden müssen und primär auf diese Weise effektiv neue Muskulatur aufbauen werden. Die Belastung muss hoch sein, jedoch nicht zu hoch. Im Training müssen wir das Gewicht kontrollieren, nicht das Gewicht uns. Tatsächlich ist der zweithäufigste Grund für Verletzungen im Bodybuilding der, dass die Sportler das Gewicht nicht kontrollieren können und es einfach auf sie herabfällt. [19]

Wie kann so etwas passieren? Weil sie nur mit ihrem Ego trainieren.

Sie wollen derjenige im Gym sein, der das meiste Gewicht bewegt und viele ziehen so eine regelrechte Show ab. Auf diese Weise stapeln viele Kollegen Scheiben über Scheiben, überschätzen sich selbst dabei maßlos und das Ende vom Lied ist eine miserable Form, bei der nicht die Muskulatur beansprucht wird, sondern viel eher nur die Sehnen und Gelenke. Viele machen eher Knieknickse statt Kniebeugen und alles, was es braucht, ist eine falsche Bewegung hier, etwas fehlende Balance da und schon fallen sie wie ein Stein mit dem Gewicht auf den Schultern zu Boden. Zu viel Gewicht und eine schlechte Form gehen dabei häufig Hand in Hand und diese Kombination schreit förmlich nach Krankenhaus und Behandlung. Sei smart, lass das Ego zu Hause und trainiere nur deine Muskulatur im Fitnessstudio. So führt eine saubere Ausführung im vollen Bewegungsumfang nicht nur zu einem besseren Muskelaufbau, man erhöht außerdem die eigene Flexibilität und senkt das Risiko, gedankenlose Sportverletzungen zu erleiden. Wer die Missachtung dieser ersten beiden Regeln mal in voller Konsequenz sehen möchte, kann im Netz gerne mal ,,Jean Pierre Fux" und dessen Ende seiner Karriere suchen (Achtung: nichts für schwache Nerven und auf eigene Verantwortung suchen). Der springende Punkt ist folgender: Trainiere mit so viel Gewicht, dass du das Trainingsgewicht sowohl voll unter Kontrolle hast als auch den vollen Bewegungsradius trainieren kannst. Ist dies nicht der Fall, dann verringere das Trainingsgewicht. Schweres Training beschreibt dabei lediglich eine subjektive und individuelle Ausgangslage und es ist kein universell gültiges Gewicht. Trainiere nahe an deiner Leistungsgrenze und weite diese Stück für Stück aus - das ist genug für den Anfang.

3) Niemals in den Schmerz trainieren

Es mag vielleicht überflüssig klingen, doch Schmerz ist ein Indikator des Körpers, um dir zu signalisieren, dass irgendetwas nicht richtig ist. Wenn dir also eine Übung immer wieder Schmerzen bereitet, zum Beispiel die Schulter, während du eigentlich den Trizeps trainierst, dann läuft hier etwas gewaltig falsch und der Weg zum Ziel führt in diesem Fall nicht durch den Schmerz hindurch. Daher ist es wichtig, während des Trainings zu lernen, seinen Körper besonders intensiv wahrzunehmen. Das nötige Körpergefühl kommt mit der Zeit ...

Brennt wirklich der Muskel vor Ermüdung oder sind es nicht eher meine Sehnen und Gelenke, welche die Schmerzen verursachen? Wenn du so zum Beispiel eine Verletzung hast, dann lass sie abheilen. Trainiere nicht in oder sogar gegen den Schmerz an. Trainiere allerhöchstens um die Verletzung herum. Sonst heißt es irgendwann einfach nur Pech gehabt ... Ich weiß, viele haben Angst, dass der Körper dann die hart erarbeitete Muskulatur abbaut und katabol geht. Katabolismus ist dabei der Fachbegriff für katabole Stoffwechselvorgänge und dies sind stets abbauende Vorgänge, bei denen der Körper die eigenen Moleküle abbaut zur Energiegewinnung. Dies können auch Muskelproteine sein und somit eben auch der Abbau der eigenen Muskelzellen. In der Realität ist diese Angst aber unbegründet und vor vier Wochen des absoluten Nichttrainierens braucht man keine Angst um seine hart erarbeitete Muskelmasse haben. Das einzige, was weniger wird, ist das Glykogen im Muskel. Volle Glykogenspeicher können die Muskulatur drastisch größer wirken lassen und Glykogen ist das erste, was den Körper bei einer Trainingspause verlässt, weshalb man zunächst nur irrtümlicherweise annimmt, dass man durch eine kurze Trainingspause direkt auch Muskelmasse eingebüßt hat.

Das Ganze ist aber nicht der Fall und du solltest dich lieber vollständig ausheilen und regenerieren, anstatt weiter mit dem Training voll drauf zu gehen. Denn weißt du, was wirklich katabol und nicht förderlich ist? Wenn du verletzungsbedingt mehrere Monate nicht mehr ins Training gehen kannst und dich in Behandlung befindest ... Ja, das ist dann wirklich blöd gelaufen. Nutze das Ding zwischen deinen Ohren und höre auf deinen Körper. Fünf oder sechs Workouts auf bestimmte Übungen zu verzichten, ist buchstäblich kein Beinbruch in Bezug auf die Möglichkeiten der Entwicklung deiner gesamten Laufbahn im Fitnessstudio.

4) Korrektes Warm-up

Ein anständiges Warm-up sollte Teil jedes guten Trainingsplans sein - selbst wenn das Vorbeugen von Verletzungen und das Warm-up nicht zwangsweise Hand in Hand gehen müssen. So zeigen Studien nämlich auch, dass das Erwärmen nicht zwangsweise Verletzungen verhindert oder reduziert. Dennoch sollte man das Aufwärmen als Sportler aus folgenden Gründen in sein Krafttraining einbauen:

- Verletzungen insgesamt vorbeugen
- Performance steigern
- Technik der einzelnen Übung optimieren
- Mentale Bereitschaft aktiveren

Auch wenn Studien beispielsweise nicht eindeutig belegen, dass das korrekte Warm-up uns vor Verletzungen schützt, so müssen wir es dennoch im großen Kontext betrachten, denn schaden tut das Warm-up nämlich ganz sicher nicht (vorausgesetzt, man macht das Richtige). So schützt uns das Aufwärmen zwar nicht direkt vor Verletzungen in den Muskeln oder Sehnen, dennoch hilft es uns im Allgemeinen einer Sportverletzung vorzubeugen. Durch ein gescheites Warm-up steigern wir unseren gesamten Fokus und kommen richtig in der jeweiligen Übung an, unsere Körpertemperatur wird erhöht und unsere Technik in den einzelnen Übungen verbessert sich ebenso. Dies wird sich wiederum positiv auf das gesamte Workout auswirken und du wirst mehr Leistungen abrufen und dich besser progressiv steigern können. Was du jedoch dringend vor dem Krafttraining vermeiden solltest, sind zu intensive Warm-up-Routinen. Endloses Hüpfen und Springen macht es nicht besser und endloses Laufen auf dem Laufband oder Stepper auch nicht.

Auch nicht zu viel und zu schweres Training an den Geräten vorher, da das einen ebenfalls nur ermüden und deine Performance mindern wird. Mobilitäts-Training (z.B. Faszien-Übungen mit einer Massage-Rolle) vor dem Training ist sinnvoll und verbessert die Form der Ausführung, ohne dabei Kraft einzubüßen, aber auch das sollte nicht länger als fünf Minuten ausgeübt werden. Ebenso ist es wenig sinnvoll, ein komplettes Workout für den Bauch vor seinem eigentlichen Krafttraining einzulegen.

Denn der Core bzw. der Bauch ist ein wichtiger Hilfsmuskel in vielen schweren Verbundübungen wie dem Schulterdrücken, Kniebeugen oder Kreuzheben. Ist der Bauch bereits stark vorermüdet, so leidet auch die gesamte Performance in diesen großen wichtigen Übungen und uns kann notfalls die notwendige Stabilität für diese anstrengenden und komplexen Übungen fehlen.

Was du aber unbedingt vermeiden solltest, ist statisches Dehnen vor dem Training. Weder reduziert es die Gefahr, Verletzungen zu erleiden, noch verbessert es die Leistung im Krafttraining - ganz im Gegenteil. Es verschlechtert die Leistung und ermüdet ebenfalls die Muskulatur unnötig vor. [20][21][22]

Anders sieht es mit dynamischem Dehnen aus. Hier kannst du 4 bis 6 Übungen einbauen, um die Hüften, Gelenke, Sehnen, Schultern und die Rotatorenmanschette ordentlich zu erwärmen. Besser ist es also, Arme und Beine vor dem Training zu schwingen, anstatt langes Yoga zu praktizieren (das kannst du gerne am nächsten Tag daheim durchführen).

Die beste Warm-up-Routine

Um uns ideal für das Training vorzubereiten, müssen wir uns selbstverständlich auch auf die Übungen konzentrieren, die wir im eigentlichen Workout auch trainieren und in denen wir viel Kraft haben wollen. Zwar hilft uns ein Warmlaufen nicht unmittelbar bei der Leistung im Kreuzheben, dennoch solltest du in meinen Augen jedes Training mit fünf Minuten auf dem Stepper beginnen oder etwas Seilspringen. So erhöhen wir die Körpertemperatur, kommen in Fahrt und können uns mental auf das Krafttraining vorbereiten. Danach empfehle ich leichtes dynamisches Dehnen und das Erwärmen der Schulter und Rotatorenmanschette mithilfe eines Latexbandes sowie der Hüftgelenke. Circa fünf Minuten solltest du dir auch hierfür Zeit nehmen, sodass du schön gelenkig und bereit für die wichtigen Übungen bist. Als Nächstes steigen wir mit den eigentlichen Übungen ins Training ein und trainieren zu Beginn mit deutlich weniger Gewicht als unserem letztendlichen Arbeitsgewicht. Ich empfehle also ganz klassische Aufwärmsätze. Je nach Übung braucht es mal mehr, mal weniger Aufwärmsätze. So solltest du dir zum Beispiel für die allererste Übung in deinem Training mehr Zeit nehmen und dich mithilfe von drei bis vier leichteren Sätzen an dein jeweiliges Trainingsgewicht etappenweise herantasten. Später in einer gegebenen Trainingseinheit, wenn du schon warm bist, reicht es in der Regel aus nur noch jeweils einen Aufwärmsatz durchzuführen.

Grundsätzlich lässt sich eine gute Routine wie folgt zusammenfassen:

1. 5 min auf dem Laufband / Stepper einlaufen.
2. 5 min dynamisches Dehnen für die Schultern, Knie und Hüften.
3. 3 bis 4 Aufwärmsätze zu Beginn der ersten Übungen im Training, später reicht dann nur noch ein Aufwärmsatz aus.

5) Ausgewogenes Training für einen gesunden Körper

Eine der häufigsten Verletzungen im Kraftsport ist das weitverbreitete Impingement-Syndrom. Durch falsches Training und ungesunde Übungen entstehende Entzündungen wird es im Schultergelenk für die Sehnen und Schleimbeutel zu eng, das Schulterdach schlägt an den Kopf des Schultergelenks und es entstehen Schmerzen. Schmerzen, die das Training beenden und einen schmerzvoll den Doc aufsuchen lassen.

Dies entsteht primär durch falsches Training wie bei den weiter oben beschriebenen Problemen, aber auch durch unausgewogenes und einseitiges Training. Auch bekannt als:

Auch bekannt als: *Nur die Muskeln trainieren, die man im Spiegel sieht.*
➡ Brust, Bizeps und die vordere Schulter.

Je ausgeprägter diese Muskelpartien werden, desto stärker verkürzen sich auch die Sehnen dieser Muskeln und die Schultern ziehen sich schleichend nach vorne zusammen. So entstehen große Dysbalancen und es kommt zu Schmerzen ... Die Lösung dafür ist recht simpel: ausgewogen trainieren. Sprich alle Muskelpartien gleichermaßen gut ausprägen und Muskeln überall aufbauen. Vor allem in den hinteren Schultern und generell im gesamten oberen Rücken. Gute Übungen sind hier vor allem Rudern oder Facepulls - zwei Übungen, die du ebenfalls später in den Trainingsplänen finden wirst. Solche Übungen sorgen nicht nur für eine deutlich rundum bessere Ästhetik, sondern sie wirken auch gleichzeitig verletzungs-vorbeugend und sind unter anderem der Grund dafür, dass ich noch nie Probleme in den Schultern hatte. Merke dir meine folgende „Weisheit":

Für einen starken Oberkörper braucht man einen starken Unterkörper. Für eine starke Brust braucht man einen starken Rücken. Für einen starken Bizeps braucht man einen starken Trizeps. ... Als Resultat erhältst du einen schönen und ästhetischen Körper..

6) Mobilitätstraining zu Hause

Verletzungen vorbeugen im Krafttraining schafft man in meinen Augen am besten zu Hause. Während die vorherigen Punkte relativ einleuchtend und selbstverständlich erscheinen (hoffentlich), so ist doch der folgende Punkt bei uns Fitness Athleten in den meisten Fällen komplett vernachlässigt: Das Mobilitätstraining. So ist es eine Sache, sich im Fitnessstudio nicht kaputt zu trainieren, doch es ist eine andere, sich daheim auch wirklich gesund zu halten.

Dies sollte in meinen Augen auch die Herangehensweise an das Dehnen bzw. Mobilitätstraining sein. Wer hart im Gym seine Muskulatur stählt, sollte sie abseits des Studios wieder geschmeidig machen. Wenn wir dies nicht tun, verkürzen sich unsere Sehnen und wir erhöhen ebenfalls die Gefahr, uns selbst mit der Zeit zu verschleißen. Im Grunde ist das auch jedem ambitionierten Sportler bewusst - und doch ist es in den allermeisten Fällen keine gelebte Realität. Nimm dies also als freundliche, aber eindringliche Erinnerung: Das Dehnen gehört zum Kraftsport dazu. Sei nicht faul und mache es einfach. Es ist gut für das gesamte Leben und wird die Laufbahn deiner Fitnesskarriere dramatisch verlängern. Yoga, Mobility-Training oder einfach nur Dehnen. Nenn es wie du magst - aber mach es einfach. Ein- bis zweimal am Tag sind absolut ausreichend und wirken Wunder.

10 min am Morgen und 10 min am Abend und die Wirkung verbesserst drastisch deine Lebensqualität. Hier ist meine persönliche Lieblingsroutine zum Nachmachen:

https://www.youtube.com/watch?v=KJaWIBg15n0

Dein Trainingsplan

**Du bist niemals zu alt,
um dir ein anderes Ziel zu setzen
oder einen neuen Traum zu träumen.**

Wir haben nun schon einiges an Hintergrundinformationen besprochen, doch bevor ich dir nun die endgültigen Trainingspläne vorstelle, möchte ich noch ein wenig tiefer in die Thematik einsteigen und dir genau erläutern, warum ausgerechnet diese Pläne so gut für die Praxis sind und warum ich ausgerechnet sie so in dieser Form für dieses Buch verfasst habe. Was wissen wir denn bisher? Die Muskeln sollen oft und regelmäßig trainiert werden und nicht nur einmal die Woche. Wir wollen viele Muskeln gleichzeitig beanspruchen und das möglichst effizient und zeitsparend. Wir wollen uns kontrolliert steigern können und müssen immer ein genaues Auge dafür haben, wo wir gerade stehen und welche Leistungen wir genau vollbracht haben. Der Trainingsplan muss zudem in unser Leben passen und sich nahtlos integrieren können, anstatt plötzlich der Protagonist in unserem Terminkalender zu werden (zumindest ist dies für die meisten von uns der Fall).

Auch unterscheidet sich das Training eines Anfängers von dem eines Profis bzw. eines Fortgeschrittenen. Einsteiger brauchen einfach nicht so ein hohes Volumen in ihrem Training wie es ein Fortgeschrittener braucht. Zu Beginn reicht es aus, wenn wir uns langsamer herantasten und wir werden trotzdem viel Kraft und Muskulatur aufbauen. Wenn dann mit den Monaten und Jahren die Stresstoleranz des Körpers steigt und er mehr Training und Volumen verkraften kann, dann ist es an der Zeit, mehr zu machen und das Volumen bzw. das wöchentliche Pensum an Übungen und Wiederholungen zu steigern, damit der Körper weiterhin gefordert ist und stets neue Muskulatur aufbaut. Soweit, so gut ...

Die tatsächlichen Unterschiede zwischen Männern und Frauen im Kraftsport

Ganz zu Beginn im Kapitel über die wesentlichen Mythen habe ich diesen Aspekt bereits angeschnitten, doch ich möchte nun, da wir uns endlich dem Trainingsteil widmen, noch ein wenig tiefer in die vorhandenen physiologischen Unterschiede zwischen dem männlichen und weiblichen Geschlecht eingehen - einfach damit du dann in der Lage sein wirst, dein volles vorhandenes Potenzial auch auszuleben.

An der Stelle möchte ich nochmals betonen, dass diese Unterschiede weder positiv noch negativ sind, dass es hier kein Besser oder Schlechter gibt.

Es ist einfach, wie es ist und die Evolution hatte gute Gründe, warum wir uns leicht auseinander entwickelt haben ... Dennoch wirst du vermutlich erstaunt sein, denn Frauen haben ein unfassbar gutes Potenzial zum Kraft- und Muskelaufbau und sind den Männern relativ zur Körpergröße gesehen keineswegs unterlegen. So zeigen nämlich diverse Studien, dass Frauen prozentual dieselbe Menge an Muskelmasse aufbauen können und auch werden (mit einem guten Programm und der gezielten Ernährung), wie Männer es können. [1][2]

Dennoch haben Männer in der Regel mehr Muskelmasse und sind insgesamt stärker. Die Hauptursache liegt hierbei einfach in der größeren Körpergröße, denn im Vergleich zu Frauen ist das Skelett eines Mannes häufig schlichtweg größer und es kann somit mehr Muskelmasse tragen. Dieser Unterschied entspringt dabei primär dem Sexualhormon Testosteron und es sorgt hauptsächlich für diese Unterschiede in der Körpergröße und somit auch der jeweiligen Muskelmasse. Zeitgleich sind hormonbedingte Kraftunterschiede hauptsächlich im Oberkörper bemerkbar, weshalb Frauen in schweren Unterkörperübungen oftmals gleich stark in Relation zum Körpergewicht wie Männer sind. [3][4]

So hat zum Beispiel die Powerlifterin Chen Wei-Ling 2016 auf nur 47 kg Körpergewicht unglaubliche 210 kg gebeugt (Ok, was zur Hölle stimmt da bitte nicht??). Eine Frau und dabei extrem stark zu sein, ist eine Kombination, die ebenso bestens zusammengehört!

Warum sind dann aber nicht alle Frauen so stark und man beobachtet hauptsächlich Männer, wie sie wieder und wieder schwere Gewichte heben? Nun ... einfach weil all das in der breiten Bewölkung noch nicht angekommen ist. Seit Jahrzehnten wird uns immer noch erzählt, dass Frauen ihren Körper nur ,,betonen'' und ,,shapen'' müssten und dass der beste Weg dazu in ewigem Cardio und endlosen Low-Carb-Diäten bestünde.

So ein Blödsinn und das ist häufig exakt der Grund, warum so viele Frauen unzufrieden mit ihren eigenen Resultaten bleiben und nie den Körper und die Kurven bekommen, die sie sich selbst aber so gerne wünschen. Zudem besteht meiner Meinung nach ein gewisses natürlicheres Grundinteresse der Männerwelt an Kraft und Muskelmasse, weshalb viele Jungs einfach schon in der Pubertät zu den Gewichten greifen und früher mit dem Krafttraining beginnen, schlichtweg um sich zu profilieren und sich körperlich gegen andere Jungs durchsetzen zu können (und natürlich in der Hoffnung, Anerkennung von den Mädels zu bekommen).

So haben viele Männer den Frauen einfach buchstäblich Jahre des Trainings voraus und beherrschen dementsprechend die Übungen einfach besser und das nicht weil sie Männer sind oder besser für die jeweiligen Bewegungsabläufe geeignet wären - sondern sie sind häufig einfach nur deshalb besser, weil sie all das schon Jahre länger machen. Die Zeit ist häufig der einzige reale Unterschied. Mehr nicht. All das hat jedoch dazu geführt, dass die irrsinnige Idee entstanden ist, dass Krafttraining nichts für Frauen sei und das Frauen anders ihren Traumkörper erreichen müssten.

Welch für ein Bullshit ...

Wie schon geschrieben, liegen die meisten wirklichen Unterschiede zwischen Männern und Frauen in den evolutionären Aufgaben, denen sich unsere Vorfahren verpflichtet sahen. Frauen mussten in der Jäger und Sammler-Zeit sehr weit und sehr viel laufen, während sie gleichzeitig die Kinder und sämtlichen Proviant tragen mussten. All das hat dazu geführt, dass Frauen besser auf höhere Wiederholungsbereiche anspringen, mehr trainieren können, einen höheren metabolischen Stress ertragen und sich sogar schneller von der Last des Trainings erholen können. Auch können Frauen zudem im Schnitt öfter und mit einer höheren Frequenz trainieren. [5][6][7][8][9][10]

Gleichzeitig reagieren Frauen besser auf moderates Cardio-Training und nicht so gut wie Männer auf sehr fordernde HIIT-Einheiten, wie zum Beispiel ein Sprint-Training. Auch sollten Frauen tendenziell weniger ihre Explosivkraft trainieren, einfach weil es nicht sonderlich viel-versprechend sein wird. Zwar haben Frauen eine natürliche grandiose Muskelausdauer, jedoch ist das weibliche Nervensystem nicht so leistungsfähig wie das der Männer. Männer sind explosiver als Frauen und können schneller Kraft erzeugen. Der Bereich im Gehirn, der solche Bewegungen steuert (der motorische Kortex), ist bei Männern tatsächlich einfach größer, selbst in Relation zur insgesamten Körpergröße. [11][12][13][14][15]

Aus all dem können wir lernen, dass Frauen in einem leicht höheren Wiederholungsbereich für optimale Fortschritte trainieren sollten und nicht ganz so lange Pausenzeiten benötigen wie Männer. Zudem sollten Frauen mehr trainieren (natürlich abhängig vom Fortschrittsgrad) und sie können ebenfalls öfter zum Sport gehen, als es vielleicht ideal für den einen oder anderen Mann wäre. Am wichtigsten ist es jedoch zu verstehen, dass dennoch schweres Krafttraining der Schlüssel zur weiblichen Traumfigur ist und nicht irgendwelches Shaping oder Toning oder was auch immer. Wie genau das aussehen sollte, dass schauen wir uns im nächsten Abschnitt an.

Das perfekte Training für den weiblichen Körper

In all meinen Jahren ist mir nicht eine Frau über den Weg gelaufen, die ernsthaft von sich behauptet hätte, dass sie sich mehr als alles andere dickere Oberarme, breitere Schultern, einen massiven V-Form-Rücken sowie eine stabile obere Brust wünscht. Nein, das ist wohl eher selten der Fall. Dennoch beobachte ich häufig Fitness-Paare, bei denen der Prinz seine Prinzessin durch seinen typischen Bodybuilding-Plan durchjagt und er sie eine Brustübung nach der nächsten trainieren lässt. Nicht nur bin ich darüber immer sehr aus ästhetischen Gründen verwundert, das kann und wird auch absolut nicht zielführend sein. Frauen legen dabei schon mehr Wert auf die Beine und einen starken und runden Po und genau darauf sollte eine gutes Programm für die Damenwelt ausgelegt sein. Man denke hier einfach nur mal an brasilianische Topmodells, die weltweit bekannt für ihre knackigen Kurven in Kombination mit einem schönen Bauch und einem straffen Oberkörper sind - aber ganz sicher werden sie nicht beneidet um ihren massiven Schultergürtelumfang und einen brachialen Bizeps. Was runde und saftige Schultern für den Mann sind, ist eine starke und gut ausgeprägte Gesäßmuskulatur für die Frauenwelt. Dies sind die allseits beliebten Glutes. Die Workouts dieser brasilianischen Schönheiten sind dabei keineswegs unbekannt: viele Verbundübungen für den Unterkörper und wenig bis gar keine Übungen für den Oberkörper.

Der Trick dabei besteht in der ganzheitlichen Betrachtung des Trainings. All das viele Kreuzheben und all die vielen Hip-Thrusts trainieren ebenso stark den gesamten Körper mit, den Bauch und natürlich auch die Arme und den Rücken - jedoch in einem absolut natürlichen Verhältnis und am Ende erscheint alles wie in einer schönen Symphonie und harmoniert perfekt miteinander.

Alles ist ausgeglichen, alles ist in Balance - wobei der Kernpunkt des eigenen Trainings in der Kraftentwicklung primär in den Beinen und der Gesäßmuskulatur liegen sollte. Dasselbe habe ich auch im Laufe der Jahre ebenfalls beobachtet und einige der attraktivsten Frauen im Fitnessstudio, die ich persönlich kenne und mit denen ich viel darüber geredet habe, haben mir Gleiches über ihr Training verraten. Viel Fokus auf unterkörperlastige Verbundübungen, sehr viel Gesäßmuskulatur-Training und nur ein wenig Oberkörpertraining.

Das Spannende dabei ist, dass all diese Mädels exakt durch diese Methoden mit einem flachen Bauch gesegnet sind, schönen ästhetischen Schultern und sexy schlanken Armen, während sie gleichzeitig mehr als 100 kg auf die Langhantel stapeln, um zu schweren Sätzen Hip-Thrusts anzusetzen.

Dies sind rundum attraktive Frauen, die dank des schweren Krafttrainings natürlich schön aussehen, mit einem beneidenswerten Körper und der Weg dorthin ist leichter als du vermutest. Vorausgesetzt, man macht das Richtige. Blöd wird es nur, wenn man den Spieß umdreht und sämtliche Muskelaufbau- und Traumfigurstrategien komplett ignoriert. Wenn man sich in seinem Training primär aufs Cardio-Training fokussiert, ein endloses Bauchtraining nach dem nächsten absolviert und regelrechtes Übungs-Hopping betreibt und man wie wild von einer Übung zur nächsten springt, ohne jemals wirklich stark in einem gegebenen Bewegungsablauf zu werden (was auch schon wieder dem Cardio sehr nahe kommt).

Der Weg zum weiblichen Traumkörper mithilfe des Trainings liegt im Fokus auf einigen wenigen sehr guten Übungen für die Beine und den Glutes, der Meisterung dieser jeweiligen Bewegungsabläufe und ein stetiges Stärker werden in diesen Übungen. Dies sollte der Inbegriff deines zukünftigen Trainings sein und du wirst nach einigen Wochen und Monaten verblüfft in den Spiegel schauen, was all das mit dir anstellen wird. Nur um es nochmal wirklich klarzustellen:

Vergiss vorerst all die Kurse und all die Bauch-Beine-Po Übungen, gehe nicht länger zu deinen Body-Shaping-Kursen und bitte spring nicht wie wild im Kreis in der Hoffnung, so einen wirklich tollen Körper zu bekommen. Ich weiß, wie sehr du dein Cardio liebst und wie tief dieser Glaubenssatz in dir vermutlich verankert ist - doch es ist wirklich an der Zeit für etwas Neues. Es ist Zeit deinen Allerwertesten ans Eisen zu schwingen und endlich richtig stark zu werden.

Das Ziel jeglichen Trainings sollte es immer sein, die Muskelmasse zu erhöhen und den Körperfettanteil zu reduzieren. Genau dieser Effekt wird einem den Körper geben, den man sich selbst so sehr wünscht und der Männer maskuliner und Frauen femininer aussehen lässt. Dabei lautet der springende Punkt und den sich jede Dame auf die Stirn schreiben sollte: Progressives Krafttraining ist der direkteste Weg zu diesem Ziel.

Es ist nicht so, dass Pilates, Yoga oder all die vielen Kurse in den vielen Fitnessstudios wirkungslos wären - sie sind und werden dennoch nie der beste und direkteste Weg zu seinem eigenen Traumkörper und dem eigenen Wohlfühlgewicht sein. Man kann sie gerne hin und wieder als Abwechslung machen und weil es einem Spaß und Freude bringt (z.B. als soziales Event mit seinen Freundinnen), aber diese Dinge sollten nicht im Hauptfokus des eigenen Trainings stehen - zumindest dann nicht, wenn man schlanker und definierter sein und mehr sexy Kurven haben will.

Der perfekte Gluteus

Sexy Kurven sind dabei der perfekte Übergang und damit sind wir direkt bei den Glutes angekommen (Ich werde ab nun primär das Wort Glutes nutzen, damit ist dann die gesamte Gesäßmuskulatur gemeint bzw. die gesamte Gluteus-Muskulatur). Die Gluteus-Muskulatur besteht dabei aus drei verschiedenen Muskelgruppen: dem Gluteus maximus, Gluteus medius und Gluteus minimus.

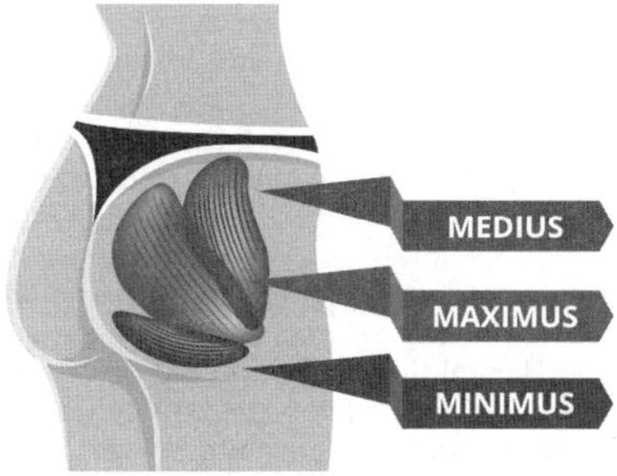

Technisch gesehen ist dabei der Gluteus maximus der stärkste Muskel im gesamten Körper - praktisch jedoch häufig leider nicht, wie wir gleich sehen werden. Allein von der Lage her kann man schnell deren essentielle Bedeutung für den gesamten Körper deuten. Die Glutes sind verbunden mit dem Oberkörper, dem Bauch und über das Becken mit den Beinen, das Kreuzbein, die Oberschenkelknochen und das Steißbein. Somit sind die Glutes im Grunde in sämtliche wichtigen Bewegungsabläufen involviert, wie Rennen, Werfen, Springen, Drehen und vieles mehr. Dennoch sind die Glutes bei den meisten Menschen trotz deren essentiellen Rollen nicht besonders stark ausgeprägt. Ein Grund hierfür liegt in den Muskelfasern, aus denen die Glutes bestehen, welche sich großteils aus langsam-zuckenden Muskelfasern (Typ-I-Muskelfasern) zusammensetzen. [16]

Gleichzeitig aber sind die Gluteus umgeben von Muskelgruppen, die primär aus schnell zuckenden Muskelfasern (Typ-II-Muskelfasern) bestehen, wie dem Quadriceps und dem Beinbeuger. [17]

Das ist ein Problem.

Sehr simpel ausgedrückt kann man es sich so vorstellen, dass in vielen Alltagsbewegungen zuerst immer die schnell zuckenden Muskelfasern aktiviert und genutzt werden, bevor der Körper die langsam-zuckenden Muskelfasern rekrutiert und nutzt.

Wie zum Beispiel beim Treppensteigen, dem Aufstehen vom Sitzplatz und all den anderen vielen Alltagsaktivitäten. Die Glutes lehnen sich also schön zurück und lassen mal ganz entspannt die Oberschenkel die Arbeit machen. All das resultiert häufig darin, dass die Oberschenkel in der Regel ,,normal" ausgeprägt sind, während die Glutes regelrecht atrophieren und die Po-Muskulatur sich so komplett zurückbildet. [18]

Die Lösung liegt deshalb in einer gezielten Aktivierung und Überladung der gesamten Gluteus-Muskulatur. Das ist auch der Grund, warum die später folgenden Trainingspläne so sehr starken Fokus auf die Glutes legen und entgegen vieler Annahmen ist so zum Beispiel reines Kniebeugen nicht die ideale Lösung aller Probleme. Kniebeugen sind eine wunderbare Verbundübung, die ebenfalls viel in den folgenden Plänen vorkommen wird, dennoch ist es nicht die primäre Übung für den Unterkörper. Warum nicht? Weil das Kniebeugen (wie auch zum Beispiel die Beinpresse) immer mehr die Quadriceps-Muskelfasern aktiveren und so hypertrophieren lässt, aber eben nicht die Glutes. Es nicht so, dass die Glutes nicht mit trainiert werden, wenn aber allein schon nachweislich beim Kniebeugen die Quadriceps zu 60% kontrahieren und die Glutes nur zu 10%, dann braucht man sich nicht wundern, wenn die großen Resultate ausbleiben. [19][20][21]

Nur damit du mich richtig verstehst: Kniebeugen sind eine wirklich tolle Übung mit einem tollen Bewegungsablauf, aber sie reichen allein nicht aus. Der fehlende Fokus im Training und sämtliche Nichtaktivierung im Alltag der Gesäßmuskulatur führen in vielen Fällen schlichtweg dazu, dass der gesamte Gluteus-Muskel ab irgendeinem Punkt komplett herunterfährt und die gesamte Arbeit all den anderen Muskeln überlässt. Das ist ein regelrechter Teufelskreis, der viele Frauen frustriert und verwundert über die eigenen Resultate zurücklässt, dabei ist es nur logisch.

Die Oberschenkel werden stärker und übernehmen prozentual immer mehr Last und werden so eher mit der Zeit nur noch stärker und werden noch mehr Lasten übernehmen, während die Glutes sich langsam mit der Zeit ausklinken, immer schwächer werden und sie sich so im Laufe der Zeit immer nur noch und noch weiter zurückbilden. All das führt zu einer Verkürzung der Hüftbeuger und somit zu einer mangelnden Mobilität, sowie Schmerzen in den Hüften, Knien und dem unteren Rücken.

Zusätzlich drückt all das tägliche Sitzen die Gesäßmuskulatur zusammen, was die Nährstoffversorgung und die Durchblutung beeinträchtigt und was wiederum nochmals die muskuläre Aktivierung erschwert bzw. verhindert. Dieses alltägliche Problem bei unzähligen Frauen führt zu extrem schwachen Glutes, die kaum genutzt werden und die bei weitem nicht in der Lage sind ihr großes und definitiv vorhandenes Potenzial zu entfalten. Leistungstechnisch als auch optisch gesehen nicht.

Worauf es deshalb im Training ankommt

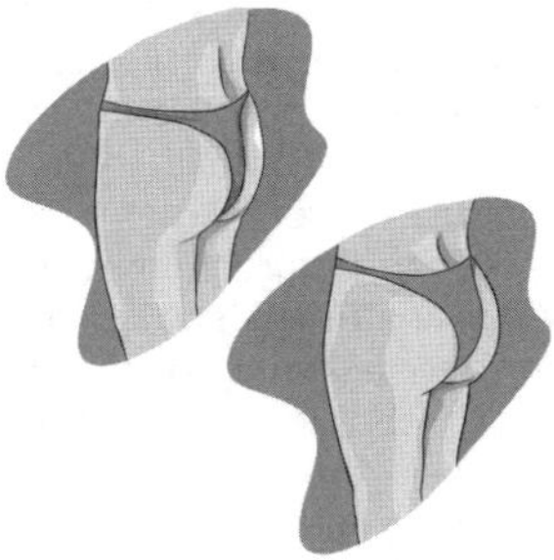

Im Fitness gibt es viele schöne Sprüche, die komplexe Sachverhalte versimplifizieren wollen, wie z.B. *Trainiere hart und ernähre dich gut* (in meinen Augen einer der schlimmsten Sprüche überhaupt). Ein weiterer Spruch wäre, der tatsächlich schon sehr nah an der Wahrheit liegt, dass *Bauchmuskeln in der Küche gemacht werden würden*. Hier ist viel Wahres dran. Ein dritter Spruch könnte dann zum Beispiel wie folgt lauten: *Ein Knackarsch wird im Gym an den Gewichten gemacht*. Zu viele Frauen versuchen durch endloses Diäten und Cardio-Training einen schönen Körper mit sexy Kurven zu bekommen - dass das nicht klappt müssen leider ebenso viele Frauen am eigenen Leib erfahren. Einfach nur den Körperfettanteil zu reduzieren sollte nicht das alleinige Ziel des Trainings und der körperlichen Transformation sein - es ist immer nur die halbe Miete. Wenn man nicht neue und starke Muskulatur aufbaut, wird man im besten Fall eher mager aussehen oder sich direkt Richtung Skinny Fat bewegen. Das kann unmöglich das Ziel sein. Was viele für ihren gesunden und attraktiven Traumkörper brauchen, ist Kraft und Muskulatur, ausgehend von der Körpermitte und insbesondere der Glutes. Aus diesem Grund und all den vorher beschriebenen Problemen ist das Trainingsprogramm aus der Female Fitness Fibel auch sehr stark auf die gesamte Gluteus-Muskulatur ausgelegt. Hier muss neue Muskulatur aufgebaut werden, genau hier muss man stark werden und hier müssen sich jede Woche in der einen oder anderen Form die eigenen Leistungen progressiv verbessern. Alles andere wird sich dann ebenso mit verbessern.

Lass mich das anhand der Männerwelt erklären, damit du meine bewiesene Philosophie hinter den Trainingsplänen besser nachvollziehen kannst und gegebene Fragen sich bereits im Vorfeld erübrigen. Neun von zehn Männern rate ich in der Regel von einem isolierten Armtraining ab. Ich persönlich halte isolierte Übungen für den Bizeps und Trizeps für relative Zeitverschwendung und für tatsächlich eine schlechte Strategie, um große und starke Oberarme zu bekommen. Ich persönlich habe meine eigenen Arme schon seit Jahren nicht mehr isoliert trainiert und kann mich trotzdem nicht über deren die Entwicklung beschweren. Warum aber nicht? Weil ich fest davon ausgehe, dass wenn der Stamm wächst, auch die Äste stärker werden. Das beweist sowohl die Praxis als auch die Studienlage. So fand zum Beispiel eine Studie aus dem Jahr 2015 von Gentil et al. heraus, dass nach einem achtwöchigen Kraftrainings-programm die Probanden denselben Zuwachs in der Bizepsmuskulatur erzielten, egal ob sie für den Bizeps reine Curls mit der Kurzhantel oder aber ob sie Latziehen zur Brust am Turm gemacht haben. [22]

Beide Gruppen hatten im Schnitt einen Zuwachs von 6% erzielt, während die Verbundübungsgruppe jedoch logischerweise auch Kraft und Muskulatur am gesamten Rücken aufgebaut hat. Exakt dies beschreibt meine eigene Trainingsphilosophie und die der Programme, die dich hier später erwarten werden. Mir ist klar, dass du ebenfalls Interesse an schlank-starken Armen und einem schönen Rücken hast - und all das wirst du ebenfalls in der Lage sein zu bekommen - vermutlich sogar besser als jemals zuvor. Durch das viele Kreuzheben wird sich ebenfalls dein gesamter Oberköper natürlich mitentwickeln, durch das Schulterdrücken bekommst du nicht nur natürlich starke und schöne Schultern, sondern ebenso einen starken Trizeps, der sauber und perfekt in das große gesamte Bild hineinpasst. So oder so - du bist nicht hier um mehr vom Alten zu machen, sondern für deine Veränderung, und ohne Veränderung wird es auch keine Veränderung geben. Sei deshalb nicht überrascht, wenn du später in den Plänen keine Übungen für die Arme finden wirst oder endlos viele Übungen für den Bauch. All das wird mittrainiert, all das wird sich in Einklang harmonisieren - vorausgesetzt, du wirst verdammt stark in den Grundübungen, insbesondere den Hip-Thrusts.

Hip-Thrusts ist dabei *DIE* Übung überhaupt, um die gesamten Glutes richtig ordentlich zu aktivieren und diese sichere und wunderbare Verbundübungen wird es dir erlauben, dich sauber und progressiv von Woche zu Woche zu steigern und besser und stärker zu werden - exakt das also, was wir auch wollen. [23]

Auf diese Weise wirst du mit deinem Training genau die Resultate erzielen, weshalb du hier bist. Das stetige Stärkerwerden in den komplexen Verbundübungen für den Unterkörper wird sich auf deinen gesamten Körper auswirken und das perfekte Gesamtbild erschaffen. Schenke mir diesbezüglich zumindest eine Zeit lang dein volles Vertrauen. Auf diese Weise wirst du die Kurven und die Taillen bekommen, die du wirklich willst und um die dich jede Frau beneiden wird. Den Rest, wie die Definition und weniger Fett auf den Hüften, all das regelt die Ernährung und darüber sprechen wir später noch ausführlich.

Also merke dir: Das Fitnessstudio soll dich stark machen. Dies ist der Ort, um Muskeln aufzubauen und dies ist dringend notwendig. Es ist eines von nur zwei Puzzleteilen auf dem Weg zu deinem Traumkörper. Hier geht es darum stärker zu werden, die Bewegungsabläufe zu meistern und irgendwann mehr Gewichte in den großen Übungen zu bewegen, als es so mancher Mann tun wird. Dies ist dein Fokus im Gym. Es geht nicht darum, viele neue Übungen zu machen, nicht darum, besonders doll zu schwitzen oder dergleichen (auch wenn das durchaus vorkommen kann) es geht darum, stark und stärker zu werden. Das Ziel sollte kein *Shaping* oder *Toning* sein - das Ziel sollte Stärke sein und dann wirst du mit deinem Training all das bekommen, was du dir wünschst. Unterstützend dazu wird die Ernährung dienen. Die Ernährung wird deine Muskeln füttern, sie zum Wachsen bringen und gleichzeitig das Fett von deinen Hüften verbrennen.

All das macht die Ernährung - NICHT das Training.

Training = Stärke- und Muskelaufbau (mehr sexy Kurven)
Ernährung = Fettverbrennung und Muskelaufbau (weniger Fett auf den sexy Kurven)

Leichtes Gewicht oder schwere Gewichte?

Einsteigen möchte in diesen Abschnitt mit der Frage nach dem richtigen Trainingsgewicht, schließlich rede ich ja das gesamte Buch stets von einem schweren Training ... Seit Jahren predigen Fitnessmagazine und Bodybuilder dennoch einen Wiederholungsbereich zwischen 12 bis 15 Wiederholungen für maximalen Muskelaufbau ... Doch stimmt das überhaupt? Welches Gewicht baut wirklich am besten Muskeln auf? Leichte oder schwere Gewichte - das schauen wir uns nun genauer an.

Ein kurzer Blick in diverse Magazine oder durch die Reihen des eigenen Fitnessstudios offenbaren schnell Folgendes: Die meisten Athleten, die effektiv Muskeln aufbauen wollen, trainieren in einem höheren Wiederholungsbereich und viel auf Pump. In den allermeisten Fällen wird also eher mit leichteren Gewichten gearbeitet, die eben das Ausführen der vielen Wiederholungen überhaupt erst möglich machen. Auf der anderen Seite finden wir aber auch Powerlifter und klassische Gewichtheber, die alles über 6 Wiederholungen als Cardio beschimpfen, und selbst manche legendären Bodybuilder zogen schwere Gewichte den leichteren vor und schwören bis heute auf diese Trainingsmethoden. Namentlich zu nennen wären hier Athleten wie Dorian Yates oder Ronnie Coleman. So sagt zum Beispiel schon Ronnie: *"Everybody wants to be a Bodybuilder, but nobody wants to lift heavy-ass weights."* (Ronnie Coleman ist 8-facher Mr. Olympia und zog gerne mal 350 kg beim Kreuzheben). Das Thema ist dabei nicht nur vielseitig gefächert, es ist tatsächlich auch relativ komplex und die Frage ist nicht leicht zu beantworten - dennoch verbirgt sich auch hier ein weiterer Schlüssel zum langfristigen Erfolg beim eigenen Muskelaufbau, weshalb du das folgende Kapitel unbedingt aufmerksam lesen und verstehen solltest.

Hypertrophie mit leichten Gewichten - Das sagt die Wissenschaft

Die meisten Trainingsprogramme, die man so im Internet oder bei sich im Studio findet, beruhen auf einer hohen Wiederholungszahl mit leichten Gewichten. So wird uns empfohlen, die Übungen mit leichten Gewichten zu absolvieren und irgendwo zwischen 12 bis 15 Wiederholungen zu trainieren. Dies soll angeblich ideal für den Muskelaufbau und die maximale Hypertrophie sein ... So habe auch ich angefangen und dies ist in meinen Augen einer der Hauptgründe, warum die meisten Menschen schwach und dünn bleiben und auf Dauer wenig Muskeln aufbauen werden - und weshalb mein eigener Erfolg in diesem Sport ebenfalls lange Zeit auf sich warten ließ. Sicherlich, mit dieser Art von Training bekommen wir einen schönen Pump, man assoziiert hiermit eher ein Training bis zum Muskelversagen und wir haben einen hohen metabolischen Stress in unserer Muskulatur - und dies ist immerhin einer von zwei Hypertrophie-Treibern. [1]

Um jedoch eine vollständige Argumentation zu ermöglichen und zu verstehen, welche Art von Gewichten optimal ist, müssen wir uns das gesamte Spektrum von Wissenschaft bis Erfahrung anschauen. So beweist entgegen vieler Erwartungen die Wissenschaft nämlich, dass es zunächst keine Rolle für die Hypertrophie spielt, wie schwer das Gewicht und wie hoch die Last ist, mit der wir trainieren und das sowohl bei Anfängern, als auch bei fortgeschrittenen Athleten. [2][3]

Der Forscher Brad Schoenfeld führte diesbezüglich 2016 und 2017 ausführliche Meta-Analysen durch und schaute sich alle relevanten Studien zu diesem Thema an und kam zu dem Schluss: [4][5]

"Leichte Gewichte und schwere Gewichte führen gleichermaßen gut zum Muskelaufbau, wenn das Volumen identisch ist und die Sätze bis zum Muskelversagen trainiert werden."

Zwar zeichnete sich ein kleiner Vorteil von schweren Gewichten hinsichtlich der Hypertrophie ab, dennoch könnte man hiermit durchaus behaupten, dass alle Wiederholungsbereiche gleichermaßen gut Muskeln aufbauen (ja, sogar Arbeitssätze mit 30 oder sogar 100 Wiederholungen). Das ist durchaus sehr spannend und sicher überraschend für so manchen Leser. Doch um die Studien und Meta-Analysen korrekt einzuordnen und die richtigen Schlüsse für sich und sein Training ziehen zu können, müssen wir uns insbesondere den zweiten Teil des Fazits von Brad Schoenfeld anschauen.

- Das Trainingsvolumen muss identisch sein.
- Es muss bis zum oder sehr nahe am absoluten Muskelversagen trainiert werden.

Dies sind und werden entscheidende limitierende Faktoren hinsichtlich der eigenen mittel- und langfristigen Hypertrophie sein, die wir uns im folgenden Abschnitt genauer anschauen müssen. Dennoch können wir zunächst festhalten, dass es hinsichtlich der kurzfristigen Hypertrophie nur eine kleine Rolle spielt, ob wir schwere oder leichte Gewichte im Training verwenden, solange wir genügend Volumen in unserem Training insgesamt akkumulieren und anständig bis zum Muskelversagen trainieren.

So weit, so gut. Aus dem vorherigen Zeilen könnte man nun schnell den voreiligen Schluss ziehen, dass es überhaupt keine Rolle spielt, mit wie viel Gewicht man trainiert und ob man beispielsweise seine Brust mit 6 Wiederholungen pro Satz oder aber mit 20 Wiederholungen trainiert. Die Praxis scheint jedoch häufig das Gegenteil zu beweisen, weshalb ich eben *NICHT* zu diesem voreiligen Schluss kommen werde und wir uns nun etwas tiefer in den Kaninchenbau namens Muskelaufbau begeben müssen (total ätzend, aber bleib jetzt hier am Ball). Im Folgenden müssen wir also das Pferd von hinten aufzäumen, um die Frage nach dem idealen Gewicht wirklich beantworten zu können ...

Trainingsvolumen bzw. Workload

Das Trainingsvolumen (auch Workload oder nur Volumen genannt) ist die Variable im Training, die die Gesamtleistung an bewegtem Gewicht im jeweiligen Training beschreibt:

Gewicht x Satzzahl x Wiederholungsanzahl = Trainingsvolumen
(je nach Auslegung wird dieser Wert auch Workload genannt)

Praxisbeispiel Hip-Thrusts:
80 kg x 4 Sätze x 10 Wiederholungen = 3.200 kg

Wir wissen, dass das Trainingsvolumen einer der wichtigsten Kennzahlen für den Muskelaufbau und die eigene Hypertrophie ist und ein höheres Volumen korreliert sehr stark mit einem besseren Muskelaufbau. Mehr ist hier tatsächlich häufig mehr. Aus diesem Grund her könnte es durchaus Sinn ergeben, eher mit weniger Gewicht und mehr Wiederholungen zu trainieren, einfach weil wir mithilfe von hohen Wiederholungsbereichen einen enorm großen Hebel und Multiplikator haben, um effizient das Gesamtvolumen (Workload) in die Höhe zu treiben. [6][7]

Beispiel mit weniger Gewicht und mehr Wiederholungen:
50 kg x 4 Sätze x 20 Wiederholungen = 4.000 kg

Der Workload hätte sich also hier immerhin um ganze 800 kg erhöht und in der Theorie und wenn man die nackten Zahlen betrachtet, würde das zweite Beispiel mehr Muskeln aufbauen. Hiermit ist nun zumindest ein Teil des Nachschubs von Brad Schoenfeld und seiner Analyse verstanden und erklärt und bis hierher spräche noch immer vieles für ein leichteres Training mit weniger Gewichten. Gäbe es nicht folgendes großes ABER ...

Der zweite Nachschub von Schoenfeld setzt bei der Frage nach dem richtigen Gewicht voraus, dass bis zum Muskelversagen trainiert wird - und hier stoßen wir auf das erste wirklich große Problem in der Praxis. Kaum ein Athlet ist auf lange Sicht in der Lage, jeden einzelnen Satz nahe oder bis zum Muskelversagen in einem Wiederholungsbereich von 15 bis 20 Wiederholungen oder sogar darüber hinaus zu trainieren. Dies ist extrem schmerzhaft und erfordert enorm viel Willenskraft von einem. Wer schon einmal bei Hip-Thrusts oder der Beinpresse ans reale Versagen jenseits der 12 Wiederholungsmarke gegangen ist, weiß genau, wovon ich rede - und selbst in einigen der Studien mussten sich Probanden tatsächlich übergeben, um auf ein gewisses Volumen mithilfe der Wiederholungsanzahl zu kommen.

Nicht nur ist es extrem schmerzhaft, sich ans absolute Muskelversagen in diesen Wiederholungsbereichen zu begeben, die Wissenschaft beweist nämlich auch, dass die meisten Athleten es einfach nicht schaffen werden und weit vor dem eigentlichen Versagen aufhören zu trainieren (was aber dringend für den Erfolg nötig wäre).

Die Wissenschaft beweist: 80% aller Sportler trainieren nicht hart genug und hören weit vor ihrer eigentlichen wahren Leistungsgrenze auf. (!) [8]

2017 sollten sich so in einer Studie 160 trainierte Männer selbst einschätzen und angeben, wie oft sie Gewicht X auf 10 Wiederholungen beim Bankdrücken bewältigen können - anschließend wurden dann exakt diese Angaben ausgetestet. Das Resultat: 78 % der 160 Probanden lagen mit ihrer eigenen Einschätzung vollkommen falsch und hörten in ihrem eigenen Training lange vor dem Eintreten des Muskelversagens auf.

So schafften sie es während der Untersuchung deutlich mehr Leistung zu erbringen (was im Umkehrschluss bedeutet, dass sie sonst viel zu wenig oder viel zu lasch trainieren). 21 % der Probanden schafften so anstatt 10 Wiederholungen ganze 16 bis 18 Wiederholungen und unglaubliche 30,8 % der Probanden schafften 19 Wiederholungen und mehr - sprich mehr als das Doppelte und darüber hinaus (!).

Wir haben zwar gelernt, dass mehr Wiederholungen durchaus zu einem größeren Workload führen können, aber dies eben nicht zwangsweise zu mehr Hypertrophie führen muss. Denn entscheidend ist ebenso die Anzahl der reizauswirkenden Wiederholungen (die sogenannten *LAST FIVE*) in einem Satz, die sich unmittelbar vor dem Versagen befinden - doch 80 % der Athleten werden nicht bis an diese Grenze gehen und deshalb alles andere als optimal Muskeln aufbauen. Ist ja auch nur logisch im Grunde: Weshalb sollten die ersten noch einfachen Wiederholungen so anabol sein, wie es zum Beispiel die letzten beiden Wiederholungen sind, die durch viel Willenskraft erreicht werden müssen? [9][10]

Mit einem höheren Gewicht und einem subjektiv schwereren Training ist dies deutlich leichter zu erreichen und es ist wesentlich "angenehmer", bis kurz vor oder bis an das Muskelversagen zu trainieren, anstatt mit 15 oder gar 20 Wiederholungen und noch mehr. (Mehr zum Grad der subjektiven Anstrengung später im Buch)

Optimale Hypertrophie für die richtigen Muskelfasern

Die Analysen haben aber auch gezeigt, dass schwere Gewichte einen kleinen Vorteil gegenüber leichten Gewichten haben und sie zu einer besseren Hypertrophie führen - auch wenn es zunächst nur wenig ist ... Warum sich also nicht genau darauf fokussieren und womit hat das überhaupt zu tun? Neben dem möglichen Training bis zum wirklichen Versagen und den reizauswirkenden Wiederholungen spielen auch die verschiedenen Muskelfasertypen eine entscheidende Rolle - besonders langfristig. In der Regel unterscheidet man bei uns im Kraftsport zwischen Typ II / Typ-II-x und Typ-I-Muskelfasern (es gibt noch deutlich mehr, aber dies sind die wichtigsten Fasern für uns). Typ-II / Typ-II-x-Muskelfasern haben das größte Wachstumspotenzial aller verfügbaren Muskelfasern und werden hauptsächlich aktiviert, wenn wir ein für uns wirklich schweres Gewicht bewegen (hohe Intensität). Sie wachsen in der Regel sogar um bis zu 50% mehr als die Typ-I- Muskelfasern und sind somit hauptsächlich für den Aufbau neuer sichtbarer Muskulatur und Kraft verantwortlich, weshalb es ebenfalls nur Sinn ergibt, sich in seinem Training auf genau dies zu fokussieren. [11]

Die Typ-I-Muskelfasern können dagegen nicht so viel Kraft entfalten, sind dafür aber deutlich ausdauernder und können über einen deutlich längeren Zeitraum Energie bereitstellen. Sie haben zwar nicht so ein starkes Wachstumspotenzial, dennoch können und werden auch diese Muskelfasern wachsen und hypertrophieren. [12]

Bildlich kannst du dir das so vorstellen: Ein Elite-Sprinter hat stark ausgeprägte Typ-II / Typ-II-x-Muskelfasern, während ein Elite-Marathonläufer stark ausgeprägte Typ-I-Muskelfasern besitzt. So ist es auch kein Wunder, dass ein höheres Gewicht mit einer hohen Intensität und weniger Wiederholungen primär die Typ-II / Typ-II-x-Muskelfasern aufbaut und ein leichteres Gewicht mit mehr Wiederholungen primär das Wachstum der Typ-I-Muskelfasern fördert. [13]

Wer also maximal Muskeln aufbauen und eine wirklich muskuläre Statur erreichen will, der sollte primär das Wachstum von Typ-II / Typ-II-x- Muskelfasern im Fokus haben, einfach weil diese Fasern ein viel größeres Wachstumspotenzial haben - und dies schaffen wir hauptsächlich mit schweren Gewichten.

Kraft und Stärke

Jetzt haben wir die gesamte Zeit nur über die Hypertrophie gesprochen - doch wie verhält es sich eigentlich mit der Stärke und dem Kraftaufbau? Schließlich betreiben wir doch Krafttraining, dann will man doch auch am Ende mehr Kraft haben, richtig? Hier schlagen schwere Gewichte (zwischen 4 bis 6 Wiederholungen) immer leichtere Gewichte (zwischen 6 bis 15+ Wiederholungen). Mit schweren Gewichten und regelmäßig mit einer Intensität zwischen 75 bis 85 % der Maximalkraft zu trainieren, ist der schnellste und effektivste Weg, Stärke und Kraft aufzubauen. [14]

Ist ja auch nur logisch - wer stets nur mit weniger Gewicht und enorm vielen Wiederholungen trainiert, bei dem wird der Körper kaum die Notwendigkeit in Betracht ziehen, ernsthaft stark werden zu müssen. Dies nennt man auch das S.A.I.D.-Principle. Zu gut Deutsch: spezifische Adaption an ausgesetzte Anforderungen. Klartext: Wer stark werden will, muss auch schwer trainieren. Dies sollte jedoch eines der übergeordneten Ziele deines Trainings sein - stark und stetig stärker zu werden. Besonders dann, wenn du als Natural Athlet viel Muskulatur aufbauen und Resultate erzielen willst. Nicht nur fördern schwere Gewichte besser die eigene Kraft und zielen vermehrt auf das Wachstum der Typ-II / Typ-II-x-Muskelfasern ab, mit zunehmender Kraft wird man auch hier besser, das eigene Volumen in seinem Training Stück für Stück erhöhen zu können und die Zunahme von Kraft wird besonders mittel- und langfristig bei der Progression eine entscheidende Rolle spielen. Denn wie will man langfristig mehr Gewicht in seinem Training bewegen und stetig progressiv trainieren können, wenn man nur ausschließlich in höheren Wiederholungsbereichen trainiert und nicht wirklich stärker wird?

Deshalb sollten schwere Gewichte das Fundament jedes Trainings sein.

Um jetzt aber die Frage nach dem idealen Gewicht ein für allemal beantworten zu können, müssen wir uns nun noch als letzten Punkt die eigentlichen Hypertrophie-Treiber in unserem Training anschauen - also was überhaupt grundsätzlich zum Muskelaufbau führt.

So gibt es im Grunde nur zwei Hypertrophie-Treiber: [15]

- Hohe mechanische Spannung
- Hoher metabolischer Stress

Die mechanische Spannung bezieht sich auf die Kraftmenge, die in den Muskelfasern erzeugt wird, während ein hoher metabolischer Stress innerhalb der Muskulatur auftritt, wenn eine Vielzahl chemischer Veränderungen innerhalb und außerhalb der Muskelfasern auftritt, so wie wenn die Muskelfasern kontinuierlich und wiederholt zusammen-gezogen werden. Zudem werden häufig noch die Schädigungen an den Muskelfasern als Hypertrophie-Treiber aufgezählt, doch neueste Studien weisen darauf hin, dass dies eher nur ein Nebeneffekt der anderen beiden Treiber ist und nicht direkt im Zusammenhang mit der Hypertrophie steht. Die Forschung zeigt dabei, dass die mechanische Spannung der wichtigste dieser beiden Wege zum Muskelwachstum ist. Je höher die mechanische Spannung auf unserer Muskulatur, desto besser der Muskelaufbau. [16]

Und welcher Trainingsstil hat wohl den größten Einfluss auf die mechanische Spannung? Richtig - ein Training mit einer hohen Intensität, schweren Gewichten und wenig Wiederholungen und dies sollte deshalb stets das Fundament deines Trainings sein. [17][18]

Aus der Theorie in die Praxis

Auf der einen Seite finden wir Studien, die uns nahelegen, dass das Gewicht eher keine so große Rolle spielt (siehe oben) - auf der anderen Seite finden wir aber auch Studien, die das genaue Gegenteil herausgefunden haben. Zum Beispiel in dieser Studie aus dem Jahre 2015, bei der 33 fortgeschrittene Athleten in zwei verschiedene Gruppen unterteilt wurden: [19]

1. Training mit viel Volumen und einer moderaten Intensität. Hier trainierten die Athleten 4-mal in der Woche und absolvierten ihre Übungen im Bereich von 10 bis 12 Wiederholungen pro Satz.
2. Training mit weniger Volumen und einer hohen Intensität. Hier trainierten die Athleten ebenfalls 4-mal in der Woche, absolvierten ihre Übungen aber im Bereich von 3 bis 5 Wiederholungen pro Satz.

Alle Athleten trainierten die selben Übungen und absolvierten so über 8 Wochen ihre Krafttrainingsprogramm. Zudem sollten sie ihre Nahrungsgewohnheiten nicht verändern und weder mehr noch weniger essen als sonst. Nach diesen 8 Wochen Training fanden die Wissenschaftler heraus, dass die Gruppe mit der höheren Intensität deutlich mehr Muskeln und Kraft aufbauten, als die Gruppe mit dem höheren Volumen es tat. Was bedeutet all das jetzt für unser Training? Richtig, wir sollten in allen Wiederholungsbereichen trainieren und unser Gesamtvolumen vom Training auf verschiedene Intensitätsbereiche aufteilen.

- Das Fundament jedes Trainings sollten schwere Verbundübungen mit einer hohen Intensität sein. Dies können Übungen wie Hip-Thrusts, Kreuzheben, Kniebeugen, Schulterdrücken und Klimmzüge oder Rudern an der Langhantel sein. Diese Übungen sollten vermehrt im Bereich zwischen 1 und 6 Wiederholungen trainiert werden. Ein gutes System wäre hier zum Beispiel das 5×5-Training.
- Darüberhinaus sollten wir unser Training mit Volumenarbeit unterstützen, um unser Gesamtvolumen ebenfalls effektiv in die Höhe zu bringen. Dies schaffen wir effektiv durch einen Wiederholungsbereich von zum Beispiel 6 bis 12 Wiederholungen. Dies könnten dann Verbundübungen sein wie Latziehen, Beinpresse, rumänisches Kreuzheben, Rudern am Turm, Bankdrücken mit der Kurzhantel, Schulterdrücken mit der Kurzhantel etc. ...
- Wenn dann noch Zeit und Lust für weitere Übungen vorhanden ist, können wir noch weiteres Volumen und eine weitere Intensitätsstufe in unser Kraftraining implementieren. Dies können dann Isolationsübungen im Bereich zwischen 12 bis 20 Wiederholungen sein und Übungen wie Seitheben, Facepulls, Bizeps-Curls, Trizeps-Drücken, Beinstrecker, Beinbeuger etc. ...

Um die maximale Hypertrophie mit unserem Training zu erreichen, sollten wir in allen Wiederholungs- bzw. Intensitätsbereichen trainieren, mit jedoch dem Fokus auf schweren Verbundübungen. Trainieren wir dagegen jedoch nur und ausschließlich in einem dieser genannten Wiederholungs- bzw. Intensitätsbereichen, werden wir vermutlich Kraft und Muskelmasse im Laufe der Jahre auf der Straße liegen lassen und das ist es, was die meisten Athleten leider tun, weil sie ausschließlich die gesamte Zeit mit leichten Gewichten und vielen Wiederholungen trainieren. [20][21]

So kann in Zukunft dein Training beispielsweise immer mit schweren Arbeitssätzen und einer hohen Intensität beginnen (z. B. dem 5-×-5-Training), worauf später im Training dann Übungen mit leichteren Gewichten, aber mehr Volumen folgen sollten (z. B. 3 Sätze mit je 8 bis 12 Wiederholungen). Auf diese Weise werden wir viel Kraft aufbauen, viel Volumen akkumulieren, eine gute Hypertonie erreichen und stets sowohl optisch als auch leistungstechnisch erhebliche Fortschritte machen.

Wie oft sollte man jeden Muskel pro Woche trainieren?

Die Frage ist und bleibt ein Dauerbrenner: Wie oft sollte man jeden Muskel pro Woche trainieren und wie oft sollte man ins Fitnessstudio gehen, um maximal Muskeln aufzubauen? Bei der Frage nach der idealen Trainingsfrequenz treffen zwei große Trainingsphilosophien und Lager aufeinander, wie sie unterschiedlicher nicht sein könnten. Ich habe dir die Antwort auf die Frage ja bereits schon früher im Buch verraten, dennoch will ich auf den folgenden Seiten auf die genauen wissenschaftlichen Hintergründe eingehen, die zu dieser Empfehlung gekommen sind. Auf der einen Seite kennen wir sicher all die 4er- oder 5er-Splits, welche die Wahl vieler großen Bodybuilder zu seinen scheint und so ist es in den meisten Fitnessstudios fast schon ein ungeschriebenes Gesetz, dass derjenige, der viel Muskeln aufbauen will und das Training wirklich ernst nimmt, im 5er-Split trainieren muss (!). Hier wird jeder Muskel sozusagen einmal (dafür sehr intensiv und sehr ausgiebig) pro Woche trainiert. Auf der anderen Seite finden wir Trainingspläne, die uns eher dazu raten, jeden Muskel mehr als nur einmal pro Woche zu trainieren, damit wir maximal neue Muskulatur aufbauen können.

Doch wer hat recht und vor allem warum? Mit welcher Methodik baut man wirklich maximal Muskulatur auf, was sagt die Studienlage und wie sollten wir in der Praxis trainieren? Super spannendes Thema - und die ausführliche Antwort schauen wir uns nun genauer an.

Reicht es aus, eine Muskelgruppe einmal pro Woche zu trainieren?

In dieser Frage finden wir eines der größten Paradoxa des gesamten Krafttrainings bzw. Bodybuildings. Während all unsere Bodybuilding-Ikonen auf den allseits beliebten 5er-Split schwören und ich täglich unzählige Nachahmer davon im Fitnessstudio beobachte, beweist die Wissenschaft das komplette Gegenteil. Die Trainingsvariable, die beschreibt wie oft man eine Muskelgruppe pro Woche trainiert, nennt man die Frequenz bzw. die Trainingsfrequenz. Weshalb im Folgenden hauptsächlich von der Trainingsfrequenz die Rede sein wird. Beispiel:

- Trainieren wir eine Muskelgruppe einmal in der Woche, so liegt die Trainingsfrequenz bei 1.
- Trainieren wir einen Muskel zweimal die Woche, so liegt die Trainingsfrequenz bei 2 (und so weiter).

Ganz einfach sozusagen. Nun gibt es jedoch noch andere Trainings-variablen, wie z.B. das Trainingsvolumen oder die Trainingsintensität, und es ist wichtig zu verstehen, dass sich all diese Variablen zu jeder Zeit gegenseitig beeinflussen. Das kann zu einem Problem werden, um eine klare Aussage treffen zu können - dennoch gibt es sehr gute Studien, die dieses Problem bereits aufgehoben haben und bei denen beispielsweise das Gesamtvolumen identisch ist. Diese Studien schauen wir uns nun genauer an ...

Die Studienlage ist sich hier dann sehr schnell sehr einig: Wer mehr Lean Body Mass aufbauen, also fettfreie Muskelmasse, und eine bessere Hypertrophie mit seinem Training erreichen will, der muss seine Muskulatur mehr als nur einmal in der Woche trainieren. [1]

Repräsentativ dafür sind folgende zwei sehr aussagekräftige Studien. Die erste Studie stammt aus dem Jahr 2015 und wurde ebenfalls von Dr. Schoenfeld durchgeführt. Schoenfeld nahm eine Gruppe männlicher und fortgeschrittener Athleten und unterzog sie einem Trainingsprogramm mit jeweils drei festen Trainingstagen in der Woche. [2]

Während das Volumen und die Intensität identisch waren, unterteilte er jedoch die Trainierenden in zwei unterschiedliche Gruppen und splittete das Gesamtenvolumen unterschiedlich auf. Wichtig - alle trainierten im Endeffekt dasselbe. Dieselben Übungen, in derselben Intensität und demselben Volumen - keiner trainierte mehr oder schwerer oder Ähnliches. Die erste Gruppe trainierte Brust und Rücken am ersten Tag, die Beine am zweiten Trainingstag und Schultern und Arme am letzten Tag, während die zweite Gruppe im Ganzkörpertrainingsstil trainierte und Teile der einzelnen Übungen für jede Muskelpartie in jedem Workout absolvierte. Nochmal, denn es ist extrem wichtig, dies für die eigene Praxis zu verstehen: Im Grunde hatten beide Gruppen den exakt selben Trainingsplan - er war lediglich unterschiedlich auf die Tage aufgeteilt. Das Ergebnis: Die Athleten mit dem Ganzkörpertraining erzielten eine wesentlich bessere Hypertrophie und wir können daraus schließen, dass eine höhere Trainingsfrequenz einer niedrigeren überlegen ist.

Das Gleiche fand man auch bei der norwegischen Gewichthebermannschaft heraus. [3]

Hier wurde die Hälfte der Mannschaft in eine 3-Tage-Trainingswoche untergliedert und die andere Hälfte in eine 6-Tage-Trainingswoche, wobei die zweite Gruppe pro Training nur die Hälfte der Wiederholungen ausführte und das Volumen in beiden Gruppen somit wieder identisch war. Auch hier machten die Athleten, die öfter ins Training gingen und regelmäßiger eine Muskelpartie trainierten bzw. eine höhere Frequenz hatten, größere Fortschritte hinsichtlich ihrer Hypertrophie und des Kraftaufbaus.

Dr. Schoenfeld ging jedoch noch weiter und analysierte 10 sehr gute Studien zu dieser spannenden Frage und achtete dabei auch darauf, dass folgende Variablen identisch waren:

- Gleiches Gesamtvolumen pro Woche
- Gleiche Übungsauswahl
- Gleiche Pausenzeit zwischen den einzelnen Sätzen

Der einzige Unterschied in den verschiedenen Studien und ihren Trainingsplänen sollte die Trainingsfrequenz sein. Diese lag auf der einen Seite bei 1 und auf der anderen Seite bei 2 bis 3. Das Resultat: Jede einzelne Studie dieser Meta-Analyse bewies, dass eine höhere Trainingsfrequenz zu einem besseren Muskelaufbau führt. [4]

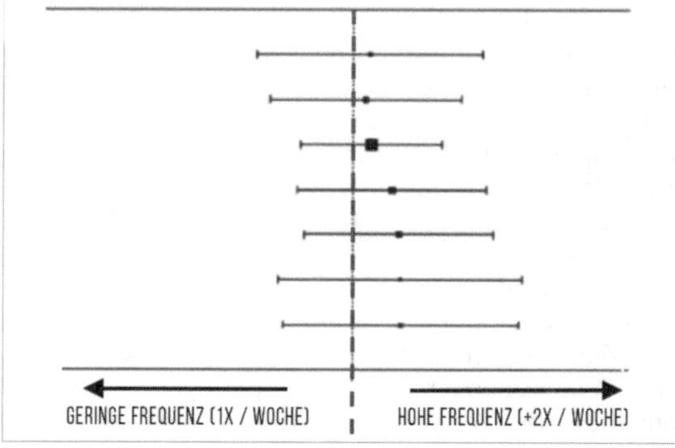

Das ist ein echter Paukenschlag und eine Trainingsfrequenz von 2 ist einer Trainingsfrequenz von 1 immer überlegen. Dies beweist die Wissenschaft Studie um Studie und wer maximal Muskulatur aufbauen will, sollte auf keinen Fall den 5er-Split von irgendwelchen Profi-Bodybuildern nachtrainieren - auch wenn genau das uns die letzten 20 Jahre vorgelebt und eingetrichtert wurde. [5]

Wie oft sollte man ins Fitnessstudio gehen, um maximal Muskeln aufzubauen?

Wer sich mit dieser Frage auseinandersetzt, der kommt sehr schnell in Teufels Küche und wird feststellen, dass die Trainingslehre zum bestmöglichen Muskelaufbau in Wirklichkeit ein scheinbar endloser Kaninchenbau mit unzähligen Abzweigungen ist ... Doch es gibt Licht am Ende des Tunnels. Hier sind die vermutlich wichtigsten Indikatoren für einen bestmöglichen Muskelaufbau:

- Wir wissen, dass wir jeden Muskel mindestens zweimal in der Woche trainieren sollten oder mehr.
- Auf der anderen Seite wissen wir durch diverse Studien und Meta-Analysen auch, dass mehr Trainingsvolumen zu einem besserem Muskelaufbau führt. [6]

Dies ist wichtig zu verstehen und wichtig, um die Frage beantworten zu können, wie oft wir ins Fitnessstudio gehen sollten. So führen beispielsweise 10 Arbeitssätze pro Woche fast zu einer doppelt so hohen Hypertrophie wie es nur 4 Arbeitssätze tun. [7]

Doch nicht nur das. Eine hohe Trainingsfrequenz von 2 bis 3 Trainingseinheiten pro Woche bringt noch weitere Vorteile mit sich:

- Bessere neuromuskuläre Anpassungen [8][9]
- Bessere hormonelle Marker für die Regeneration [10][11]
- Besserer Kraftaufbau [12][13][14][15]

Hauptgrund für all diese Vorteile scheint die erhöhte Muskelproteinsynthese zu sein, die nach jedem Krafttraining für um die 24 bis 48 Stunden deutlich ansteigt. [16]

Die Muskelproteinsynthese kann dabei stellvertretend als der Prozess des Muskelaufbaus betrachtet werden. Anstatt also, wie es bei einem klassischem 5er-Split der Fall wäre, nur 24-48 Stunden pro Woche pro Muskelgruppe zu wachsen, baut der Körper mit einer höheren Frequenz die gesamte Woche über hinweg neue Muskulatur auf, einfach weil die Muskelproteinsynthese wieder und wieder aktiviert wird und so über die gesamte Woche deutlich erhöht ist. Mit einer Frequenz von 1 werden wir zwar auch Muskeln aufbauen können (ohne Frage, denn Training ist effektiver als kein Training) - doch wir verschenken hier unglaublich viel Potenzial und verschwenden unnötig viel Zeit auf dem Weg zu unserem Traumkörper. Ein weiterer Grund für solche Ergebnisse ist meiner Meinung nach die Qualität jeder einzelnen Wiederholung bzw. die Qualität jedes einzelnen Arbeitssatzes. Angenommen wir absolvieren pro Woche 12 Arbeitssätze für die Gesäßmuskulatur. Trainieren wir nun dieses Pensum am Stück und an einem einzigen Tag ab, dann ist es doch nur logisch, dass zum Ende hin die Qualität der letzten Arbeitssätze stark absinkt und wir weniger Gewichte bewegen und somit auch eine insgesamt geringere mechanische Last auf die Gesäßmuskulatur ausüben werden. Das ist nicht ideal und wir wollen ja eben genau eine höchstmögliche Last ausüben.

Hier biegen die meisten Menschen gedanklich leider falsch ab. Wir wollen unsere Muskulatur nicht kaputt trainieren und ebenfalls nicht möglichst ausbrennen - wir wollen stärker werden und progressieren. Das ist ein enormer Unterschied, denn die reinen Schäden an den Muskelfasern führen kaum bis gar nicht zum Muskelaufbau - es ist immer nur die höchstmögliche mechanische Last in Kombination mit einer stetigen progressiven Überladung. [17][18][19]

Doch das klärt noch nicht die finale Frage: Wie oft sollte man ins Fitnessstudio gehen, um maximal Muskeln aufzubauen und bedeutet mehr Training bessere Resultate?

Ja und nein - und so einfach ist es dann leider auch nicht ... (zumindest dann, wenn man einen fundierten Rat erteilen möchte). Zum einen haben wir hier den Faktor der Fatigue, also wie ermüdet unsere Muskulatur ist und wie gut wir vom Training erholt sind. Unsere Muskeln wachsen außerhalb des Fitnessstudios, wenn wir schlafen und uns ausruhen. Geben wir ihnen nicht diese Zeit, werden wir sehr schnell stagnieren und keine Fortschritte mehr mit unserem Training erzielen, schlichtweg da der Grad der Ermüdung einfach so hoch ist, dass es unser mögliches Leistungspotenzial limitiert. Zudem kommt der Fakt, dass uns ein stetiges erneutes Auslösen der Muskelproteinsynthese uns keinerlei großen Vorteile mehr im Training bringen wird, sobald wir an einem bestimmten Punkt angelangt sind. So sollte zwischen gleichen muskulären Trainingsreizen ungefähr 36 bis 48 Stunden liegen. [20][21]

Hinzu kommen noch die wichtigen Lifestyle-Faktoren der Zeit und Lust dazu - welche ebenfalls limitierende Faktoren in der Praxis sein werden. Um genügend Trainingsvolumen akkumulieren und wirklich progressiv trainieren zu können, rate ich dir deshalb zu 3 bis 4 festen Trainingseinheiten pro Woche. Mehr halte ich nicht für notwendig, da hier die Kosten-Nutzen-Rechnung schlichtweg nicht mehr aufgeht und wir kaum messbar mehr Netto-Muskulatur dadurch gewinnen werden.

Dies in Kombination mit einer Trainingsfrequenz von mindestens 2 lässt im Grunde nur zwei mögliche Trainingssplits übrig:

Das Ganzkörpertraining und den Oberkörper-/ Unterkörper-Split.

Das Ganzkörpertraining war im Übrigen der ganz normale Trainingsstil zu echten Oldschool-Bodybuilding-Zeiten und hat Körper wie den von Steve Reeves oder Reg Park hervorgebracht - und da will noch jemand behaupten, das Ganzkörpertraining wäre nur für Anfänger. Das genaue Gegenteil ist nämlich viel eher der Fall. Die meisten Athleten täten gut daran, im Ganzkörpertrainingsstil zu trainieren und sich die Macht der eigenen Muskelproteinsynthese zu nutzen zu machen. Sicherlich - eine Frequenz von 2 bekommt man auch mit einem 3er-Split (Push-Pull-Beine) hin, wenn man an unglaublichen 6 Tagen die Woche ins Fitnessstudio geht ... Doch alles, was ich hierbei sehe, ist, dass diese Athleten in der Praxis eine schlechte Konsistenz an den Tag legen können und so in den seltensten Fällen wirklich viel Muskelmasse aufbauen, einfach weil dieses Trainingspensum in der Realität auf Dauer kaum umsetzbar ist. Ich rate dir zum Ganzkörpertraining an 3 bis 4 Tagen pro Woche. Dies ist auch mein Trainingsstil und er ist verantwortlich für die unglaublichsten Transformationen.

Der Bro-Split ist tot. Lang lebe das Ganzkörpertraining. Es ergibt buchstäblich keinerlei Sinn, in einem 5er-Split zu trainieren. Nicht nur ist diese Art von Training für die meisten Menschen kaum im echten Leben umsetzbar, es ist zudem auch noch absolut ineffizient und wir lassen viel mögliches Potenzial ungenutzt auf der Straße liegen ... Die Antwort auf die Frage, wie oft man jeden Muskel pro Woche trainieren sollte, lautet deshalb:

>> Trainiere jede Muskelgruppe 2 bis 3 Mal pro Woche.

Dies schaffst du idealerweise durch einen guten Ganzkörpertrainingsplan oder einen OK- / UK-Split, wenn du 4-mal pro Woche ins Gym gehen willst (wobei ich auch hier tendenziell das GK-Training vorziehen würde ...). Durch eine höhere Trainingsfrequenz werden wir:

- Mehr Muskeln aufbauen
- Einen besseren Kraftaufbau haben
- Bessere neuromuskuläre Anpassungen haben
- Unsere Muskelproteinsynthese effizienter nutzen

Dies in Kombination mit dem idealen Trainingsvolumen, einer stetigen progressiven Überladung, einer zielführenden Übungsauswahl und dem intelligenten Vermeiden des stetigen Muskelversagen ist die vermutlich potenteste Kombination auf dem Weg zum maximalen Muskelaufbau. Das ist smartes Training. Im folgenden Abschnitt werden wir uns näher dem Ganzkörpertraining widmen - meine mit Abstand favorisierte Trainingsmethode. Nicht nur bin ich selbst ein großer Fan vom Ganzkörpertraining, sondern wir verbinden hiermit auch in meinen Augen (und in deinen hoffentlich nach all den Ausführungen ebenso) die neueste Theorie mit gelebter Praxis. Ein GK-Training passt perfekt in unser aller Leben: Wir müssen seltener ins Fitnessstudio gehen und werden dennoch maximalen Erfolg haben können.

Dank des GK-Trainings bin ich Fitnessmodel geworden und heute kann ich nur müde (und ein wenig traurig) schmunzeln über all jene, die montags immer noch ausschließlich Brust trainieren und eine Isolationsübung nach der nächsten abtrainieren - dass all dies offenbar nicht so gut funktioniert, merken jedoch nur die wenigsten ... Bist du aber bereit für deine Veränderung und gewillt, gegen den Strom zu schwimmen für echte Resultate? Dann lass uns einsteigen in die Welt des Ganzkörpertrainings ...

Das Ganzkörpertraining

Mit diesem Abschnitt kann es nun durchaus sein, dass ich deine gesamte Fitnesswelt auf den Kopf stelle und mir ist durchaus bewusst, dass ich hiermit gegen sämtliche Bodybuilding-Konventionen verstoße. Verstehe mich bitte richtig - das ist auch gut so. Warum? Weil Fitness scheitert. Auf gut Deutsch: Der Großteil aller Trainierenden trainiert jede Woche den selben Rotz, in der selben Intensität und sie sehen alle gleich aus. In der Praxis schafft es kaum einer zu einer athletischen Figur, auch wenn sich Millionen Menschen wöchentlich dafür die Zähne ausbeißen. Die Resultate der breiten Masse lassen sich im bestenfalls als mittelmäßig beschreiben, sie lassen sich aber sicher nicht mit den Worten „breite Masse" zusammenfassen. Überall wird uns immer erzählt, ein Ganzkörpertraining sei nur etwas für Anfänger, während man als fortgeschrittener Athlet mit einem hohen Split trainieren sollte.

Hier ist meine Antithese: *Als Anfänger spielt es keine Rolle, mit welchem Split man trainiert, während man bereits als leicht fortgeschrittener Athlet eher zum Ganzkörpertraining tendieren sollte.*

Tatsache ist doch: Die einen kommen ihrem Traumkörper mithilfe des richtigen Trainings wesentlich näher, während andere Menschen sich die meisten Jahre im Kreis drehen und Woche für Woche gefühlt ihre Zeit verschwenden. Viele Jahre war ich so selbst auf der Suche nach dem idealen Plan und bin dabei ordentlich gegen die Wand gelaufen. Ich habe die Pläne der massivsten Bodybuilder trainiert und einen Supersatz nach dem nächsten rausgehauen. In meinen ersten Trainingsjahren trainierte ich voll und ganz nach einem klassischem Split-Training. Ich hatte oft fünf bis sechs Trainingseinheiten pro Woche, trainierte jede Muskelgruppe bis ans Muskelversagen und gab stets mein Bestes - nur die Resultate blieben leider komplett aus und an meiner Statur konnte man beim besten Willen nicht erahnen, dass ich aktiv und mit Leidenschaft Kraftsport betreibe.

Dieser Abschnitt liegt mir folglich besonders am Herzen, da ich mit meiner Meinung und meinen Schlussfolgerungen nicht nur häufig viele Leute schockiere, sondern gleichzeitig der Überzeugung bin, dass sie einer DER Schlüsselfaktoren des Erfolges in diesem Sport sind. Wahrscheinlich wirst auch du dich zunächst wundern, denn drei der vier Trainingspläne aus diesem Buch sind tatsächlich Ganzkörperpläne. Aber wie kennt und lernt man es denn eigentlich ursprünglich? Egal wo man hinschaut - man findet eigentlich immer denselben Unsinn an Trainingsplänen: Nutze viele Maschinen, trainiere viele Wiederholungen, dutzende Sätze Isolationsübungen mit leichteren Gewichten, pumpe dich richtig auf, mache zwischen 10 bis 15 Wiederholungen und ja, immer jeden einzelnen Satz bis zum Muskelversagen, montags wird außerdem nur die Brust trainiert und, und, und ...

Das Schlimme dabei ist, dass dies tatsächlich die Pläne vieler erfolgreicher Bodybuilder sind, deren (finanzieller) Erfolg im Leben davon abhängt, wie viel Muskelmasse sie imstande sind aufzubauen. Also muss doch irgendetwas an diesen Plänen dran sein - oder? *(Bitte!?)*

Tja- die Wahrheit sieht leider auf unterschiedlichsten Ebenen anders aus. Denn was uns fast alle lieben Pro-Bodybuilder verschweigen, ist, dass sie sich auf Unmengen an Drogen und Medikamenten befinden. Medikamente, die die Gleichung der eigenen Muskelproteinsynthese komplett verändern und ihnen auch ihre schlimmsten Fehler im Training verzeihen lassen. Das ist kein Kindergarten mehr und selbst wenn es jeder Profi und Bodybuilder wieder und wieder klein reden will - es ist abartig, wie viel Stoff sich manche Jungs reinballern. Selbst schon im Amateurbereich. Ich rede hier von einem Medikamentengebrauch - oder eher deren Missbrauch - im Wert von 20.000 bis 100.000 € jedes einzelne Jahr. Das muss man sich mal bildlich vorstellen. Diese Drogen erlauben diesen Athleten, unfassbare Massen an Muskeln aufzubauen und sie tatsächlich wie wahre Übermenschen aussehen zu lassen. Medikamente, die ihnen dabei helfen, sogar mehr Muskulatur aufzubauen als ein engagierter Natural Athlet - selbst wenn sie überhaupt gar nicht ins Training gehen (siehe weiter oben). [1]

(Wer mir nicht glaubt oder denkt, ich übertreibe hier ein wenig aus Illustrationszwecken, der kann sich doch gerne mal das berühmt berüchtigte Buch "Anabole Steroide, das schwarze Buch" zu Gemüte führen und somit einen Blick hinter die Kulissen des „professionellen" Muskelaufbaus werfen ...)

Zwar gibt es viele gute Ansätze von diversen Profis für den richtigen Trainingsplan und es gibt ebenso vollkommen zu Recht individuelle Unterschiede - aber dem Protokoll eines Bodybuilders zu folgen, dessen Testosteron-Level um das bis zu Fünfzigfache erhöht ist, scheint nicht die beste Wahl für uns Natural Athleten zu sein ... Der normale Hobby-Bodybuilder von nebenan (der es zwar niemals zugeben würde, sich aber trotzdem 250mg Testosteron-Enantat die Woche spritzt) hat soviel Testosteron intus, wie es eine gesamte pubertierende Fußballmannschaft hat. Auch das meine ich buchstäblich und es ist keine Untertreibung. Als dopingfreier Athlet gelten einfach nicht dieselben Bedingungen und es ergibt keinerlei Sinn, nach ihren Plänen zu trainieren, geschweige denn sich nach ihren Plänen zu ernähren.

(Hinweis: Ich möchte hiermit Pro-Bodybuilding überhaupt nicht diskreditieren. Mein voller Respekt an die dicken Jungs, ihren Willen zur Tat, ihre Aufopferung und ihre täglichen Leistungen. Ich selbst bin ebenso ein großer Bodybuilding-Fan und fiebere jedes Jahr genauso mit, wer denn das Rennen um den Mr. Olympia macht oder welche Nachwuchsathleten aus Deutschland es an die internationale Spitze schaffen.)

Aber wir müssen unseren Kopf einschalten und einfach erkennen, dass es gewisse Unterschiede gibt und wir hier nicht Äpfel mit Birnen vergleichen. Ja, was wir tun, sieht sehr ähnlich aus. Wir trainieren jede Woche, versuchen stärker zu werden und wollen Muskeln aufbauen und doch ist es nicht das Gleiche. Wer dies nicht erkennt und anders in seinem eigenen Leben handelt, der wird höchstwahrscheinlich eher nur die Enttäuschung mit seinem Training finden. Wer allerdings umdenkt, diese Unterschiede anerkennt und sich auch die logischen Schlussfolgerung diverser, sehr guter Studien zum Vorteil macht, der wird schnell Fortschritte bemerken können und seinem Traumkörper drastisch schneller näher kommen und damit sind wir mitten im Thema. Beim Ganzkörpertraining trainieren wir, wie es schon der Name vermuten lässt, unseren gesamten Körper innerhalb eines einzigen Workouts. Beine, Po, Rücken und Schultern - alles in einer einzigen Trainingseinheit und mehrmals die Woche. Der Ursprung des Ganzkörpertrainings geht dabei zurück auf die Anfänge des Bodybuildings selbst und seine Wirkung lässt sich heute wunderbar mit Studien belegen. So waren die wirklichen Vorreiter nämlich, selbst lange noch vor Arnold Schwarzenegger, legendäre Athleten wie Steve Reeves und Reg Park. Sie trainierten und nahmen vor den 1940er Jahren an Bodybuilding-Wettkämpfen teil und prägen bis heute den gesamten Sport. Typischerweise trainierten sie im Ganzkörpertraining und mit drei bis vier Trainingseinheiten pro Woche. Wieso sind aber ausgerechnet diese beiden Herren so interessant für uns, schließlich behauptet doch selbst heute jeder, dass er Natural sei?

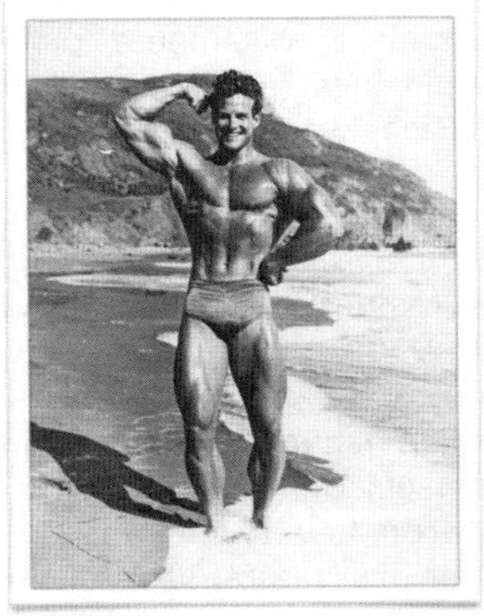

Vorreiter und Ikone des Natural Bodybuildings: Steve Reeves

Auch er setzte auf klassisches Ganzkörpertraining an 3 Tagen die Woche und wie ich finde, mit herausragenden Resultaten.

Ganz einfach - es gab zu diesem Zeitpunkt so gut wie noch keine Steroide wie synthetisches Testosteron und Co. So wurde das erste Testosteron-Präparat gerade mal Mitte der 1930er Jahre entwickelt und ich kann mir beim besten Willen nicht vorstellen, dass Randgruppierungen wie Bodybuilder so früh ihre Finger an dieses Zeug bekommen haben - allerhöchstens das Militär und Krankenhäuser. [2]

Vielleicht habe ich dich jetzt schon wieder überrumpelt und bin schon wieder mit Drogen und Anabolika um die Ecke gekommen. Was hat das jetzt aber mit dem Ganzkörpertrainingsplan zu tun und mit dir und deinem Training und dem Muskelaufbau? Ganz einfach - es gehört zum Fitness-Training einfach dazu und wir müssen zumindest teilweise ebenfalls diesen Aspekt verstehen, um nachvollziehen zu können, was und weshalb wir bestimmte Dinge anders machen müssen ...

Außerdem will ich dich vor dem bewahren, wie es mir selbst viele Monate und Jahre erging. Auch ich folgte den Ratschlägen großer Bodybuilder aus den vielen Magazinen, kaufte fleißig ihre Supplemente, trainierte nach ihren Plänen, aß nach ihren Ernährungsplänen und sah aus wie der größte Lauch ... All das änderte sich an dem Tag, an dem ich meine Trainingsphilosophie änderte, auf das Ganzkörpertraining setzte, die Trainingsfrequenz erhöhte und mich voll auf die progressive Überladung fokussierte.

Das Ganzkörpertraining ist dabei weit mehr als nur ein „Anfänger-Trainingsplan“ und der Großteil aller Trainierenden würde gut daran tun, sich komplett auf den Stärkeaufbau mithilfe eines Ganzkörpertrainings zu konzentrieren und so einen wirklich erfolgreichen Muskelaufbau einzuleiten. Das Ganzkörpertraining ist dabei ausnahmslos für jeden Athleten geeignet, der effektiv Muskulatur und Kraft aufbauen will. Egal ob man fünf Monate oder fünf Jahre trainiert. Einfach gesagt, aber es ist so.

In erster Linie ist es natürlich für den Einstieg in die eigene Fitness-Laufbahn geeignet und wir werden hier schnell erste wunderbare Resultate erzielen. Jedoch ist ein Ganzkörpertraining nicht nur für Anfänger geeignet, sondern lässt sich ebenso auch für fortgeschrittene Athleten modifizieren und kommt somit im Grunde für alle Fitnesssportler in Frage. In diesem Abschnitt möchte ich nun noch ergänzend zur vorherigen Frage zur optimalen Trainingsfrequenz auf weitere Aspekte des Ganzkörpertrainings eingehen. Insbesondere auf das Trainingsvolumen, die eigene Erholung, die Muskelproteinsynthese und die reale Umsetzung all dessen in einem gelebten Leben in der Praxis.

Wir werden mehr hochwertiges Volumen akkumulieren

Im vorherigen Abschnitt habe ich die Trainingsvariable der Frequenz vorgestellt, sprich wie oft man einen Muskel in der Woche trainiert. Die vermutlich deutlich wichtigere Variable hinsichtlich des Muskelaufbaus ist allerdings die des Trainingsvolumens bzw. des Workloads, welche wir ebenfalls weiter oben schon bereits besprochen haben, als wir die Frage geklärt haben, ob leichte oder schwere Gewichte besser für den Muskelaufbau sind. Aus dem Abschnitt konnten wir lernen, dass grundsätzlich mehr Volumen mit einer hohen Intensität effektiver für den Muskelaufbau ist, als alles andere. Mehr ist hier bis zu einem gewissen Aspekt tatsächlich mehr und so sollte es das eigene Bestreben sein, das eigene Trainingsvolumen im Laufe der Monate und Jahre progressiv immer weiter zu erhöhen. [3][4]

Hier stoßen wir auf das Problem in der Praxis. Splitten wir unser Training auf, werden wir kaum in der Lage sein, viel schweres und hochwertiges Volumen zu akkumulieren, einfach weil wir schon frühzeitig komplett übermüdet sein werden. Trainiert man beispielsweise drei Brustübungen an einem Tag am Stück, so wird die letzte Übung sehr stark an möglicher Intensität und Fokus einbüßen und man wird nicht annähernd so schwer und so intensiv diese eine gegebene Übung trainieren, wie man es aber vielleicht könnte, wenn der Muskel nicht schon komplett übermüdet wäre. Hier muss die Frage folglich lauten, ob solch ein Training denn noch effektiv ist?

Die Antwort auf diese Frage scheint Nein zu lauten.

2019 untersuchten so Barbalho et al. mithilfe von fortgeschrittenen Athleten, ob es eine Art effektive Obergrenze pro Trainingseinheit pro Muskel gibt. Diese gibt es definitiv und sie scheint bei irgendwo zwischen 5 bis 10 Arbeitssätzen pro Muskelpartie pro Trainingseinheit zu liegen. Alles darüber scheint verschwendete Kraft, Zeit und Mühe zu sein (auch genannt Junk-Volumen), die nicht weiter zum Muskelaufbau förderlich ist und eher nur noch weitere unnötige Ermüdung anhäuft. [5]

Außerdem wissen wir, dass sich das effektive und wirklich nutzvolle Trainingsvolumen auf circa 10 bis 20 schwere und progressive Arbeitssätze je Muskelpartie pro Woche beläuft. Sicherlich kann dies unmöglich eine verallgemeinerte Aussage sein und nach zig Jahren des sehr guten Training können durchaus 20 bis 30 Arbeitssätze für einige wenige Menschen die effektive Anzahl sein, dennoch verlieren wir nach 20 Arbeitssätzen Stück für den Stück den realen Nutzen. [6]

Nehmen wir als nun weiterhin an, wir absolvieren 15 Arbeitssätze pro Woche für die Gesäßmuskulatur und haben 3 verfügbare Trainingseinheiten in der Woche. Wie sollte man wohl nun bestmöglich seinen Po trainieren? Alles an einem Tag mithilfe eines Leg-Day oder lieber im Ganzkörperstil? Nun - hier sollte relativ schnell klar werden, warum ein Ganzkörpertraining so verdammt gut ist. Teilen wir unsere 15 Arbeitssätze auf 3 Tage auf, dann werden wir an diesen Tagen deutlich mehr Gewichte bewegen können, deutlich mehr mentalen Fokus auf die jeweilige Übung haben und deshalb deutlich besser progressieren können. Absolvieren wir all das jedoch nur an einem einzigen Tag, so wird die Hälfte des Volumens "verschwendet" sein und wir sammeln eher nur Junk-Volumen an. Ohne Frage wird man in beiden Szenarien neue Muskulatur aufbauen können, aber das ist nicht der Punkt. Die Frage ist: Was ist smarter und der deutlich effektivere Weg? In meinen Augen ist dies deutlich die Wahl einer höheren Frequenz, welche so mithilfe des Ganzkörpertrainings umsetzbar ist. Hier werden wir unsere Zeit wirklich sinnvoll nutzen und jeder einzelne Arbeitssatz wird deutlich hochwertiger und somit produktiver sein.

Nun könnte man denken, dass sich solch ein Training in der Praxis gar nicht wirklich umsetzen lässt und dass, wenn man zum Beispiel jeden zweiten Tag moderat bis schwer seine Beine trainiert, man sich gar nicht davon erholen könnte.

Ich kann dich aus jahrelanger Praxiserfahrung beruhigen. Ganz im Gegenteil, man wird sich sogar sehr gut davon erholen können. Der Unterschied beim Ganzkörpertraining und sagen wir einem Push-Pull-Leg-Split besteht darin, dass wir pro Einheit wesentlich weniger eine Muskelpartie trainieren und uns somit deutlich besser erholen werden, als eventuell zunächst angenommen. Wir übertrainieren unseren Muskel nicht, sondern geben ihm lediglich den notwendigen progressiven Reiz.

Nach einer gewisser Zeit werden wir uns sogar deutlich schneller regenerieren können und es tritt etwas ein, das man den Repeated-Bout-Effekt nennt. Dank diesem Effekt adaptiert unser Körper, wir werden uns schneller vom Training regenerieren und werden vermutlich in der Praxis mit solch einem Trainingsstil selten bis nie Muskelkater haben. Ebenso steigert ein hochfrequentiertes Training die eigenen Testosteronproduktion, was der eigenen Erholung ebenfalls zugute kommt. [7][8][9]

Wir werden eine bessere Routine im Alltag haben

Auf der anderen Seite ist es ebenso wunderbar geeignet für all jene, die nicht häufig ins Fitnessstudio gehen können oder wollen und eine Routine suchen, die in ihr Leben passt - und nicht anders herum. Für Zeiten, in denen wir auf Reisen sind und nur sehr unregelmäßig ins Training kommen, ist ein Ganzkörpertraining für den Muskelaufbau ebenfalls bestens geeignet.

Oder aber es stehen wichtige Projekte im Leben an und wir haben für eine bestimmte Periode einfach nicht die Zeit, 4 bis 5 mal in der Woche ins Fitnessstudio zu gehen (was angemerkt eh schon fast zu viel ist!).

Schau - ich verdiene mit meinem Körper mein Geld. Wenn ich wollte, könnte ich jeden einzelnen Tag ins Fitnessstudio rennen und die Hanteln bis zum Umfallen schwingen - doch ich tue es nicht. Ich habe es getestet, habe die Studienlandschaft durchforstet und bin zu dem Entschluss gekommen, dass mehr nicht besser ist. Sowohl für mein Leben innerhalb des Fitnessstudios nicht - ganz besonders aber für mein Leben außerhalb des Fitnessstudios nicht, welches dann lustigerweise mein Leben innerhalb des Fitnessstudios aber deutlich verbessert, indem ich eine wesentlich höhere Beständigkeit an den Tag legen kann. Meine eigenen festen Trainingseinheiten bestehen aus drei bzw. vier Tagen in der Woche. Das ist mein persönliches Ideal und hier erziele ich nicht nur die besten Resultate, sondern habe tatsächlich auch noch ein Leben außerhalb des Gyms und ebenso Zeit für meine beruflichen Ziele, die Familie und Freunde sowie weitere Hobbys.

Optimale Ausnutzung der Muskelproteinsynthese

Wenn eine höchstmögliche Proteinsynthese einem bestmöglichen Muskelaufbau gleicht, dann wäre es doch nur gut, diese Proteinsynthese so gut es nur geht aufrechtzuerhalten. Genau das schaffen wir mit dem Ganzkörpertraining. Die Muskelproteinsynthese ist dabei lediglich der übergeordnete Begriff des Prozesses des Muskelaufbaus. So wissen wir nämlich, dass mithilfe des richtigen Trainings und einer proteinreichen Ernährung diese wichtige Proteinsynthese im Schnitt 24 bis 48 Stunden nach dem Training erhöht ist. [10]

Eine weitere Studie fand dabei ebenfalls heraus, dass 24 Stunden nach dem schweren Gewichtstraining die Proteinsynthese in der jeweiligen Muskelgruppe um ganze 109 % erhöht ist - nach 36 Stunden jedoch nur noch um 14 % über der Norm liegt. So zieht diese letzte Studie das Fazit, dass nach 24 Stunden der Muskelaufbau nach dem Training somit doppelt so hoch, jedoch nach 36 Stunden fast wieder beendet ist. [11]

So weit, so gut. Dennoch kommt hier der überraschende Plot-Twist.

Je fortgeschrittener ein Athlet ist, desto kürzer wird die durch das Training ausgelöste Muskelproteinsynthese sein. Während zum Beispiel Einsteiger eine erhöhte Muskelproteinsynthese von bis zu 48 Stunden genießen können, fällt diese Zahl bei erfahrenen Sportlern bereits nach 12 bis 24 Stunden nach dem Training auf den Ausgangswert zurück. [12]

Somit ist das genaue Gegenteil der Fall zu dem, was uns sonst immer erzählt wird und ein Ganzkörpertraining sollte somit die Wahl für ambitionierte und auch fortgeschrittene Athleten sein und eben nicht ein Training mit einem hohen Split. Solltest du keine Steroide nehmen, welche die eigene Muskelproteinsynthese derart stark erhöhen und sie auf viele Tage ausweiten, dann ergibt es nur Sinn, seine Muskeln häufig zu trainieren. [13][14]

Das Ganzkörpertraining jeden zweiten Tag ist hier eine hervorragende Wahl und auf den unterschiedlichsten Ebenen ideal für den langen und erfolgreichen Muskelaufbau geeignet. Die Sorge vieler Sportler ist dann häufig noch, dass man einfach endlose Stunden im Gym verbringt und das regelmäßige Krafttraining einfach viel zu lange dauert. Auf diese Frage gibt es eine einfache Antwort (die ich ebenfalls immer wieder aufs Neue predige): Verbundübungen. Verbundübungen sind all jene Übungen, bei denen man mehr als ein Gelenk pro Übung bewegt und somit mehrere Muskelgruppen gleichzeitig beansprucht. Mit endlosen Kurzhantelübungen, diversen Bizeps-Curls und den nächsten tollen Maschinen und Geräten werden wir nämlich unseren Traumkörper nicht erreichen. So habe ich nicht meinen Körper erreicht und alle erfolgreichen Natural Athleten, die ich persönlich kenne, auch nicht. Anstatt also zu Geräten und der Kurzhantel zu greifen, sollte dein neuer bester Freund die Langhantel sein. Ich liebe das Langhanteltraining und verdanke unter anderem dieser Trainingsart meinen heutigen Körper. Es geht schnell, ist effektiv und wir können mit nur wenigen Übungen ein sehr potentes Training für den gesamten Körper gestalten, bei dem alle Muskeln wachsen werden. Mit Grund- und Verbundübungen werden wir mehr Muskeln aufbauen als vergleichsweise mit Isolationsübungen, wir werden deutlich besser unser Testosteronlevel erhöhen können und auch die Anzahl an Wachstumshormonen effektiver steigern. [15][16][17]

Der Trick beim Langhanteltraining besteht darin, dass wir uns im Training auf die großen Muskelpartien konzentrieren, diese anabol und progressiv stimulieren und so eine muskulöse und ausgewogene Statur erreichen. Doch nicht nur beim Muskelaufbau kommt uns das Langhanteltraining zugute, sondern auch beim Fettabbau und dem Bemühen, einen schlanken Körper zu bekommen bzw. während einer Diät. Wer gesund und effektiv abnehmen will, der sollte unbedingt auf Verbundübungen wie Bankdrücken, Kniebeugen oder das Kreuzheben setzen, da diese deutlich mehr Kalorien verbrennen und den Stoffwechsel um bis zu drei Tage anheben. [18][19]

Wird dadurch aber auch mein Bizeps wachsen? JA!

Durch schweres Langhantelrudern und viele Klimmzüge wird der Bizeps bei den meisten Athleten zunächst deutlich besser wachsen als mithilfe unzähliger Sätze Hammer-Curls oder Kurzhantelübungen. Der Bizeps funktioniert hier als Hilfsmuskel und wird stets mittrainiert. Gentil et al. untersuchten so zum Beispiel 2015 die Hypertrophie im Bizeps von entweder Bizeps-Curls oder aber dem Latziehen und fanden heraus, dass beide Übungen den Bizeps um 6 % hypertrophieren ließen. [20]

Zu viele Leute legen zu viel Wert und Zeit auf Isolationsübungen und verschwenden so buchstäblich ihre Kraft. Verbundübungen trainieren nicht nur die kleinen Muskeln mit - sie trainieren auch gleichzeitig all die großen Muskeln mit und wir bekommen für unseren Einsatz deutlich bessere Resultate zurück. Genauso wie der Trizeps beim Bankdrücken, Schulterdrücken und den Dips wächst. Alle Köpfe der Schulter werden (fast) ausreichend trainiert mit dem Schulterdrücken mit der Langhantel, beim Bankdrücken und ebenfalls dem Langhantelrudern.

Ich sage auch gerne: *"Der Weg zu einem großen Bizeps führt über einen noch größeren Rücken und wächst der Stamm, dann wachsen auch die Äste!"*

Die besten Verbundübungen und Grundübungen im Ganzkörpertraining sind:

1. **Hip-Thrusts** für die Glutes und Oberschenkel (allerbeste Übung für Frauen!)
2. **Schulterdrücken mit der Langhantel** für die komplette Schulter, obere Brust, Core und den Trizeps
3. **Langhantelrudern** für den kompletten Rücken, den Bizeps und die hintere Schultermuskulatur
4. **Klimmzüge** mit Zusatzgewicht für den kompletten Rücken und Bizeps
5. **Kniebeugen** für die gesamte Beinmuskulatur und Bauchmuskeln
6. **Rumänisches Kreuzheben** für den Rücken und die Beine mit Fokus auf den hinteren Oberschenkel
7. **Kreuzheben mit der Langhantel** für den gesamten Körper mit Fokus auf Beine, Rücken, Bauchmuskeln und die Stärkung des zentralen Nervensystems.

Für einen erfolgreichen Muskelaufbau spielt sicherlich nicht nur allein die Trainingsfrequenz eine Rolle, also wie oft wir eine Muskelgruppe in bestimmten Abständen belasten, sondern auch das Trainingsvolumen und die Intensität der einzelnen Trainingseinheiten. Durch die hohe Trainingsfrequenz beim Ganzkörpertraining kann und sollte das Volumen und die Intensität zunächst etwas niedriger gehalten werden, ebenso sollten wir nicht immer zu 100% ans Muskelversagen trainieren (dazu aber später noch ausführlich mehr). Dies ist der Kompromiss, den wir bei solch einem hochfrequenten Training eingehen müssen. Wenn wir nämlich jeden zweiten Tag unsere Beine beispielsweise mit diversen Übungen und Sätzen komplett bis zum Muskelversagen trainieren würden, könnte sich der Körper auch davon nur sehr schwer erholen und die unvollständige Regeneration kann ein Grund für mögliche Plateaus beim Muskelaufbau sein.

Ich persönlich trainiere so gut wie nie bis zum Muskelversagen, sondern konzentriere mich primär auf meine progressive Steigerung und das ist nicht direkt gleichzusetzen mit einem Training bis ans absolute Muskelversagen. In der Regel empfehle ich in jedem Workout 80 bis max. 90 % an seiner Trainingsgrenze zu trainieren und sich von dort aus in jedem Workout nach oben zu arbeiten. Hierbei kann ein Training bis zum Muskelversagen auch durchaus vorkommen, um eine mögliche progressive Überladung und eine Steigerung zu gewährleisten, jedoch sollte das absolute Versagen nicht Mittel zum zweck sein.

Eine weitere große Sorge vieler Sportler ist außerdem, dass ein Ganzkörpertrainingsplan schlichtweg viel zu lange dauert und zu viel Zeit in Anspruch nimmt. Tatsächlich ja - zum Teil entspricht dies der Wahrheit.

Ein Training im Split mit Fokus auf eine Muskelgruppe inklusive mehrerer Sätze Isolationsübungen und Satzpausen dauert im Schnitt oft um die 70 min.

Ein Ganzkörpertrainingsplan dagegen wird je nach Umfang und Wahl der Übung, vermutlich eher um die 60 bis 90 min andauern. Nehmen wir den Mittelwert und sagen wir 75 min. Das Splittraining wird klassischer-weise an 5 Tagen die Woche trainiert und somit kommen wir auf eine Trainingsdauer von 350 min in der Woche (die tatsächliche Dauer wird natürlich stark variieren). Selbst in einem 4er-Split mit 4 Trainingseinheiten in der Woche kommen wir immer noch auf eine Trainingsdauer von immerhin 280 min jede einzelne Woche.

Im Ganzkörpertraining gehen wir konsequent jeden zweiten Tag ins Fitnessstudio inklusive jeweils einem Ruhetag zwischen den Trainingseinheiten und trainieren so 3- bzw. 4- mal in der Woche.

Im Schnitt also 3,5 Trainingseinheiten in der Woche.

Somit kommen wir mit einem Ganzkörpertrainingsplan auf eine insgesamte Trainingsdauer von nur 260 min in der Woche und trainieren bis zu 100 min weniger als mit einem Splittraining, während wir gleichzeitig jeden einzelnen Muskel öfter trainieren und somit stets eine erhöhte Muskelproteinsynthese haben. Dies ist auch der Grund, weshalb die Leute oftmals so schockiert sind, wenn ich ihnen sage, wie wenig Zeit ich tatsächlich im Gym verbringe ...

Das ist smartes Training.

Das ist der Weg zu deinem Traumkörper ...

Nun denn!

Du willst Muskeln aufbauen.

Du willst stärker werden.

Und das am besten so schnell wie nur irgend möglich - ich verstehe das.

Schauen wir uns jetzt doch mal die jeweiligen Trainingspläne an.

Denn mit diesem Abschnitt sind wir endlich bei den Plänen für dieses Buch angekommen und ich stelle dir nun die gelebte Praxis aus der all der beschriebenen Theorie vor. Auf den nächsten Seiten wirst du so drei verschiedene Pläne untergliedert nach drei unterschiedlichen Fortschrittsgraden finden:

- Einsteiger
- Anfänger
- Fortgeschrittene

Das Ziel dieser Pläne ist es, dich zunächst mit dem Fitnessstudio vertraut zu machen, dass du die jeweiligen Übungen und Bewegungsabläufe dann meisterst und so mit der Zeit dich Stück für Stück an das von mir beschriebene Ideal herantastest. Wenn du zum Beispiel noch nie ernsthaft im Gym trainiert hast, dann ergibt es einfach wenig Sinn, wenn du dich sofort an die schwere Langhantel stürzt und schwere Hip-Thrusts trainierst. Das ist nicht zielführend, doch mit der Zeit wirst du besser werden und so tasten wir uns von Plan zu Plan vorwärts. Mit jedem Plan nimmt die Komplexität zu, das Volumen steigt und auch die Intensität erhöht sich.

Hier noch einige Hinweise vorweg zu den einzelnen Plänen:

Der Einsteiger-Plan:

Dieser Plan ist für alle Frauen, die noch nie ernsthaft im Fitnessstudio trainiert haben oder bisher nur für das Laufband dort waren. An dieser Stelle setzen wir zunächst noch auf sehr viele Wiederholungen in den Übungen und sehr wenig Training mit der Langhantel. Auf diese Weise wirst du schneller die notwendigen motorischen Fähigkeiten entwickeln und die jeweiligen Bewegungsabläufe sauber erlernen können.

Der Anfänger-Plan:

Der Name „Anfänger-Plan" ist im Grunde irreführend, denn er ist bei weitem nicht nur für Anfänger gedacht und jeder, der ernsthafte Resultate erzielen will, sollte mit diesem Plan trainieren und diesen für mindestens 4 bis 16 Wochen so in dieser Form durchziehen. Wir haben hier bereits viel Volumen und eine hohe Intensität mit einer wirklich tollen Übungsauswahl. Dieser Plan ist bereits perfekt für einen langfristigen starken und beeindruckenden Körper mit tollen Kurven.

Der Fortgeschrittenen-Plan:

Okay - du bist mittlerweile schon ein echtes *Fit-Chick* geworden und willst es wirklich wissen. Du hast genügend Zeit und Lust, dein Körper ist bereits an ein hohes Volumen gewohnt und du willst im wahren Sinne des Wortes *Kick-Ass* machen. Dieser Plan hat es in sich und erfordert einiges an Erfahrung an der Langhantel, an Körperspannung und der eigenen Einschätzung - dafür wirst du mit noch mehr Volumen belohnt und wirst hier selbst im fortgeschrittenen Grad mit viel neuer Muskulatur und Kraft für deinen Einsatz vergütet. Das Ziel dieses Buches ist, dass du irgendwann permanent bei diesem Plan ankommst und dieser dein langfristiger Trainingsplan ist.

Trainingsplan Einsteiger

Trainingsart	Ganzkörper
Trainingslevel	Einsteiger
Tage pro Woche	3

Trainingsplan Frequenz

Der Einsteiger-Plan ist für all jene Frauen gedacht, die noch nie ernsthaft im Fitnessstudio trainiert haben oder bisher sämtliche Geräte, Langhanteln oder Kurzhanteln gemieden haben. Hier soll es vermehrt darum gehen, mit den einzelnen Übungen vertraut zu werden, die notwendigen Bewegungsabläufe zu erlernen und eine hohe Körperspannung zu entwickeln. Das klingt zunächst leichter als es tatsächlich ist und aus genau diesem Grund setzen wir an dieser Stelle zunächst auf höhere Wiederholungsbereiche in den jeweiligen Übungen einfach - weil wir die Übungen so wesentlich schneller erlernen werden. Die Frequenz liegt bei drei festen Tagen in der Woche und das ist so in dieser Form absolut ausreichend. Mehr wird zunächst nicht mehr sein. Wenn du noch nie im Fitnessstudio trainierst hast oder dich zeitgleich unsicher in den jeweiligen Übungen fühlst, kannst du diesen Plan problemlos für die ersten beiden Monate mit diesem Buch trainieren. Je sicherer du wirst, desto komfortabler alles dir erscheint, umso besser ist es. Achte auch hier auf die Progression und versuche allmählich, stärker in dem zu werden, was du tust - wobei das Hauptaugenmerk ganz klar auf dem Erlernen der Übungen und der Bewegungsabläufe liegt.

Woche 1

- **Tag 1** - Workout A
- **Tag 2** - Pause
- **Tag 3** - Workout B
- **Tag 4** - Pause
- **Tag 5** - Workout A
- **Tag 6** - Cardio / Spaziergang
- **Tag 7** - Pause

Woche 2

- **Tag 1** - Workout B
- **Tag 2** - Pause
- **Tag 3** - Workout A
- **Tag 4** - Pause
- **Tag 5** - Workout B
- **Tag 6** - Cardio / Spaziergang
- **Tag 7** - Pause

Trainingsplan Einsteiger Tag A

Muskelgruppe	Übung	Sätze	Wdh.
Glutes	Hip-Thrusts mit Eigengewicht (ggf. mit Kurzhantel)	3	15-20
Beine	Goblet Squats mit Kettlebell (oder Kurzhantel)	3	15-20
Beine	Rumänisches Kreuzheben mit der Kurzhantel	3	12-15
Brust	Brustpresse	3	12-15
Rücken	Latzug am Turm zur Brust	3	12-15
Core	Planks	3	30S

Trainingsplan Einsteiger Tag B

Muskelgruppe	Übung	Sätze	Wdh.
Beine	Beinpresse	3	8-12
Beine / Glutes	Kurzhantel Ausfallschritte	3	15-20 SCHRITTE
Beine / Glutes	Steps-Ups mit Kurzhantel	2	10-12 PRO BEIN
Rücken	Hyper-Extensions (ggf. mit Kurzhantel)	3	8-12
Schulter	Facepulls	3	12-15
Core	seitliche Planks	3	30S JE SEITE

Hinweise zum Trainingsplan für Einsteiger

Wie viel Gewicht soll ich nehmen?

Dies ist natürlich für jeden individuell. Die ersten Workouts solltest du nutzen, um dein Arbeitsgewicht herauszufinden und von dort aus kannst du anfangen, dich progressiv zu steigern. Generell solltest du darauf achten, dass du das Gewicht zu 100 % kontrollieren kannst, insbesondere bei der negativen bzw. exzentrischen Phase, sprich dem Ablassen des Gewichts.

Merke: Form geht immer über Gewicht!

Ich habe für das Programm keine Zeit?

Das Training dauert wirklich nicht lange! Wer sich dagegen die Zeit nicht nimmt, wird auch nie seine Traumfigur erreichen. So einfach ...!

Kann ich etwas ändern?

Nein, du solltest nichts am Plan ändern, außer wenn du einzelne Übungen aus gesundheitlichen Gründen nicht ausführen darfst. Halte dich einfach an den Plan - er ist tatsächlich der richtige für dich!

Kann ich zusätzlich Waden trainieren?

Dies ist zwar nicht nötig, aber wenn du unbedingt willst, kannst du es tun und zwei bis drei Arbeitssätze für die Waden am Ende deiner Workouts anhängen.

Kann ich Seitheben hinzufügen?

Auch dies kannst du tun, solang du keine andere Übung dafür streichst.

Kann ich noch zusätzliches Bauchtraining hinzufügen?

Dies wird nicht nötig sein. Durch die vielen schweren Grundübungen werden deine Bauchmuskeln bereits ausreichend stimuliert. Solltest du es aber unbedingt wollen, kannst du ein kleines Bauchworkout (max. 5 bis 10 Minuten) am Ende des Trainings oder an trainingsfreien Tagen durchführen.

Kann ich Cardio-Training hinzufügen?

Einmal in der Woche zu Joggen oder auf den Stairmaster zu gehen, ist ratsam. Dies stärkt dein Herz-Kreislauf-System und sorgt für eine bessere Durchblutung und Versorgung. Dies führt im Endeffekt zu besserem Muskelaufbau, einer besseren Regeneration und einer höheren Gesundheit. Übertreibe es mit dem Cardio jedoch nicht so sehr, dass es sich schlecht auf deine gesamte Erholung und somit negativ auf deine Leistungen im Gym auswirkt.

Was ist, wenn ich mehr Gewichte nehme, aber versage?

Überhaupt kein Problem! Wenn du eine angestrebte Satz- oder Wiederholungszahl nicht schaffst, dann wiederhole es mit demselben Gewicht im nächsten Training einfach wieder. Wenn du es dann wieder nicht schaffst, dann nimm 10 % weniger Gewicht.

Was ist, wenn ich stagniere?

Wenn du für eine Weile keinen Fortschritt merkst oder sogar stagnierst, solltest du dich vermehrt auf deine Ernährung fokussieren und sie optimieren. Gegebenenfalls musst du mehr essen und länger schlafen.

Mehr dazu aber ausführlich später

Was ist mit den Pausenzeiten zwischen den Sätzen?

Die ideale Pausenzeit zwischen den Sätzen beträgt 2 bis 5 Minuten für die 5x5-Sätze und 1 bis 2 Minuten für alle anderen Sätze (5x5 folgt später im Programm).

Grundsätzlich sind längere Pausenzeiten kürzeren überlegen, da sich unser zentrales Nervensystem mehr erholen und wir dadurch bessere Leistungen insgesamt abrufen werden. Der limitierende Faktor ist hier jedoch deine verfügbare Zeit. Habe also einen Blick auf die Uhr und wie lange deine Workouts dauern dürfen und passe daraufhin deine Pausenzeiten an.

Grundsätzlich solltest du dir aber merken, dass kurze Pausenzeiten an sich nichts Gutes sind und dass längere Pausenzeiten kürzeren immer überlegen sind.

Trainingsplan Anfänger

Trainingsart	Ganzkörper
Trainingslevel	Anfänger
Tage pro Woche	3 (bzw. 4)

Trainingsplan Frequenz + Hinweise

Dieser Plan ist im Grunde der Core-Trainingsplan der Female Fitness Fibel und mit diesem Plan kannst du dich lange, wenn nicht sogar ewig aufhalten. Er ist gut zum Kraftaufbau geeignet, legt viel Fokus auf die Glutes und die Beine und lässt sich zeitgleich wunderbar in jeden beliebigen Alltag integrieren. Dennoch solltest du schon ein wenig Erfahrung mitbringen und dieser Plan ist ganz sicher kein Zuckerschlecken, nur weil er die Betitlung Anfänger bekommen hat. Mit diesem Plan wirst du dich lange steigern können, wirst viel Kraft aufbauen und dich in einen grandiosen Shape bringen. Fang langsam an, lerne die Übungen kennen und steigere dich dann mit den Gewichten von Zeit zu Zeit - denn selbstverständlich steht die progressive Überladung auch hier an oberster Stelle. Solltest du öfter als dreimal in der Woche ins Krafttraining gehen wollen, dann kannst du diesen Plan auch so umsetzen, dass du jeden zweiten Tag ins Gym gehst.

Anstatt also zum Beispiel das Wochenende frei vom Fitnessstudio zu nehmen, kann so die neue Trainingswoche auch schon am Sonntag beginnen und dann geht es einfach von dort aus weiter. Aber bedenke - somit ist auch die Last deutlich größer und du trainierst selbstverständlich mehr.

Ich persönlich würde mit drei festen Tagen die Woche starten und das für mindestens zwei bis drei Monate so durchziehen. Wenn du dann mehr Lust und Zeit hast, dann kannst du gern auch langsam mehr machen und zum Beispiel jeden zweiten Tag ins Fitnessstudio gehen.

Das ist jedoch kein Muss und wenn du dauerhaft über Monate, Jahre und irgendwann Jahrzehnte an drei festen Tagen jede einzelne Woche im Gym bist, wirst du mit der Zeit herausragende Resultate erzielen und dich eines Tag selbst nicht mehr wiedererkennen. Drei feste Tage in der Woche sind bereits sehr gut.

Trainingsplan Anfänger Tag A

Muskelgruppe	Übung	Sätze	Wdh.
Glutes	Hip-Thrusts mit Langhantel	5	5
Beine	Bulgarian-Split-Squats	3	8-12 PRO SEITE
Beine	Rumänisches Kreuzheben mit der Langhantel	3	8-12
Rücken	Latzug zur Brust	3	8-12
Schulter	Seitheben	3	12-15
Core	Planks	3	30S

Trainingsplan Anfänger Tag B

Muskelgruppe	Übung	Sätze	Wdh.
Ganzkörper	Hex Bar Deadlifts (oder Sumo-Kreuzheben)	3	6-8
Beine	Front-Squats	3	8-12
Glutes	Kabelzug Kickbacks	2	15-20 PRO BEIN
Schulter	Schulterdrücken mit der Langhantel im Stehen	5	5
Rücken	Klimmzug mit Band (neutraler Griff)	5	5
Schulter	Facepulls	3	12

Trainingsplan Anfänger Tag C

Muskelgruppe	Übung	Sätze	Wdh.
Glutes	Hip-Thrusts mit der Langhantel	4	10
Beine	Beinpresse	4	10-12
Glutes	Abduktoren-Maschine	3	12-15
Brust	Brustpresse an der Maschine	3	10-12
Rücken	enges Rudern am Turm	3	10-12

Hinweise zum Trainingsplan für Anfänger

Die Langhantel schmerzt bei den Hip-Thrusts auf den Hüften, was kann ich tun?

Bei den Hip-Thrusts ist es durchaus eine gute Idee, sich ein Handtuch um die Mitte der Langhantel umzuwickeln, damit einfach das Eisen nicht direkt am Hüft- und Beckenknochen liegt und somit unnötig Schmerzen verursacht. Alternativ kannst du zu Beginn die Hip-Thrusts auch mit einer SZ-Stange ausführen. Diese ist deutlich kürzer und ermöglicht eine bessere Balance und ist somit ideal, um die Übungsausführung der Hip-Thrusts zu erlernen.

Die Langhantel schmerzt bei den (Front-)Kniebeugen

Bei sämtlichen Varianten des Kniebeugens ist es jedoch keine gute Option, ein Handtuch oder Ähnliches um die Stange zu wickeln, damit sie nicht so sehr auf der Körper drückt. Grund hierfür ist, dass dies das Stabilisieren der Langhantel erschwert und sich später negativ auf die Ausführung oder sogar die Gelenke auswirken kann. Für die ersten Workouts mag ein Handtuch noch in Ordnung sein, dann solltest du es aber eher zeitig weglassen und direkt an der Langhantel trainieren. Nach einigen Workouts lassen die drückenden Schmerzen nach und es fühlt sich ganz normal an.

Kann ich zusätzliche Übungen machen?

Ja und nein, für den Start und die ersten Wochen mit dem Programm würde ich dir empfehlen, dich 1:1 an diesen Plan und die Übungen zu halten. Wenn du dann später merkst, dass du wirklich mehr vertragen kannst und auch Lust darauf hast, dann kannst du am Ende des Workouts gerne noch eine bis zwei Übungen deiner Wahl mehr machen, zum Beispiel für den Bauch. Wichtig ist jedoch, dass du sämtliche Übungen aus dem Programm wirklich trainierst und nichts auslässt - dann kannst du später auch ein wenig mehr Übungen nach deiner Wahl machen. Grundsätzlich wird dies jedoch nicht nötig sein und so ist dieser Plan auch nicht ausgelegt bzw. geplant. Er ist tatsächlich gut so, wie er ist.

Wie sieht es mit Cardio aus?

Cardio-Training ist ein Kann, aber kein Muss. Der primäre Sinn und Zweck des Cardio-Trainings liegt in den diversen Vorteilen für das Herz-Kreislauf-System und kann deshalb gern ein- bis zweimal in der Woche gemacht werden. Bitte nutze es jedoch nicht als Werkzeug zur Fettreduktion, denn dafür ist allein die Ernährung zuständig. Meine Empfehlung liegt also folglich bei drei festen Tagen Krafttraining in der Woche und einem Tag mit moderatem Cardio-Training für 30 bis 45 Minuten. Alternativ kannst du auch gern einen großen Spaziergang planen und diesen als Cardio gelten lassen (meine persönlich bevorzugte Wahl). Schnapp dir entweder deinen Liebsten, ein spannendes Hörbuch oder schalte einen Informationen Podcast ein (kleiner Tipp: *No B-S Body: Klartext auf dem Weg zum Traumkörper mit Sjard Roscher)* und begebe dich ins Freie und spaziere für eine bis zwei Stunden.

Gut für den Körper, gut für die Seele. Do it!

Trainingsplan Fortgeschrittene

Trainingsart	Ganzkörper
Trainingslevel	Fortgeschritten
Tage pro Woche	3 (bzw. 4)

Trainingsplan Fortgeschrittene

Dieser Plan richtet sich an alle Frauen, die schon viel Erfahrung mit dem Krafttraining haben, sich selbst und ihren Körper gut einschätzen können und auch schon längere Zeit am Eisen und an der Langhantel verbracht haben und es nun richtig ernst meinen. Meine Empfehlung liegt hier bei mindestens 6 bis 12 Monaten Vorerfahrung im Fitnessstudio und auch, dass man mindestens den Anfänger-GK für 4 bis 6 Wochen bereits trainiert und ein gewisses Gefühl für die Übungen entwickelt hat.

Die Übungen sind nun komplexer, die Intensität nimmt zu, das Volumen wird mehr und so werden folglich auch die Resultate ein vollkommen anderes Level erreichen. Hier geht es wirklich darum, stark zu werden und wirklich schwer zu trainieren - genau das folglich, was wir im Grunde auch wollen. Mit diesem Plan sind wir beim sogenannten Powerbuilding angekommen und dieser Plan vereint in voller Kraft alles bisher in diesem Buch Beschriebene perfekt für die Frauenwelt.

Der Plan ist auf drei feste Tage in der Woche ausgelegt und das reicht auch absolut aus. So kannst du dir deine Woche sauber strukturieren und aufteilen und wirst dennoch zeitgleich fantastische Resultate mit deinem Training erzielen, besonders bei den nun folgenden Übungen. Auch hier gilt, dass du mindestens einen Tag Pause zwischen den einzelnen Einheiten haben solltest, da es ansonsten einfach zu viel ist und deine Erholung nur schwer hinterherkommen wird.

Wenn du dennoch mehr machen willst, dann kannst du auch anstatt 3-mal in der Woche, diesen Plan 3,5-mal in der Woche trainieren. Gehe somit auch hier einfach jeden zweiten Tag ins Gym und halte dich an die A/B/C-Reihenfolge. So wirst abwechselnd 3- bzw. 4-mal pro Woche im Fitnessstudio sein (Was dann im Schnitt auf den Monat gesehen 3,5 Workouts pro Woche ergibt).

Aber dies ist optional, während 3-mal jedoch Pflicht ist.

Trainingsplan Fortgeschrittene Tag A

Muskelgruppe	Übung	Sätze	Wdh.
Ganzkörper	Sumo-Kreuzheben	5	5
Glutes	Hip-Thrusts mit der Langhantel	3	10
Beine	Bulgarian-Split-Squads	3	15-20 PRO BEIN
Schulter	Schulterdrücken mit der Langhantel im Stehen	5	5
Rücken	Latzug zur Brust	3	10-12
Core	Planks	3	30S

Trainingsplan Fortgeschrittene Tag B

Muskelgruppe	Übung	Sätze	Wdh.
Beine	Beinpresse	4	8-10
Glutes	Abduktoren-Maschine	3	12-15
Glutes	Kabelzug Kickbacks	3	15-20 PRO BEIN
Brust	Bankdrücken mit LH	3	8-10
Rücken	Klimmzug (neutraler Griff)	5	5
Schulter	Seitheben mit KH	3	12
Beine	Rumänisches Kreuzheben mit KH	3	12

Trainingsplan Fortgeschrittene Tag C

Muskelgruppe	Übung	Sätze	Wdh.
Glutes	Hip-Thrusts mit der Langhantel	5	5
Beine	Kniebeugen	3	10
Glutes	Cable Pull Through	3	12-15
Beine / Glutes	Ausfallschritte mit KH	2	10 SCHRITTE PRO BEIN
Rücken	Langhantel Rudern im Untergriff	3	10
Schulter	Schulterdrücken mit KH sitzend	3	10-12
Schulter	Facepulls	3	12-15

Hinweise zum GK für Fortgeschrittene

Mit dem GK für Fortgeschrittene wirst du wesentlich mehr Zeit im Fitnessstudio verbringen als mit allen anderen Plänen, die ich in diesem Buch vorgestellt habe. Je nachdem, wie viel Zeit du dir im Studio lässt, solltest du für das reine Training circa zwei Stunden einplanen. Das mag im ersten Moment viel klingen, jedoch sind ja auch die Trainingstage deutlich weniger im Vergleich zu anderen Programmen.

Der Wochendurchschnitt der reinen Trainingszeit liegt also auch hier bei nicht mehr als sechs bis allerhöchstens acht Stunden und ist damit meiner Meinung nach für sehr fortgeschrittene und ambitionierte Athletinnen vollkommen im Rahmen. Ich persönlich halte mich in der Regel sogar zwei bis eher drei Stunden im Fitnessstudio auf. Das hängt natürlich direkt damit zusammen, dass das Gym wie mein zweites Zuhause ist und ich mich dort pudelwohl fühle. Ich treffe dort meine Freunde und wir haben zusammen viel Spaß beim gemeinsamen Workout da vergeht die Zeit schon mal ganz gern von selbst ...

Pausenzeiten in den einzelnen Sätzen

Bei den schweren Verbundübungen empfehle ich auch hier volle drei Minuten Pause. Sprich beim Hip-Thrusts, beim Schulterdrücken, bei den Kniebeugen und der Beinpresse. Diese Pausenzeit scheint im ersten Moment sehr lange, doch ich habe die Erfahrung gemacht, dass man dadurch deutlich schwerer und kontrollierter trainieren kann und sich die Trainingslast auf das gesamte Workout gesehen wesentlich erhöht.

Je höher diese Trainingslast bzw. der Workload, desto mehr Reize werden gesetzt und umso besser funktioniert der Muskelaufbau. Diese Beobachtung meines eigenen Trainings und das meiner Coaching-Klienten deckt sich zudem auch mit der neuesten Wissenschaft zur idealen Pausenzeit. Mehr ist besser. Idealerweise stellst du dir einen Timer, da drei Minuten wirklich lang erscheinen können und viele eher dazu neigen, zu schnell wieder einen Trainingssatz zu absolvieren.

Natürlich sind drei Minuten keine Pflicht - doch es ist die Pausenzeit für beste Resultate in den großen und schweren Übungen. Probiere es einfach einmal aus und sammle deine eigenen Erfahrungen.

Progression

Wie die Progression hier ausschaut, müsstest du dir eigentlich schon denken können, ich möchte dennoch nochmals kurz darauf eingehen. Die stetige Progression ist natürlich auch hier der wichtigste Faktor von allen und auch hier ist es deine Pflicht, jedes Workout und jeden einzelnen Satz **genauestens zu dokumentieren**.

Die Progression sollte wie folgt ausschauen und ich erkläre es dir am Beispiel der Hip-Thrusts: Nehmen wir an, du gehst ins Training und bewegst 80 kg bei den Hip-Thrusts im 5x5. Deine tatsächlich erbrachte Leistung ist jedoch: 5, 5, 5, 4, 4. Das ist natürlich kein Problem und es ist vollkommen normal, dass man nicht immer die 5 x 5 auf Anhieb mit einer Punktlandung schafft zu bewegen.

Das ist sogar auch ein gutes Zeichen, denn so sieht man, dass man wirklich subjektiv schwer und an seinem Kraftlimit trainiert. Sehr gut also. Nun gehst du einige Tage später wieder an die schweren Hip-Thrusts und schaffst folgende Leistung mit 80 kg: 5, 5, 5, 5, 5. Gratulation du hast das (vorzeitige) Ziel erreicht und die 80 kg über 5 Sätze jeweils 5-mal bewegt. Jetzt liegt es an dir und deiner Selbsteinschätzung. Wenn du der Meinung bist, dass die 5x5 *einfach* und problemlos waren und du mit einer sehr sauberen Form trainiert hast, dann kannst du nun das Gewicht erhöhen und das Spiel beginnt von vorn. Empfindest du aber selbst deine Ausführung als ungenügend und weißt eigentlich, dass du sauberer trainieren könntest, dann erhöhe das Gewicht noch nicht, sondern arbeite erst an deiner Technik. So lang, bis du das Gewicht wirklich kontrolliert bewegen kannst und die 5x5 für dich kein Problem mehr darstellen.

Auch hier gilt: **Lass das Ego aus dem Spiel**. Es bringt dir keine Punkte, frühzeitig 10 kg mehr auf der Stange zu haben und dafür deine Gelenke und Sehnen kaputt zu trainieren. Wir sind für langfristige Resultate angetreten und etwas anderes gibt es nicht! Stück für Stück arbeitest du dich dann so kraftmäßig nach oben ...

Deload

Ebenfalls auch hier ein wichtiger Bestandteil. Ich empfehle dir, circa alle 5 bis 6 Wochen eine Deloadwoche in dein Training einzubauen. Hier trainierst du einfach mit 60 % des Gewichtes mit ganz normaler Satz- und Wiederholungsanzahl und gibst so deinem Körper die Chance zu ausreichender Erholung.

Wie hart sollte man trainieren?

Zum Ende dieses Kapitels hin noch ein paar Worte über den notwendigen Härtegrad im Training, wie nahe wir am Muskelversagen trainieren sollten und was auch hier die smarte und langfristige Lösung ist. Anfangen möchte ich dabei mit dem Muskelversagen. Muskelversagen ist ein weit verbreitetes Konzept, welches jedoch deine langfristigen Fortschritte massiv verhindern kann, wenn es falsch verstanden und eingesetzt wird. Das Muskelversagen wird oft so praktiziert und propagiert, als sei es der heilige Gral zum Muskelaufbau und eine absolute Notwendigkeit. Wirklich ständig wird uns dieses Märchen auf Instagram vorgelebt, wir hören es in all den Motivationsvideos auf YouTube und überhaupt - man muss doch wirklich leiden für den Muskelaufbau, nicht wahr?

Man denke an die berühmte Aussage von Arnold Schwarzenegger: "No Pain No Gain", und so hat sich die Kultur des Muskelversagens weit verbreitet. So sehe ich jede Trainingseinheit unzählige Athleten, die sich zu Tode abrackern und all die härtesten Intensitätstechniken anwenden (Drop-Sätze, Super-Sätze etc. ...). Brüllend und schwitzend suchen sie das Muskelversagen und doch finden die wenigsten die eine Sache, weshalb sie überhaupt da sind: den potenten Muskelaufbau. So scheint es im Gym nur zwei Extreme zu geben. Die erste Gruppe trainiert verbittert bis zum Muskelversagen und geht nicht eher heim, bis auch der letzte Muskel vollkommen übermüdet und platt ist, während die zweite Gruppe sich vor schweren Anstrengungen scheut und so gut wie gar nicht ans Muskelversagen geht. Was ist also dran am Training bis zum Muskelversagen?

Was sagt die Wissenschaft dazu und wie sollten wir dieses weitverbreitete Konzept wirklich umsetzen? Zum einen kommt der Gedanke des Muskelversagens durch all die vielen Bodybuilder, die wir ständig im Internet und in all den vielen Magazinen sehen. Wir sehen sie kämpfen, brüllen und ganz offensichtlich bis zum Versagen und weit darüber hinaus trainieren. Da könnte man nun schnell den voreiligen Schluss ziehen, dass dies der effektivste Weg des Muskelaufbaus sei und wir dieses Verhalten einfach nur imitieren müssten, damit wir vergleichbare Resultate in unserem Training erzielen können. Leider vergessen die meisten Athleten, dass unsere lieben Pro-Bodybuilder allesamt auf hohen Dosen Steroiden unterwegs sind, die buchstäblich die gesamte Gleichung des Muskelaufbaus und eines effektiven Trainings komplett verändern. Aber das hatten wir ja schon bereits besprochen ...

So können diese Athleten deutlich mehr und wesentlich intensiver trainieren und auch deshalb unglaubliche Massen an Muskulatur aufbauen, während diese Art für einen Natural Athleten alles andere als optimal wäre. Auf der anderen Seite kommt der Gedanke des Muskelversagens durch die erhöhte bzw. vollständige Muskelfaser-rekrutierung zustande. Unsere Muskulatur besteht nämlich aus verschiedenen Arten von Muskelfasern, die alle ihren ganz eigenen bestimmten Zweck erfüllen. Gleichzeitig ist unser Körper darauf bedacht, so effizient wie nur möglich zu arbeiten und so wenig Energie wie nötig zu verbrauchen. In der Praxis und im Krafttraining äußert sich das wie folgt. Für die ersten Wiederholungen nutzt der Körper hauptsächlich die Typ-IIx-Muskelfasern, er rekrutiert dann langsam bei weiteren Wiederholungen die Typ-IIa-Muskelfasern und bei wirklich vielen Wiederholungen (> 12 Wiederholungen) werden dann noch vermehrt die Typ-I-Muskelfasern dazu aktiviert. Eine möglichst hohe Aktivierung aller Muskelfasern ist förderlich für den Muskelaufbau, weshalb es zunächst nur logisch erscheint, dass man mit hohen Wiederholungsbereichen bis zum Versagen trainiert und somit über kurz oder lang alle verschiedenen Muskelfasern aktiviert und damit zum Wachsen bringt. Auf diese beiden Aspekte möchte ich nun genauer eingehen, doch zunächst schauen wir uns einige Studien an und gucken mal, was denn die Wissenschaft bisher so zum Thema Muskelversagen preisgibt.

Wenn wir uns die Wissenschaft und die Studienlage hinter einem Training bis zum Muskelversagen anschauen, dann finden wir zunächst scheinbar keine klare Antwort auf die Frage, ob ein Muskelversagen wirklich sinnvoll ist oder eben nicht. Dabei ist die Herausforderung, eine Studie zu finden, die wirklich repräsentativ ist und bei der auf dasselbe Gesamtvolumen pro Woche geachtet wurde. Doch hier sind einige gute Kandidaten. Eine ältere Studie aus dem Jahr 2005 zog so beispielsweise den Schluss, dass ein Training bis zum Muskelversagen wohl zu einer besseren Hypertrophie führen würde. [1]

Hier trainierte eine Gruppe jeweils bis zum Muskelversagen in einem Satz, machte dann 60 Sekunden Pause und absolvierte dann einen weiteren Satz bis zum Muskelversagen. Die Vergleichsgruppe trainierte zunächst nur die Hälfte der Wiederholungen in einem Satz, machte dann 30 Sekunden Pause und beendete daraufhin den Satz ohne das Auftreten eines Muskelversagens. Am Ende absolvierten beide Gruppen dieselbe Menge an Sätzen und Wiederholungen, wobei die Gruppe, die zum Muskelversagen trainierte, mehr Muskulatur aufbaute als die Vergleichs-gruppe.

Eine zweite Studie ebenfalls aus dem Jahr 2005 kam zu einem ähnlichen Ergebnis. Hier absolvierten fortgeschrittene Sportler (allerdings Basketballer und Fußballer) ein 6-wöchiges Trainingsprogramm mit jeweils 3 Einheiten Bankdrücken pro Woche. [2]

Insgesamt wurden pro Woche 24 Sätze ausgeübt, wobei eine Gruppe 4 Sätze mit 6 Wiederholungen bis zum Muskelversagen trainierte, während die andere 8 Sätze mit 3 Wiederholungen absolvierte, ohne dabei aber ans Muskelversagen zu gehen. Am Ende baute die Gruppe, die bis zum Muskelversagen trainierte, im Schnitt 5 % mehr Muskulatur und Kraft auf. Bedeutet das nun, dass Muskelversagen doch mehr Muskulatur aufbaut? Nicht ganz. Die Studien zeigen lediglich, dass sich eine gewisse Form der Anstrengung lohnt und dass wir für die Hypertrophie eben auch ein bestimmtes Maß an Intensität und einen gewissen Anstrengungsgrad benötigen. Auf der anderen Seite gibt es nämlich auch Studien, die keinen klaren Vorteil eines Trainings bis zum Muskelversagen festgestellt haben. Eine aktuelle Studie aus dem Jahr 2017 verglich ein Training mit und ohne Muskelversagen bei insgesamt 89 Frauen und kam zu dem Schluss, dass ein Training bis zum Muskelversagen keinerlei Vorteile hat. So sagen die Forscher, dass, solange das Volumen angepasst und identisch unter allen Trainierenden ist, ein Training bis zum Muskel-versagen keinerlei Vorteile für die Hypertrophie, den Stärkeaufbau und die Muskelausdauer hat. [3]

Noch aussagekräftiger ist allerdings diese systematische Auswertung und Meta-Analyse der Studienlandschaft aus dem Jahre 2016. [4] So lautet die Zusammenfassung:

"Es scheint, dass ähnliche Steigerungen der Muskelkraft mit Versagen und nicht versagendem Training erreicht werden können. Darüber hinaus erscheint es unnötig, ein Training bis zum Muskelversagen durchzuführen, um die Muskelkraft zu maximieren; wenn es jedoch in ein Programm integriert ist, sollte das Training bis zum Muskelversagen sparsam durchgeführt werden, um das Risiko von Verletzungen und einem Übertraining zu begrenzen."

Somit ist die Sache eigentlich im Grunde klar: Ein Training bis zum Muskelversagen (und darüber hinaus) hat keinerlei Vorteile und wir sollten es nicht bewusst forcieren. Zusätzlich möchte ich dir noch 3 weitere Gründe mit auf den Weg geben, warum in meinen Augen ein Training bis zum Muskelversagen so gut wie keinen Sinn ergibt.

1. Weniger Volumen innerhalb eines Arbeitssatzes.

Um zunächst zu verstehen, wie sich ein mögliches Muskelversagen auf den Muskelaufbau auswirken kann, muss überhaupt erst einmal verstanden sein, wie der Muskelaufbau denn überhaupt per se funktioniert. Halten wir uns deshalb noch ein weiteres Mal vor Augen, dass es im Grunde nur zwei verschiedene Hypertrophie-Treiber gibt: [5]

> Hohe mechanische Spannung & hoher metabolischer Stress (Zelluläre Erschöpfung)

Mit dem klassischen "Pump-Training" und einem klassischem Muskelversagen erreicht man häufig eine Art der Hypertrophie, nämlich einen hohen metabolischen Stress in der Muskulatur.

Leider ist dies der schwächere Hypertrophie-Treiber, während ein hohe mechanische Last in Kombination mit der progressiven Überladung der unangefochtene Champ ist, wenn es um die Hypertrophie geht. [6]

Im Klartext bedeutet dies nichts anderes, als dass wir viel schweres Gewicht bewegen müssen. Doch nicht nur das, wenn wir erfolgreich Muskeln aufbauen wollen, müssen wir sogar immer stärker und stärker werden. Sowohl im Makro als auch im Mikro - und dieses Mikro will ich nun zuerst beleuchten. Angenommen auf deinem Trainingsplan stehen nun 4 Arbeitssätze Kniebeugen mit jeweils 8 Wiederholungen. Nehmen wir weiterhin an, dass du mit 80 kg trainierst und somit kämest du im Idealfall auf insgesamt 32 Wiederholungen und eine mögliche angestrebte Arbeitslast von 2.560 kg für die Beine. Nun gleicht das Arbeitsgewicht und in diesem Wiederholungsbereich aber schon deiner absoluten Leistungsgrenze und so gehst du schon direkt im zweiten Satz bis ans absolute Muskelversagen, nur um die 8 Wiederholungen auch wirklich voll zu bekommen. Wie wirkt sich dies wohl wahrscheinlich auf die nächsten beide Sätze aus? Nicht wirklich förderlich mit sehr hoher Wahrscheinlichkeit ... Nehmen wir weiter an, dass du nun durch deine bereits eingetretene Ermüdung im folgenden Satz nur noch 6 Wiederholungen schaffst und im letzten nur noch 5. Somit kämest du auf insgesamt 27 Wiederholungen und einem Gesamtvolumen von noch 2.160 kg.

Stellen wir uns nun dich mit einem anderen Ansatz vor - und jetzt wird es spannend! Anstatt beim zweiten Satz die 8 Wiederholungen schmerzhaft gerade noch so herauszuquälen, schaltest du vorher einen Gang zurück und hörst bereits bei der 7. Wiederholung auf. Das ist zwar zunächst eine Wiederholung weniger, wird sich aber vermutlich positiver auf die letzten beide Arbeitssätze auswirken. Durch die nun noch nicht vollständig übermüdete Muskulatur und einem noch leicht gestärkten zentralen Nervensystem bist du so in der Lage, die beiden letzten Sätze auch mit jeweils 7 Wiederholungen zu absolvieren und kommst somit auf insgesamt 29 Wiederholungen und einem Gesamtvolumen von immerhin 2.320 kg. Das Resultat: 160 mehr bewegte Kilos für die Beine. Hier haben wir also eine höhere Arbeitslast für unsere Muskulatur, welche unserer progressiven Überladung deutlich besser zugute kommt. All das wirkt sich natürlich auch auf die folgenden Übungen und Sätze in dieser einen Trainingseinheit aus, die allesamt negativ beeinflusst werden würden durch ein bereits früh auftretendes Muskelversagen.

2. Weniger Volumen im Laufe der Monate und Jahre

Auf lange Sicht unserer Trainingskarriere kann und wird sich ein regelmäßiges Training bis zum Muskelversagen auch durchaus langfristig negativ auswirken, einfach weil wir weniger Gesamtvolumen pro Woche und pro Monat akkumulieren und bewegen, als wir es eventuell eigentlich könnten. Wenn wir uns nämlich in einer gegebenen Trainingseinheit komplett gegen die Wand fahren und immer wieder und wieder das Muskelversagen suchen, verlängern wir somit unnötig unsere Regenerationszeit und werden unser Leistungspotenzial in den folgenden Workouts mindern. Das Ganze kannst du dir wie im vorherigen Beispiel vorstellen, nur eben auf das größere Ganze betrachtet. Was man mit einem 1% mehr Leistung pro Woche anfängt, äußert sich vielleicht in Jahren später in 10 kg Muskelmasse mehr oder weniger.

Denn Tatsache ist, dass ein zu häufiges Training bis zum Muskelversagen zum Übertraining führen wird. Die Forschung zeigt, dass ein Training bis zum Versagen zu deutlich mehr Muskelschäden und einem höheren neuromuskulären Stress führt, was im Laufe der Zeit die Wirksamkeit des Trainings beeinträchtigen oder sogar zu Muskelschwund führen kann. [7]

Somit haben wir den ersten Faktor ausgemacht, der langfristig den Fortschritt und das gesamte Volumen beeinträchtigen wird, welches wir bewegen werden. Das größte Risiko besteht aber dann aber noch darin, dass wir uns durch einen solchen Trainingsstil verletzen und mit einer katastrophalen Form trainieren, besonders in hohen Wiederholungsbereichen. [8][9]

Das ist ein schleichender Prozess, den wir nicht unterschätzen sollten. Sobald die Muskulatur erschöpft und ermüdet ist, verliert man automatisch mit der Zeit das Gefühl für das, was man hier eigentlich tut und während viele zwar denken, dass sie noch sauber ihre Muskulatur trainieren, ist bereits häufig das komplette Gegenteil der Fall. Das ist natürlich besonders gefährlich bei den großen und schweren Verbundübungen wie dem Kreuzheben, Bankdrücken, Schulterdrücken und Kniebeugen. Ein Training bis zum Muskelversagen kann also durch diverse unterschiedliche Punkte die Laufbahn deiner Fitnesskarriere negativ beeinflussen - während die Studienlage auf keinen echten Vorteil schließen lässt. [10]

3. Es erschwert unnötig das Leben.

Noch ein weiterer Punkt, den es durchaus nicht zu unterschätzen gilt, ist, dass ein stetiger Muskelkater in Folge eines Trainings bis zum absoluten Versagen das Leben unnötig erschweren wird. Ich bin sicher, dass es mehr als genug Masochisten dort draußen gibt, denen das Gefühl des Schmerzes eine Art Befriedigung verleiht aber mit Muskelaufbau und einer hohen Lebensqualität hat das für mich nichts zu tun. Aus meiner persönlichen Erfahrung kann ich ein Training bis zum Muskelversagen nicht empfehlen und auch die Wissenschaft stimmt mir hier überein. Wir haben keine Vorteile für den Muskelaufbau, wir kommen schneller ins Übertraining, erhöhen das Risiko, uns zu verletzen und werden uns auf die Monate und Jahre gesehen schlechter steigern können und weniger Volumen im Training bewegen. Aus diesen Gründen trainiere ich persönlich so gut wie nie bis zum Muskelversagen (nur in wirklich seltenen Fällen, um mich weiterhin steigern zu können) und dasselbe würde ich dir auch empfehlen.

Ist der Muskelkater ein gutes Indiz für den Muskelaufbau?

Muskelkater sind diese unangenehmen Schmerzen innerhalb eines Muskels, welcher in der Regel 24 bis 48 Stunden nach einer Belastung durch das Training zu spüren ist. Der Muskelkater ist dabei zunächst vollkommen ungefährlich - aber was ist es genau? Bedeutet es, dass sich unsere Muskulatur in ein Kater verwandelt oder stinkig ist, wie ein fieses Ungetier? Nein, so viel sei vorweg gesagt. Mit Katern oder Katzen hat der Muskelkater sicher auch nichts zu tun. Das Wort wird nämlich vom griechischen Katarrh abgeleitet, was so viel wie Entzündung bedeutet. Ein Muskelkater ist also eine Entzündung im Muskel.

Lange Zeit wurde angenommen, dass der Muskelkater durch die vermehrte Ansammlung von Milchsäure bzw. Laktat im Muskel verursacht wird, doch dies hat sich als falsch herausgestellt. [1]

Das gebildete Laktat bleibt aber nur etwa 20 Minuten im Muskel, während der wirkliche Muskelkater ja erst später eintritt. In der Regel circa 24 bis 48 Stunden nach der schweren Belastung. Dieses verspätete Einsetzen des Muskelkaters nennt man bei uns im Krafttraining den D.O.M.S.-Effekt bzw. "Delayed onset muscle-soreness". Nachdem das Laktat also nicht die Ursache für den Muskelkater war, wurde weiter angenommen, dass Muskelkater ausschließlich durch feine Risse in der Muskulatur (Mikrotraumata) entstehen würde, aber heute weiß man ebenfalls, dass auch hier die Gleichung nicht ganz so simpel ist und etwas mehr dazu gehört. So fand beispielsweise eine Studie aus dem Jahre 2002 heraus, dass ein Muskel, der beschädigt ist, nicht unbedingt schmerzen muss und dass gleichzeitig ein Muskel, der schmerzt, nicht unbedingt beschädigt sein muss. [2]

Aus diesem Aspekt kann man schließen, dass Mikrotraumata schon zum Muskelkater führen können es aber nicht der einzige Faktor sein kann. Es zeigte sich nämlich auch, dass zumindest ein Teil der Schmerzen beim Muskelkater auf das Bindegewebe zurückzuführen ist, welches die Muskelfasern zusammenhält, nicht auf die eigentlichen Muskelfasern selbst. Somit ist ein (großer) Teil des Muskelkaters viel eher "Bindegewebe-Kater". Ausgelöst wird dies durch die unterschiedlichsten Faktoren: [3]

- Neuer Trainingsplan
- Zu extreme exzentrische Muskelbelastung
- Mangelnde Ernährungsweise (Kalorien- und Proteinmangel)
- Genetik
- Mangel an Schlaf und Mikronährstoffen

Das sind also der Muskelkater und der soggenante D.O.M.S-Effekt. Auch wenn das Entstehen des Muskelkaters noch nicht zu 100 % verstanden ist, so können wir dennoch Rückschlüsse für uns daraus ziehen und auch einordnen, ob der Muskelkater gut zum Muskelaufbau ist oder nicht. [4]

Die Frage ist also nun, ob der Muskelkater ein gutes Indiz für den Muskelaufbau ist? Früher war ich absolut dieser Meinung und wenn ich mich heute so im Fitnessstudio umschaue, dann ist dieser Glaubenssatz auch weiterhin stets stark verbreitet. Leider fehlt vielen Athleten ein generelles Verständnis dafür, wie denn die Hypertrophie unserer Muskulatur eigentlich funktioniert und so klammern sich viele eben nur an das Indiz des Muskelkaters, um daraufhin subjektiv Rückschlüsse ziehen zu können, ob ein Training gut oder schlecht war. So entsteht dann folgende Philosophie:

1. Ich trainiere bis zum Muskelversagen.
2. Ich bekomme schweren Muskelkater.
3. Ich habe Schmerzen - also baue ich neue Muskulatur auf.
4. Ich wiederhole diesen Prozess.

Muskelversagen und Muskelkater sind jedoch KEIN wirklich gutes Indiz für eine erfolgreiche Hypertrophie unserer Muskulatur und Studien beweisen auch, dass ein Muskelkater nicht notwendig ist, damit wir neue Muskeln aufbauen können und hypertrophieren. So können sogar Workouts, die keinerlei Mikrotraumata verursachen, zu einem Muskelaufbau führen. [5][6]

Woran liegt das? Wie bereits schon beschrieben, ist ein Muskelaufbau nur auf zwei primären verschiedenen Wegen zu erreichen. [7]

1. Hohe mechanische Last
2. Hoher metabolischer Stress

Die reinen Schäden und Mikrotraumata innerhalb unserer Muskulatur sind ein relativ schlechter Indikator für den erfolgreichen Muskelaufbau, zumal neueste Studien belegen, dass die reinen Mikrotraumata und die Schädigungen an unseren Muskelfasern eher nur ein Nebeneffekt der beiden genannten Hypertrophie-Treiber sind sie aber niemals ein alleinstehender Faktor sind, der zum Muskelaufbau führt. Sicherlich, die Studienlage beweist, dass ein gewisser Grad an Schäden und Mikrotraumata (und somit auch der Muskelkater) zu einem Muskelaufbau führt, doch auch, dass zu viel Schädigungen den Muskelaufbau eher verschlechtern. [8]

Der Grund dafür ist relativ simpel: Ja - wir müssen schwere und vor allem progressive Reize setzen, damit unser Körper Muskulatur aufbaut. Aber nein, wir müssen uns dabei in unserem Training nicht komplett an die Wand fahren und uns kaputt machen, damit wir neue Muskulatur aufbauen. Wir müssen stärker werden, nicht uns kaputt trainieren (kleiner, aber tatsächlich feiner Unterschied). Somit besteht kein direkter Zusammenhang zwischen dem Muskelkater und einem Muskelaufbau. Ein immer wiederkehrender Muskelkater bedeutet viel eher:

1. Du trainierst zu unregelmäßig.
2. Du hast es im Training übertrieben.

Sicher, zum Start eines neuen Programmes und dem Hinzufügen einer neuen Übung ist ein erster Muskelkater vollkommen normal und er ist auch nicht direkt etwas Schlechtes. So solltest du zum Beispiel nicht direkt dein Training in Frage stellen, nur weil du mal Muskelkater hast. Nachteilig bzw. problematisch wird es nur dann, wenn der Muskelkater stets andauert und er deinen Alltag und deine langfristige Performance negativ beeinträchtigt. Das größte Problem mit dem Muskelkater sehe ich allerdings darin, dass er kein objektiv messbarer Richtwert ist, der uns einen Rückschluss auf ein gutes oder schlechtes Training ermöglicht und ob wir neue Muskeln aufbauen oder eben nicht. [9]

Hier stimmt mit mir auch die Wissenschaft überein. Ein deutlich besserer Richtwert ist beispielsweise der Wert des Workloads, sprich wie viele Kilos und Tonnen pro Trainingswoche bzw. -monat pro Muskelgruppe bewegt wurden und ob sich hier eine Progression abzeichnet. Progression im Volume-Load ist der Inbegriff der progressiven Überladung und somit auch des Muskelaufbaus. Aus diesem Grund ist es auch umso wichtiger, jedes Workout genau zu dokumentieren und penibel darauf zu achten, dass man mit den Wochen und Monaten stärker wird - und sei es nur ein bisschen (hab, ich das schon mal in diesem Buch erwähnt eigentlich?). Bitte bedenke: Wir wollen auf Hypertrophie und auf Progression trainieren, nicht auf Muskelkater und Schädigungen unserer Muskulatur (zumindest dann nicht, wenn du Muskeln und Stärke aufbauen willst). Auch der D.O.M.S.-Effekt ist kein guter Indikator für einen potenten Muskelaufbau und ist nichts, was aktiv angestrebt werden sollte.

Kann man mit Muskelkater aber noch ins Training gehen? Hier kommt die beste und häufigste Fitness-Antwort von allen ins Spiel: Es kommt darauf an. Zunächst ist ein Training mit Muskelkater nichts Schlimmes und man kann durchaus wieder ins Training gehen. Dies wird auch nicht zwingend weiter die Regeneration oder den Muskelaufbau negativ beeinflussen. [10]

Allerdings kommt es auf den Grad des Muskelkaters an und hier muss jeder selbst entscheiden. Ein zu hoher Muskelkater kann sicher nicht förderlich für ein schweres Workout sein, da dieser sich negativ auf die Form auswirken wird und das Verletzungsrisiko somit erhöht. Auf der anderen Seite kann ein Muskelkater eben auch mal auftreten und wir sollten nun nicht bei jedem kleinen Wehwehchen direkt daheim bleiben, sondern die Zeit und somit auch unsere mögliche Trainingszeit in diesem Leben nutzen. Bei leichtem Muskelkater empfehle ich dir, dass du dich gründlicher und ausführlicher aufwärmst. Bei zu schwerem Muskelkater rate ich dir lieber noch einen Tag aussetzen, damit du nicht langfristig ins Übertraining kommst.

Wie hart ist also jetzt ideal?

Auf den vorherigen Seiten habe ich stark gegen ein zu hartes Training argumentiert - zumindest gegen ein Training bis zum absoluten Muskelversagen und darüber hinaus. Jetzt möchte ich allerdings für einen gewissen Härtegrad argumentieren, damit du diesen in deinem wöchentlichen Training ideal selbst einschätzen kannst. Ein stetiges Training bis zum Muskelversagen und darüber hinaus kann und wird die langfristige Progression eher hindern als fördern. Sowohl innerhalb eines Workouts als auch auf Monate und Jahre der eigenen Fitnesslaufbahn betrachtet. Doch bedeutet dies, dass man nicht hart trainieren und beim kleinsten Anzeichen von Schmerzen aufgeben sollte? Um dies zu klären, müssen wir uns wieder die Wissenschaft anschauen und werden herausfinden, dass nicht nur die progressive Überladung zum Muskelaufbau führt, sondern auch der Fakt hinzukommt, dass besonders die Wiederholungen, die näher am Muskelversagen sind, eine höhere Muskelproteinsynthese auslösen und somit mehr Muskeln aufbauen. [1][2]

Ist ja auch nur logisch. In einem Satz von 12 Wiederholungen löst sicherlich nicht die erste Wiederholung dieselben Reize aus, wie es die letzte Wiederholung tun wird. Dabei spielt zunächst die Anzahl der Wiederholungen keine Rolle. Solange die Arbeitssätze verhältnis-mäßig nahe am Muskelversagen ausgeführt werden, können sowohl schwere als auch leichte Gewichte beide Typ-I und Typ-II-Muskelfasern gleichermaßen gut aktiveren und hypertrophieren. [3]

Merke: Für den Muskelaufbau müssen wir stets stärker und stärker werden, während wir gleichzeitig möglichst viele Wiederholungen nahe am Muskelversagen sammeln sollten. Wie nahe wir uns an diesem Punkt befinden sollten und wie wir beide Hypertrophiearten in der Praxis unter einen Hut bekommen, das klären wir gleich.

Zunächst will ich aber einen Appell für einen gewissen nötigen Härtegrad im Training aussprechen und darlegen, dass die meisten Menschen vermutlich einfach niemals hart genug trainieren. So sagte auch Arnold Schwarzenegger schon in Pumping Iron die legendären Worte: "No Pain No Gain" ...

Wäre es doch nur so einfach: Trainiere hart, gib einfach alles im Training und du wirst viel Muskeln aufbauen. Das dieses Konzept im realen Leben leider nicht wirklich aufgeht, kann man jeden Tag im Fitnessstudio feststellen. Aus diesem Grund argumentiere ich auch stets gegen ein Training bis zum Muskelversagen und auch, dass ein Muskelkater per se nichts Gutes ist. Doch nur weil ich gegen ein Training bis zum absoluten Versagen und darüber hinaus bin, bedeutet dies noch lange nicht, dass ich gegen ein hartes Training plädiere - ganz im Gegenteil! Wie wir weiter oben gelernt haben, müssen wir hart trainieren und umso mehr Wiederholungen wir nahe des Muskelversagens akkumulieren, desto besser werden wir neue Muskulatur aufbauen. Hier liegt tatsächlich der Hund begraben. Zu viele Leute trainieren NICHT hart genug. Punkt. Auch ich habe meinen Körper nicht mit halb-fordernden Workouts aufgebaut und würde dies auch niemals behaupten. Ich habe mir über Jahre den Arsch aufgerissen und gehe buchstäblich jedes Workout in den Krieg mit mir selbst - ich übertreibe es einfach nur nicht und höre dieses gewisse kleine Stücken vor dem absoluten Versagen auf.

Auch die Wissenschaft beweist: 80 % aller Trainierenden trainieren nicht hart genug. Folgende Studie deckt sich leider mit meiner eigenen subjektiven Wahrnehmung der letzten Jahre. So nahm man in einer Studie aus dem Jahre 2017 insgesamt 160 gesunde und trainierte Männer und stellte ihnen folgende Frage: "Wie viel Gewicht schaffst du üblicherweise beim Bankdrücken über 10 Wiederholungen zu stemmen?". Unter Aufsicht sollten dann die Probanden exakt dieses zuvor genannte Gewicht für so viele Wiederholungen wie möglich stemmen. Und was kam dabei heraus? [4]

22 % der Probanden schafften zwischen 10 bis 12 Wiederholungen.

31 % der Probanden schafften zwischen 13 bis 15 Wiederholungen.

21 % der Probanden schafften zwischen 16 bis 18 Wiederholungen.

26 % der Probanden schafften 19 Wiederholungen und mehr, wobei 13,8 % der Teilnehmer sogar 22 Wiederholungen und mehr schafften.

Das bedeutet im Klartext: 78 % von 160 Sportlern schätzen sich selbst vollkommen katastrophal ein und hören lange vor dem wirklichen Eintreten eines Muskelversagens auf und absolvieren somit nur ein Minimum der wirklich aufbauenden Wiederholungen, die aber so dringend notwendig wären. Wenn jemand angibt, maximal mit einem bestimmten Gewicht 10 Wiederholungen zu stemmen, schafft dann aber im Test das Doppelte, dann muss derjenige sich im Nachhinein auch nicht wundern, wenn der Körper keine neue Muskulatur und Stärke aufbaut warum sollte er denn das auch? Wir brauchen einen gewissen Grad an Härte in unserem Training - soviel steht absolut fest. Die Frage ist nur wie viel und wo liegt dieser "Sweet Spot" aus gewollter und forcierter Progression und dem eigenen Regenerationspotenial?

In der Praxis hat sich dazu das Prinzip der Reps in Reserve bzw. RIR als sehr hilfreich und gut bewährt. Wie genau das funktioniert, das schauen wir uns nun als nächsten Punkt an. Dass das Muskelversagen und Schädigungen an unserer Muskulatur im besten Fall nur sekundäre Hypertrophie-Treiber sind, das sollte bis hierhin klar sein.

Der wichtigste Fakt ist und bleibt die progressive Überladung mit einer hohen mechanischen Last. In unserem Training müssen wir also auf Progression trainieren, während wir uns gleichzeitig so nah wie möglich am Muskelversagen bewegen sollten. Wie schaffen wir das also? Indem wir 1 bis 2 Wiederholung vor dem absoluten Versagen in einer gegebenen Übung aufhören. Anstatt also 100 % in jedem einzelnen Satz zu geben, hören wir bei circa 90 bis 95 % unserer Kapazität auf. Dies ergibt bei den meisten Übungen deutlich mehr Sinn und wird langfristig zu einer besseren Progression führen. Dieses Prinzip versteht man im Krafttraining unter dem Fachbegriff Reps in Reserve. Lass mich das verdeutlichen. Das Konzept der Reps in Reserve (zu Deutsch: Wiederholungen in der Reserve) beschreibt genau das: Wir lassen uns absichtlich 1 bis 2 Wiederholungen pro Arbeitssatz in der Reserve und ermüden den Muskel und unser zentrales Nervensystem somit deutlich weniger. Um die Macht dessen voll zu verstehen und auch, warum diese Art zu trainieren deutlich smarter ist, müssen wir uns nun zwei fiktive Praxisbeispiele anschauen.

Praxis-Beispiel:

3 Sätze à 10 Wiederholungen Hip-Thrusts mit 80 kg.

Im ersten Beispiel merkt unsere Athletin, dass 80 kg ziemlich schwer sind, doch sie quält sich durch und schafft mit Kämpfen und Ackern die 10 Wiederholungen. Die 10. Wiederholung gleicht dem absoluten Muskelversagen. Das nun bereits früh eingetretene Versagen wirkt sich natürlich auf die anderen beiden Arbeitssätze aus, die ungefähr so aussehen könnten:

1. Arbeitssatz: 80 kg x 10 Wiederholungen
2. Arbeitssatz: 80 kg x 8 Wiederholungen
3. Arbeitssatz: 80 kg x 6 Wiederholungen

Insgesamter Workload: 1.920 kg

Im zweiten Beispiel schaltet unser Athletin jedoch frühzeitig einen Gang runter und hört im ersten Satz bereits bei der 9. Wiederholung auf. Hier sind der Muskel und das zentrale Nervensystem nun noch nicht vollkommen überlastet und das könnte sich weiter wie folgt auswirken:

1. Arbeitssatz: 80 kg x 9 Wiederholungen
2. Arbeitssatz: 80 kg x 9 Wiederholungen
3. Arbeitssatz: 80 kg x 8 Wiederholungen

Insgesamter Workload: 2.080 kg

Athletin in Beispiel #2 bewegt somit 160 kg bzw. 8,3 % mehr.

Da die progressive Überladung / eine höchstmögliche mechanische Last auf unserer Muskulatur der Haupttreiber der Hypertrophie und des Muskelaufbaus ist, wird wohl wer mehr Muskulatur aufbauen? Die Athletin im zweiten Beispiel hat zwar nicht diese eine letzte Wiederholung direkt am Muskelversagen gehabt, die die stärkste Muskelproteinsynthese auslösen wird - sie hat hat aber insgesamt mehr Wiederholungen kurz vor dem Muskelversagen in Kombination mit mehr Volumen bzw. mehr Workload absolviert. Dies äußert sich in 160 kg mehr bewegten Kilos und das ist eine ganze Menge. Diese Auswirkung ist jedoch noch verhältnismäßig klein auf ein einziges Workout betrachtet - doch dabei bleibt es nicht.

Unsere zweite Athletin wird sich höchstwahrscheinlich schneller vom Workout regenerieren, früher wieder ins Training gehen und bessere Leistungen abrufen können. Dieser kleine Unterschied, multipliziert auf Jahre und hunderte Workouts kann sich in Kilos der Muskelmasse mehr oder weniger äußern - und das nur, weil zunächst *weniger* gemacht wurde.

Reps in Reserve ist ein tolles Konzept, welches ich selbst in 90 % der Zeit exakt so umsetze und mit dem ich mir in der Regel stets 1 bis 2 Wiederholungen pro Satz offen halte nur um dann mehr und mehr bewegen zu können. Dies ist auch der Grund, warum ich in verhältnismäßig kurzer Zeit viel Muskulatur aufbauen konnte während meine Kollegen von früher es leider bisher nicht auf mein Niveau geschafft haben. Der Grund dafür ist nicht meine Genetik oder alleinig meine Arbeitsmoral. Der Teufel steckt bekanntlich im Detail oder wie hier in den Reps in Reserve (RIR) und dasselbe kann ich dir auch nur empfehlen.

Fazit: Trainiere hart - Doch nicht zu hart

Wir haben jetzt alles beleuchtet, damit du in deinem Training sehr gut den subjektiven Grad der notwendigen Belastung einschätzen kannst mit der Anmerkung, dass das Training trotzdem hart genug sein muss. Reps in Reserve bringen absolut nichts, wenn du anstatt einer Wiederholung bereits sechs Wiederholungen vor dem Versagen aufhörst.

Du musst hart trainieren, sehr hart sogar - eben nur nicht zu hart. Das ist der springende Punkt. Progressives Training ist dennoch verdammt fordernd und bei jedem einzelnen Arbeitssatz muss auch ich selbstverständlich mental voll und ganz bei der Sache sein. Jedes Workout ziehe ich in den Krieg gegen mich selbst und kämpfe für meine fortschreitenden Resultate ...

Doch ich höre eben ein kleines Mü vor dem absoluten Versagen auf und darum geht es und dieser kleine, aber feine Unterschied kann Welten ausmachen. Besonders weil er dafür sorgt, dass ich diesen Härtegrad über Jahre jede einzelne Woche wieder und wieder abrufen kann. Auf diese Weise kann ich mit mehr Volumen trainieren, kann öfter ins Training und bin dennoch optimal erholt und dasselbe wirst auch du bewerkstelligen können.

Das ist smartes Training.

Die Ernährung

**Glaube, dass du es kannst
und du bist schon halb dort.
Greg Plitt**

Nach dem Training ist die richtige Ernährung das A und O auf dem Weg zu seinem Wunschkörper. Man muss beides zu 80 bis 100 % im Griff haben, um optimale Resultate erzielen zu können und um das Maximum aus sich, seinem Körper und seinem Einsatz herauszuholen. Seine Ernährung im Griff zu haben, ist zum einen Teil ein Akt der Selbstdisziplin und zum anderen Teil eine große Frage des Wissens. Jeden zweiten Tag ins Gym zu gehen und die Sau rauszulassen, ist tatsächlich verhältnismäßig einfach schwer ist es allerdings dagegen, jeden Tag seinem Körper das zu geben, was er braucht und nicht, was vordergründig die eigenen Triebe verlangen ... Wenn man es nicht schafft, seine Ernährung zu optimieren und ganz auf sich abzustimmen, wird man relativ schnell im Fitnessstudio an seine Grenzen stoßen und keine Fortschritte mehr erzielen können. Sowohl leistungstechnisch als auch optisch nicht. Dies führt zum unmittelbaren Motivationsverlust und letzten Endes geben so die meisten einfach auf das Hauptproblem Nummer 1 in der Ernährung. Das zweite Problem sehe ich darin, dass viele Leute einfach zu ungeduldig sind. Es erfordert viel Zeit, bis sich der eigene Körper verändert. Dabei ist die Transformation der mit Abstand schwierigste Part, während es verhältnismäßig einfach ist, beispielsweise einen Sixpack zu halten, insofern man ihn erstmal hat. Geduld und Ausdauer sind die wahren Schlüssel zum Erfolg und nirgendwo lernt man das „schneller" als beim Fitness-Training. Sobald man das erstmal intus hat, hat man ein sehr mächtiges Modell verinnerlicht, das sich auf das ganze Leben anwenden lässt ...

Irrtümlicherweise denken viele Leute, die Ernährung sei ein Mysterium. Um das Abnehmen ranken sich so viele Mythen und Geschichten, es gibt die verschiedensten Diäten und überall findet man verwirrende Ratgeber. Die einen wollen einem erzählen, man solle nach 18:00 Uhr keine Kohlenhydrate mehr essen, während die nächste Methode schwört, mit einem besonderen Fitness-Tee schmelze das Fett, oder indem man Butter in seinen Kaffee macht ... All das ist Bullshit! Das Beste wäre es tatsächlich, wenn du alles, was du bis hierhin über die Ernährung gehört hast vergisst und beginnst, das Thema nun von Grund auf neu zu lernen. Das Verständnis um den Zusammenhang zwischen Ernährung und der eigenen Optik ist sehr simpel und ich möchte nicht länger um den buchstäblich heißen Brei herum reden ... Eine erfolgreiche Ernährung basiert stets auf 5 Säulen, die allesamt in ihrer Priorität aufeinander aufbauen und diese Punkte werden wir nun ausführlich im Detail besprechen:

1. - **Energiebilanz**
2. - **Makronährstoffverteilung**
3. - **Mikronährstoffverteilung**
4. - **Mahlzeitentiming und Frequenz**
5. - **Supplemente bzw. Nahrungsergänzungsmittel**

I. - Die Energiebilanz

Der mit Abstand wichtigste Faktor in Bezug auf die Ernährung ist die Energiebilanz. Sobald man dieses folgende Prinzip wahrlich verstanden hat, sollten jegliche Fragen in Bezug auf Diäten, Ab- und Zunehmen oder Ähnliches im Grunde nie wieder aufkommen. [1]

Damit unser Körper funktioniert, benötigt er Energie. Energie für das Gehirn, für die Muskulatur und alle überlebenswichtigen Aufgaben der Organe. Des Weiteren verbraucht der Körper Energie beim Arbeiten, beim Sport oder beim Spazierengehen. Der gesamte Energieverbrauch ergibt sich aus dem sogenannten Grundumsatz und dem Leistungsumsatz. Der Grundumsatz ist in der Regel relativ konstant und beschreibt die Energie, die benötigt wird, um uns am Leben zu erhalten. Man denke hier an die Verdauung, die benötigte Energie für das Gehirn und sämtliche Organe und einiges mehr. Wohingegen der Leistungsumsatz von Mensch zu Mensch und Tag zu Tag stark variieren kann, da dieser sich aus mehreren Faktoren zusammensetzt je nachdem, wie stark man körperlich aktiv oder eben nicht war. Diese Energie wird dabei in Kalorien gemessen. Damit wir genügend Energie haben, müssen wir stets essen, denn in unserer Nahrung befinden sich die benötigten Kalorien. So weit, so simpel. Nun gibt es im Grunde nur drei mögliche Szenarien, die man in Bezug auf die Energiebilanz haben kann.

1. Szenario - Der Kalorienüberschuss
<u>-> Man nimmt mehr Energie zu sich, als man verbraucht hat.</u>

Da unser Körper leider noch nicht weiß, dass Essen schon lange keine Mangelware mehr ist, ist er stets bemüht, diese überschüssige Energie dann auch zu speichern. Das erfolgt in den meisten Fällen leider in Form von Körperfett. Dabei spielt es überhaupt keine Rolle, mithilfe welchen Lebensmittels dieser Kalorienüberschuss erreicht wurde. Ob man nun den ganzen Tag Gemüse, Obst und mageres Fleisch oder aber Pizza und Pasta isst, spielt überhaupt keine Rolle. Ein Energieüberschuss ist ein Energieüberschuss (ist wirklich immer ein Energieüberschuss) und dieser führt immer zur Gewichtszunahme. Ein Energieüberschuss hat aber auch seine guten Seiten. Wer beispielsweise Muskulatur aufbauen möchte, sollte sich idealerweise in einem Kalorienüberschuss befinden, damit die überschüssige Energie ebenso in Muskeln angelegt werden kann. Dennoch lässt sich hier ein gewisser Fettaufbau leider nicht vermeiden und so funktioniert der Körper nun mal. Des Weiteren wird aber deutlich mehr Kraft für die harten Workouts vorhanden sein und man wird dank der überschüssigen Energie deutlich bessere Leistungsfortschritte in seinem Training verbuchen können.

Für den Muskelaufbau ist ein Kalorienüberschuss immer von Vorteil. Ohne die zusätzlichen Kalorien kann der Körper nur langsam und schwerer Energie für neue Muskelzellen bereitstellen und die beschädigten Zellen effektiv regenerieren. Es geht auch, die Resultate werden aber deutlich langsamer kommen.

2. Szenario - Verbrauch und Zufuhr im Gleichgewicht (Erhalt)
<u>-> Man nimmt so viel Energie zu sich, wie man verbraucht.</u>

Hierbei bleibt alles gleich und man nimmt weder Gewicht zu noch ab. Das *einzige*, was sich auf lange Sicht verändern kann und wird, ist die prozentuale Verteilung von Fett- bzw. Muskelmasse und das ist im Grunde schon gar nicht mal so verkehrt. Diese Methode versteht man klassischerweise als Body Recomposition bzw. Neuverteilung. Wenn man stets ungefähr genau seinen Bedarf deckt und dabei noch viel progressiv trainiert, wird sich langsam neue Muskulatur bilden und man nimmt gleichzeitig an Fett ab. Dies ist ein wunderbarer Weg zum Starten und für viele Athleten sollte dies die erste Anlaufstelle sein, zumindest dann, wenn man nicht direkt ins Kaloriendefizit gehen und schnell Fett verlieren will. Wenn wir unsere Ernährung auf Erhalt schrauben, dann werden wir weiterhin viel Kraft für unsere Workouts haben und nicht selten bauen viele Athleten in derselben Geschwindigkeit neue Muskulatur auf, in der sie ihr Fett verlieren. Sei also nicht enttäuscht, wenn sich nicht die Zahl unmittelbar auf der Waage drastisch verändert. Nochmal: Die Ernährung auf Erhalt stellen funktioniert so, dass wir exakt so viele Kalorien zu führen, wie wir am Ende des Tages verbraucht haben. Wenn du also 2.000 kcal am Tag verbrauchst, dann solltest du auch genau 2.000 kcal durch deine Ernährung zuführen. Dies in Kombination mit dem Krafttraining und ausreichend Proteinen wird ebenfalls tolle Ergebnisse produzieren und ist eine hervorragende erste Anlaufstelle, wenn du mit deiner Fitnesslaufbahn nun so richtig beginnen willst.

3. Szenario - Das Kaloriendefizit
-> Man führt seinem Körper weniger Energie zu, als er verbraucht.

Ein Kaloriendefizit ist immer vonnöten, damit man Fett verlieren kann. Egal was man isst, egal wann man isst. Das Ganze ist simple Wissenschaft und ein unbestreitbarer wissenschaftlicher Fakt. [2][3]

Doch besonders aus diesem simplen Fakt scheint die gesamte Diät-Industrie ein riesengroßes Geheimnis zu machen und teilweise kann ich dies auch gut nachvollziehen. Während die Theorie hinter der Fettreduktion sehr simpel ist, schaut die Praxis in den meisten Fällen dann leider häufig doch nicht mehr so einfach aus. Mit den richtigen Strategien und der korrekten Herangehensweise ist es jedoch häufig einfacher, als man es üblicherweise annimmt. Für die reine Optik des Körpers kommt es auch nicht darauf an, was man isst, sondern lediglich wie viele Kalorien man zu sich genommen hat. In einem guten Defizit baut man vergleichsweise schnell Fett ab und legt somit seine Muskulatur frei. Sicherlich baut der Körper auch einen gewissen Teil Muskulatur ab, doch mit den richtigen wissenschaftlichen Strategien in der Praxis lässt sich ein möglicher Muskelschwund minimieren und viele Athleten können mit den später beschriebenen Methoden selbst in einem Kaloriendefizit stets weiter Kraft und Stärke aufbauen, während sie gleichzeitig das Fett auf ihren Hüften zum Schmelzen bringen. Wer seinen Körper nach seinen Wünschen formen will, sollte stets bewusst eines dieser drei Szenarien wählen und somit nichts dem Zufall überlassen. Damit man dies sicherstellen kann, ist es wichtig, im ersten Schritt den eigenen Kalorienverbrauch überhaupt erst einmal zu kennen. Hierfür empfehle ich die nun folgende Vorgehensweise. Was zunächst sehr kompliziert und unübersichtlich erscheinen mag, ist in der Praxis eigentlich ganz einfach. Die folgenden Schritte sind jedoch absolut notwendig und deshalb fokussiere dich noch einmal stark und dann arbeiten wir jetzt gemeinsam die folgenden Formeln durch ...

Die Formel: **Grundumsatz x PAL-Wert = Gesamtenergiebedarf**

Grundumsatz berechnen:
Frauen: 0,9 kcal x kg Körpergewicht x Stunde

PAL-Wert bestimmen:
PAL-Gesamt = PAL-Arbeit + PAL-Freizeit + PAL-Schlaf + PAL-Sport

Belastung	PAL-Wert
Schlaf	0,95
Ausschließlich sitzende/liegende Lebensweise (Schreibtischarbeit, Alter)	1,2
Ausschließlich sitzende Tätigkeit & wenig körperliche Aktivität	1,4 - 1,5
sitzende Tätigkeit, zusätzlicher Energieaufwand für kurze stehende Tätigkeiten (kraftfahrer, Fließbandarbeiter)	1,6 - 1,7
überwiegend stehende/gehende Tätigkeiten (Hausarbeit, Verkäufer, Handwerker)	1,8 - 1,9
Körperlich anstrengende berufliche arbeit (Bauarbeiter, Leistungssport, Landwirtschaft)	2,0 - 2,4

PAL-Arbeit = PAL-Wert x Stundenzahl
PAL-Freizeit = PAL-Wert x Stundenzahl
PAL-Schlaf = PAL-Wert x Stundenzahl
PAL-Sport = PAL-Wert x Stundenzahl

Dies sind also die PAL-Werte, mit denen wir nun den Kalorienbedarf so genau wie möglich bestimmen können. Ich möchte dir nun zwei Beispiele aus meinem eigenen Leben auflisten, anhand derer du erkennen kannst, wie gravierend der eigene tägliche Umsatz sein kann, sobald man unterschiedliche Tätigkeiten und Aufgaben hat.
(Die Rechnungen stammen aus der Fitness Fibel 2.0, mit logischerweise meinen eigenen tatsächlichen Werten - ich werde mich jetzt aber zu Demonstrationszwecken in eine 60 Kg schwere Athletin verwandeln und alle folgenden Berechnungen und Formeln auf dieses Gewicht hin anpassen.)

Damit will ich verdeutlichen, dass man keine generelle Aussage über den Kalorienbedarf treffen kann, sondern dass man wirklich diese kleine Extrameile im Köpfchen gehen muss für optimale Resultate.

Beispiel 1:
Arbeitstag in meinem Home-Office. An diesen Tagen habe ich einen sehr geringen Verbrauch. Ich laufe nicht viel, verbringe den Großteil des Tages am Rechner und trainiere circa 2 Stunden. Dazu kommt ein 30-minütiger Spaziergang an solch einem Tag. Wirklich nicht viel also. Schauen wir uns also meine PAL-Werte für den Tag an.

Grundumsatz:
0,9 kcal x 60 kg x 24 Stunden
54 kcal x 24 = 1.296 kcal

PAL-Wert:

10 Stunden Arbeit	x 1,4 (sitzende Tätigkeit)	= **14**
4 Stunden Freizeit	x 1,2 (liegende Tätigkeit)	= **4,8**
8 Stunden Schlaf	x 0,95	= **7,6**
2 Stunden Sport	x 2,0	= **4**

(Arbeit + Freizeit + Schlaf + Sport) : 24 = PAL (gesamt)
(14 + 4,8 + 7,6 + 4) : 24 = PAL (gesamt)
30,4 : 24 = 1,2666

>>Grundumsatz x PAL-Wert:

1.296 kcal x 1,2666 = 1.642 kcal

Beispiel 2:
Im zweiten Beispiel nehmen wir einen Tag, an dem ich für einen Onlineshop Bilder aufnehme. Das ist ein ganz normaler 8-Stunden-Arbeitstag inklusive Hinfahrt etc. und einem 2-stündigen Workout am Ende des Tages. Dieses Beispiel ähnelt dem Tagesablauf zum Beispiel eines Verkäufers stark, da ich viel stehend und gehend arbeite. Hinzu kommt die Fahrt mit den öffentlichen Verkehrsmitteln und dass ich generell mehr gehe.

Grundumsatz:
0,9 kcal x 60 kg x 24 Stunden
54 kcal x 24 = 1.296 kcal

PAL-Wert:

8 Stunden Arbeit	x 1,9 (stehende Tätigkeit)	= **15,2**
6 Stunden Freizeit	x 1,6 (gehende Tätigkeit)	= **9,6**
8 Stunden Schlaf	x 0,95	= **7,6**
2 Stunden Sport	x 2,0	= **4**

(Arbeit + Freizeit + Schlaf + Sport) : 24 = PAL (gesamt)
(15,2 + 9,6 + 7,6 + 4) : 24 = PAL (gesamt)
36,4 : 24 = 1,5166

>>Grundumsatz x PAL-Wert:

1.296 kcal x 1,5166 = 1.965 kcal

Dies sind nun zwei Beispiele aus meinem persönlichen Leben. Jeder Alltag eines Menschen ist individuell - und deshalb gibt es auch solch schöne Formeln. Gern kannst du auch meinen Kalorienrechner auf meiner Seite nutzen:
https://sjardfitness.de/kalorienrechner/

Aber: Keine Formel der Welt wird zu 100 % genau sein, doch diese kommt sehr nah an den tatsächlichen Verbrauch heran. Am Ende der Formel befindet sich eine Variable und diese ist von Person zu Person unterschiedlich und hängt davon ab, wie aktiv man im Alltag ist und von anderen Lifestyle-Faktoren. Der tatsächliche Verbrauch wird außerdem noch von der eigenen Muskelmasse beeinflusst, wie der Stoffwechsel und der eigene Hormonhaushalt arbeiten, wie die Resorptionsfähigkeit des Darms ist und der eigenen Thermogenese. Ein Mensch mit geringem Fettanteil und mehr Muskulatur verbraucht zum Beispiel wesentlich mehr Energie als jemand, der auf dem Papier dieselben Werte hat, aber wesentlich weniger Muskeln besitzt. Dennoch gilt: Auch wenn keine Formel der Welt zu 100 % genau sein wird, sollte dich dieser Fakt nicht entmutigen. Ich und viele meiner Klienten erzielen Top-Resultate mit der Formel und genau so wird es dir auch gehen. Im Laufe der Zeit entwickelst du außerdem ein gewisses Gefühl für die Kalorienmenge und wie viel Energie dein Körper wirklich verbraucht. Du wirst dann von dort aus bessere und gezieltere Anpassungen in deiner Ernährung vornehmen können - aber irgendwo muss man beginnen und so erste qualifizierte Erfahrungen sammeln.

Mögliche Probleme mit der Energiebilanz

Auf der Grundlage der Zielkalorienmenge werde ich dir gleich zeigen, wie deine Makronährstoffverteilung auszusehen hat und wie du dir deinen ganz eigenen Ernährungsplan erstellst. Die nachfolgenden Berechnungen beruhen allerdings auf der Korrektheit des vorher ausgerechneten Umsatzes. Sollte hier in der Praxis etwas falsch sein, kann auch der Rest nicht funktionieren. Ich sehe leider zu oft, dass viele Leser an genau dieser Stelle scheitern und aufgeben, noch bevor sie eigentlich angefangen haben. Deshalb hier einige Ratschläge von mir zur korrekten Umsetzung:

1) Du wirst mehr essen müssen, als du vielleicht denkst.

Bei einer Umstellung der Ernährung kommt es sehr häufig vor, dass man plötzlich gefühlt wesentlich mehr isst als vorher. Lass dich davon nicht abschrecken und dies hängt häufig mit der deutlich besseren Lebensmittelauswahl zusammen. Solange du alle Formeln korrekt berücksichtigst, brauchst du eine ungewollte Fettzunahme nicht zu fürchten. Dein Körper bekommt lediglich endlich das, was er braucht und wird die neuen Lebensmittel in mehr Kraft, Muskelmasse, Produktivität und eine höhere Gesundheit investieren.

2) Problem 1: Du willst abnehmen und nimmst aber zu.

In einigen wenigen Fällen kann es trotzdem passieren, dass du anstatt abzunehmen plötzlich zunimmst. Hierfür gibt es zwei goldene Regeln. Zuerst ist es unbedingt vonnöten, deinen Ernährungsplan mindestens 10 Tage am Stück durchzuziehen und erst dann das erste kleine Fazit zu ziehen. Gehe dabei jeden Tag auf die Waage und beobachte, was mit deinem Gewicht geschieht. Die erste Regel lautet also: 10 Tage lang am Ball bleiben - egal was passiert! Arbeite dabei mit deinem Körpergefühl, der Waage und dem Spiegel und ziehe erst dann ein erstes kleines Fazit. Außerdem kann es sein, dass sich die Glykogenspeicher deiner Muskulatur füllen, du mehr Wasser einlagerst und deshalb einfach schwerer wirst.

Eine kleine kurzfristige Gewichtszunahme ist nicht sofort eine Fettzunahme - wieder ein kleiner, aber insbesondere wichtiger Unterschied. Dazu sei noch angemerkt, dass dein Gewicht die ersten Wochen und Monate nach deiner allerersten Ernährungsumstellung sehr stark schwanken wird. Ich rede hier von 2 Kilogramm Unterschied von Tag zu Tag. Mal wirst du leichter sein, mal deutlich schwerer. Das ist vollkommen normal und dies ist bei ausnahmslos jedem Menschen der Fall. Stress dich also deswegen nicht unnötig. Versuche dich emotional von der Waage unabhängig zu machen, habe immer auch einen Blick für den Spiegel und mache deine Erfolge nicht von täglichen Zwischenergebnissen abhängig. Denke langfristig und habe die Tendenzen im Auge, das ist deutlich wichtiger und zielführender.

Die zweite goldene Regel liegt in deiner Flexibilität. Solltest du tatsächlich stagnieren oder sogar zunehmen, stimmt etwas nicht mit der von dir zugeführten Kalorienmenge. Sei deshalb nicht wütend oder traurig passe einfach deine Kalorienmenge an. Senke sie einfach um 200 kcal und bleibe dann wieder 10 bis 20 weitere Tage deiner Ernährung treu. Mach das so lange, bis du glaubst, deinen tatsächlichen Umsatz zu kennen und es schaffst, jede Woche Gewicht zu verlieren. Das gleiche gilt natürlich auch in die andere Richtung. Wenn du beispielsweise zunehmen willst und immer leichter und leichter wirst, dann isst du schlichtweg einfach zu wenig Kalorien. In diesem Fall erhöhe deine Kalorienzufuhr um 300 kcal am Tag und schaue dann, ob alles in die richtige Richtung geht.

3) Problem 2: Hurra - ich habe in den ersten beiden Wochen schon 5 Kilo abgenommen!

Ein zu schnelles Abnehmen ist auch nicht gut, selbst wenn es im ersten Moment den Anschein hat. Wenn du nämlich zu schnell abnimmst, läufst du große Gefahr, dass dein Körper zu wenig Energie bekommt und du frühzeitig und unnötig ausbrennst. Isst du zu wenig, dann bleiben die Leistungen im Fitnessstudio aus, du wirst dich zunehmend träger und träger fühlen und dies ist kein langfristiger Weg. Außerdem ist hier das Risiko hoch, dass du schlechtweg zu wenig isst - zu wenig von allem. Zu wenig Kalorien, zu wenig Kohlenhydrate, zu wenig Fett und - ganz besonders schlimm - zu wenig Protein. Dies wird sich negativ auf deine Gesundheit auswirken und keine Kalorien zu essen, ist keine Lösung.

Dies ist nicht der Weg zum Traumkörper und du sabotierst dich mehr selbst als alles andere.

Viele Crash-Diäten basieren auf dieser Logik und sind deshalb allesamt im vornherein zum Scheitern verurteilt. ALLE. Es kann durchaus sein, dass du in der ersten Woche wesentlich mehr Gewicht verlierst, doch sollte dieser Trend anhalten, dann erhöhe deine Kalorienmenge wieder leicht, bis du nur noch maximal ein Kilogramm je Woche verlierst.

Aber auch hierzu gleich mehr.

Die Mindestkalorienmenge

Einen weiteren wichtigen Punkt musst du unbedingt verstehen: Ein Gewichtsverlust bedeutet nicht zwangsläufig, dass man auch Fett verloren hat - während eine Stagnation des Gewichts nicht bedeuten muss, dass man kein Fett verliert. Was meine ich damit genau? Das tatsächliche Körpergewicht besteht aus vielen verschiedenen Faktoren und so ergibt sich die letztendliche Zahl auf der Waage aus der Summe an Muskulatur, Wasser, Körperfett und vielen weiteren Faktoren. Zu glauben, dass wenn man auf der Waage von einer Woche auf die nächste über 2 bis 3 kg abgenommen hat, dass dies nur Fett wäre, ist trügerisch. Viel eher kann dies zum Beispiel bedeuten, dass man einfach nur Wasser verloren hat oder sogar im schlimmsten Fall seine eigene Muskelmasse. Dies ist häufig bei Low Carb Diäten oder einer extremen Kalorienrestriktion der Fall (welche bei vielen Frauen beide besonders beliebt sind), weshalb wir hier nun genauer hinschauen müssen. Eine extreme Kalorienrestriktion, wie man sie zum Beispiel aus einer Stoffwechsel-Kur, Detox-Kur oder einer HCG-Diät kennt, wird einem in der Regel immer mehr Schaden zufügen als alles andere und ganz sicher niemals zum gewünschten Resultat führen. Niemals und es gibt im echten Leben keine Ausnahmen ... Hier sind die realen Folgen eines solchen Vorhabens:

- Die ersten Tage wird man fast ausschließlich Wasser verlieren - kein Fett. Durch eine sehr geringe Kalorien- und Kohlenhydratzufuhr kann das Wasser nicht mehr so gut vom Körper gehalten werden und man scheidet es schlichtweg einfach aus. Sobald man jedoch wieder mehr isst, sind genau diese verloren Kilos nach einem bis zwei Tagen wieder voll drauf. [1]
- Als Nächstes beginnt der Körper die eigene Muskelmasse abzubauen, und je drastischer das Kaloriendefizit ist, desto mehr Muskeln wird man verlieren. Der Körper will so viel Energie wie nur möglich sparen und beginnt deshalb die Zellen als Erstes abzustoßen, die den höchsten und nicht lebensnotwendigen Energieaufwand haben ... und das sind unsere Muskeln. [2][3]
- Zur großen Freude wird dann noch stetig unser Stoffwechsel langsam heruntergefahren, die Knochendichte nimmt irreversibel ab und das Immunsystem wird anfälliger. [4][5]

Nochmal: Man wird sehr wenig Fett verlieren, auf Dauer wird man so an einem Nährstoffmangel leiden (was einen wirklich krank macht), man verliert Muskelmasse, schwächt das Immunsystem und entfernt sich gleichzeitig immer weiter vom eigenen Traumkörper. Eine zu starke Reduzierung der Kalorienzufuhr (in Kombination mit viel Cardio) ist die beste Methode, um sich kurz- bis mittelfristig ins eigene Bein zu schießen, skinny fat zu werden, sich miserabel zu fühlen, die Periode zu verlieren und sämtlichen Erkältungen und Krankheiten Tür und Tor zu öffnen. Weil besonders Frauen - dank all der vielen komischen Magazine am Kiosk - es für eine gute Strategie halten, sich zum erfolgreichen Fettverlust einfach abzumagern und nichts mehr zu essen, werde ich an dieser Stelle einen Riegel vorschieben und dir eine Mindestmenge an Kalorien verschreiben und diese Zahl zu kennen, ist ebenso wichtig. Die Mindestkalorienmenge ist dabei schnell errechnet und die Zahl muss auch keineswegs perfekt und haargenau sein, dennoch sollte sie einen Richtwert darstellen, den du kennen solltest und der in Zukunft in deinem Hinterkopf mitschwebt, wenn du eine mögliche Diät einleitest und deine Kalorienzufuhr errechnest bzw. reduzierst.

Für all das brauchen wir drei Dinge:

- deinen aktuellen Körperfettanteil (geschätzt)
- dein aktuelles Körpergewicht
- die Stundenanzahl an Sport pro Woche

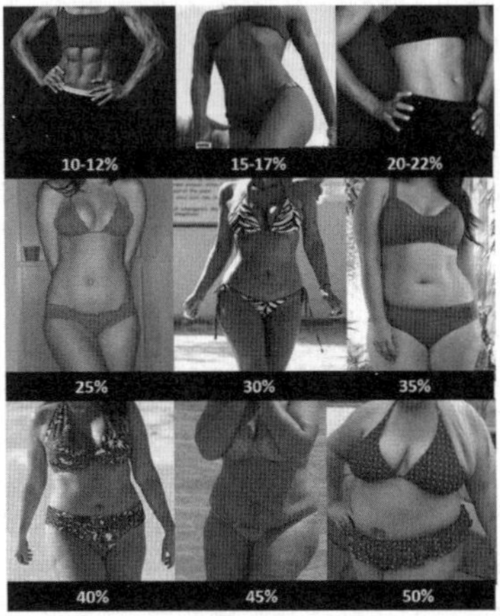

Für das eigene Körpergewicht wiegst du dich am besten am nächsten Morgen in der Früh und nüchtern, nachdem du all deine großen und kleinen Geschäfte auf der Toilette gemacht hast. Dies ist der verlässlichste Wert und der einzige Weg wie man sich wiegen sollte. Als Nächstes brauchen wir deine derzeitigen Körperfettanteil und dieser ist nicht ganz so leicht zu bestimmen, dennoch reicht es absolut aus, dich mit dem überliegenden Bild zu vergleichen und dich irgendwo dort selbst einzustufen. Ich persönlich habe meinen eigenen Körperfettanteil nie professionell ausmessen lassen und dies halte ich in der Regel auch für absolut nicht nötig. Solltest du dich selbst so zum Beispiel bei 30 % einordnen, müssen wir nun diesen Wert von 100% subtrahieren und erhalten somit 70 % bzw. 0,7. Gehen wir weiter beispielsweise davon aus, dass du aktuell 60 kg wiegst. Nun müssen wir die fettfreie Masse herausfinden. Dafür setzen wir diese Werte einfach in folgende simple Formel:

60 kg x 0,7 = 42 kg
(Bitte durch deine persönlichen Zahlen ersetzen)

Nun hast du die Zahl des Gewichtes, welches du ohne jegliches Fett wiegen würdest, auch Lead-Body-Mass genannt. Für die Lead-Body-Mass gibt es nun eine Art Mindestenergiezufuhr (Mindestkalorienmenge), die man dringend einhalten sollte und die sicherstellt, dass man sich in einer gesunden Kalorienzufuhr befindet. Diese Zahl liegt bei 30 kcal/kg Körpergewicht. Also multiplizieren wir im nächsten Schritt diese Mindestmenge auf deine eigene persönliche Lean-Body-Mass:

42 kg x 30 kcal/kg = 1.260 kcal

Dies ist die eine Zahl, die du dir merken solltest. Alles unterhalb dieser Kalorienzufuhr wird früher oder später absolut gesundheitsschädigend sein und sollte nie und nimmer auf Dauer der Fall sein. Die zweite Zahl, die du kennen solltest, ist die des bereits berechneten Grundumsatzes. Anhand dieser beiden Zahlen solltest du für dich eine Art unterste Grenze bei der Kalorienzufuhr markieren können, die es in der Regel nicht zu unterschreiten gilt. Ich nutze gerne beide Formeln, da die eine schneller und leichter zu errechnet ist, während die zweite Formel noch die Variable des Körperfettanteils dazu holt.

So haben wir in diesem Beispiel zwei Zahlen: 1.260 kcal und 1.269 kcal (Die Abweichungen können auch größer sein).

Welche der beiden Zahlen ist jetzt die richtige? Die ernüchternde Antwort lautet, dass keine der beiden Zahlen exakt zu 100% die Wahrheit widerspiegelt, während gleichzeitig beide Zahlen eine fundierte Aussage über die Kalorienmenge treffen, die es nicht zu unterschreiten gilt. Hier befinden wir uns nun mitten in dem großen Dilemma bei der Berechnung der idealen Kalorienzufuhr. Das Dilemma besteht darin, dass die Kalorienzufuhr auf der einen Seite der wichtigste aller Faktoren in der Ernährung ist - und gleichzeitig ist es die eine Sache, auf die wir nie und leider unter keinen Umständen eine perfekte Antwort finden werden ... so leid es mir tut (und zudem kommt der Fakt, dass sich bei der Berechnung die meisten Leserinnen verkehrt einschätzen werden. Dies wird leider auch nicht besser durch Kalorien-tracker oder Fitnessbänder).

Am Ende können wir durch all die Formeln lediglich sehr fundierte Schätzungen errechnen - die gelebte Realität wird diese dann jedoch bestätigen oder widerlegen. Die gute Nachricht lautet jedoch, dass dies für den Beginn absolut ausreicht! So wirst du auf den nun folgenden Seiten weitere Formeln finden und den Hinweis, dass du je nach Ziel mehr oder weniger Kalorien auf deinen bereits berechneten Leistungs-umsatz rechnen sollst.

<u>Hier bitte mein Appell:</u> Diese Zahl ist nicht in Stein gemeißelt und muss mithilfe der Praxis bestätigt werden, während du gleichzeitig darauf achten solltest, deine Mindestkalorienmenge nicht zu unterschreiten. Am Ende wird mit hoher Wahrscheinlichkeit eine Zahl für dich zwischen 1.500 und 2.500 kcal pro Tag heraus-springen. Cool. Mit diesen Zahlen kannst du dann anfangen zu arbeiten, auf diese Menge hin deine Makronährstoffverteilung optimieren und die ersten Schritte gehen.

Nach 14 bis 30 Tagen kannst du dann ein erstes Fazit ziehen.

Nach dieser Zeit kannst du deine Ernährung dann zum Beispiel um 200 kcal nach oben oder nach unten korrigieren und dann weitere Erfahrungen sammeln.

<u>Hier deshalb nochmal mein Appel für alles Folgende:</u> Der Start muss und kann niemals perfekt sein - es geht vieler eher darum, dass du endlich beginnst. Ein grober Schuss in die richtige Richtung ist fantastisch für den Anfang. Der Rest ergibt sich mit mehr Zeit und Erfahrung - versprochen.

Massephase oder lieber Cut?

(Hinweis: Dieser kurze Abschnitt trifft in der Regel eher auf Männer als Frauen zu. Ich möchte ihn dennoch im Buch lassen, um dir das Problem zu verdeutlichen ...)

Jetzt stellt du dir sicherlich die Frage, was du denn nun zuerst tun solltest - Kalorienüberschuss oder doch lieber Kaloriendefizit? Oder um es im Bodybuilding-Jargon auszudrücken: Massephase oder lieber ein Cut? Vorweg muss ich erklären, was diese zwei Begriffe überhaupt bedeuten. Als Massephase versteht man klassischerweise eine Zeit, in der man einen hohen Kalorienüberschuss hat und viel an Gewicht zunimmt. Viele glauben, so optimal Muskeln aufbauen zu können und nehmen so das viele Fett ebenso in Kauf. Manche Sportler übertreiben es regelrecht und fressen sich so von bereits sehr athletischen 12% bis zu 20% oder 25% Körperfettanteil oder noch mehr hoch - was zur Folge hat, dass sie alles andere als sportlich, geschweige denn ästhetisch aussehen. Für viele Athleten und Bodybuilder ist dies der wahre Weg zum Traumkörper und all das überschüssige Fett wird in Kauf genommen, um dann eines Tages in Zukunft mal so richtig brutal aussehen zu können. Dieser Gedankengang mag zwar nicht ganz verkehrt sein, jedoch ist er auch nicht so einfach. Doch weiter der Reihe nach ... Das Gegenstück dazu ist natürlich der sogenannte Cut. Dies ist die Zeit, in der das Fett dann wieder herunter soll und man sich auf den Sommer oder irgendein besonderes Event vorbereitet. Für beide Phasen hat die Industrie natürlich die perfekten Supplemente: Für die Massephase sind es die Weightgainer und für den Cut sind es die Fatburner. Beide Sorten von Supplementen sind (mit kleinen Ausnahmen) völliger Unfug und werden meiner Meinung nach von keinem Menschen ernsthaft gebraucht. Ich gehe sogar so weit und behaupte, dass diese Phasen - zumindest in dem Ausmaß, wie es propagiert wird - nur Instrumente der Industrie sind, um mehr Geld zu machen. Den armen Anfängern wird dann erzählt, dass diese beiden Phasen essentiell sind für den optimalen Muskelaufbau und viele öffnen nun freiwillig ihre Geldbörse ... Ist denn nun überhaupt etwas dran an diesen Phasen? Ja ist es, doch die Thematik wird oft arg missverstanden, weshalb viele Leute immer noch nach nichts aussehen. Die Logik dabei für viele von uns: *Mein Bodybuilding-Idol macht das auch, also mach, ich das auch einfach nach.* Doch der Teufel steckt im Detail und anscheinend will keiner die folgenden Fakten wissen ...

Je höher der Körperfettanteil wird, desto schlechter und schlechter funktioniert der Muskelaufbau.

Das hat zwei Gründe:

1. Je höher der Körperfettanteil ist, umso mehr Östrogen produziert der Körper. Das führt direkt zu einer verminderten Testosteronproduktion und das ist selbstverständlich schlecht. Testosteron ist das primäre Hormon des Muskelaufbaus und ein hoher Östrogenspiegel fördert außerdem weiterhin die Fettspeicherung, sodass man sich hier in einen regelrechten Teufelskreis begibt. Außerdem mindert ein höherer Körperfettanteil die Produktion der ebenso wichtigen Wachstumshormone. [1][2][3][4]

2. Je höher der Körperfettanteil ist, desto schlechter ist die eigene Insulinsensibilität. [5]

Insulin ist zwar kein so mächtiges anaboles Hormon wie Testosteron, dennoch spielt es ebenfalls eine wichtige Rolle beim Muskelaufbau. Insulin transportiert die Nährstoffe in die Zellen und je besser und stärker der Körper auf die Signale vom Insulin reagieren kann, desto besser kann er all die metabolischen Stoffwechselprozesse meistern. Stoffwechselprozesse wie eben den besagten Muskelaufbau und das Verhindern einer zu starken Fetteinlagerung. Wenn das Insulin nicht mehr so effizient im Körper arbeiten kann, dann nimmt auch das Potenzial der Energiegewinnung durch die vorhandenen Fettzellen ab, die Wahrscheinlichkeit der weiteren Gewichtszunahme steigt und es verschlechtert sogar die eigene Muskelproteinsynthese. [6][7][8]

<u>Diesen beiden Ursachen führen zu folgendem Resultat:</u>

- Der Muskelaufbau wird erschwert und geht immer langsamer.
- Es verstärkt und vereinfacht die Fetteinlagerung.
- Man verliert seinen athletischen Look, ohne dabei echte Vorteile zu haben.
- Es erschwert einem die anschließende Diät nach der Massephase.

Am schlimmsten ist es jedoch, zumindest im Hinblick des Muskelaufbaus, dass die eigenen Testosteronwerte stark unterdrückt sein werden. Testosteron ist das primäre Hormon für den Muskelaufbau und je mehr verfügbares Testosteron vorhanden ist, umso besser. Höhere Testosteronwerte führen im Kalorienüberschuss außerdem zu mehr Muskelmasse und einer geringeren Fetteinlagerung. Der ideale Körperfettanteil für sehr hohe Werte liegt hier bei um die 10 bis 12%. [9][10]

Dazu kommt häufig der unterbewusste Glaube, man müsse nun mehr und mehr essen, da sonst einfach kein Masseaufbau stattfinden würde. Hier begibt man sich schnell in eine fettaufbauende und unnötige Abwärtsspirale:

"Denn Gott bewahre uns vor dem katabolen Teufel -
deshalb muss ich jetzt noch unbedingt was essen!!"

Ich kenne dieses Gefühl nur zu gut und es ist schon fast krankhaft ... Plötzlich greift man zu Junk Food, stürmt das große goldene M, Pizza und Schokolade müssen notfalls herhalten und wenn nichts mehr hilft, dann kommt halt um 23 Uhr nachts noch der Maltodextrin-Shake rein ... alles im Namen der vermeintlichen neuen Muskelmasse und der Gewichtszunahme. Jede einzelne Woche kommen so zwischen 1 bis 2 kg mehr Gewicht auf die Waage und während man zunächst voller Stolz auf seine neue Masse blickt - kommt später die Reue und viele stellen so eines Tages verbittert fest, dass sie einfach nur fett geworden sind und all das schon lange nichts mehr mit Fitness zu tun hat. Aber wieso funktioniert das bei Bodybuilder XYZ?
Gute Frage - harte Antwort: Steroide.

Solange du nicht zu harten anabolen Steroiden greifen willst, ergeben die so häufig propagierten Massephasen in meinen Augen keinen Sinn (zumindest nicht in dem Ausmaß, wie es uns es immer vorgelebt wird). Schau, in dem Moment, in dem wir uns all die wichtigen anabolen Hormone von außerhalb zu führen, wird der Muskelaufbau trotz einer hohen Fettzunahme weiterhin wunderbar funktionieren und dem Körper wird es niemals an Testosteron mangeln - ganz im Gegenteil.

Steroide verändern die Muskelproteinsynthese sogar so stark, dass der Körper plötzlich in der Lage ist, den Großteil der überschüssigen Energie zu synthetisieren und daraus Muskelmasse aufbauen kann. An dieser Stelle ergibt es sogar Sinn, solche harten Massephasen einzulegen. Doch was kommt nach der harten Massephase? Richtig - eine super harte Diät, die häufig sogar so hart und mit so niedrigen Kalorien einhergeht, dass es die natürliche Testosteronproduktion ebenfalls stark beeinträchtigen würde - aber hey, dafür gibt es dann ja wieder Steroide und Testosteron von außen in den Körper ... Klassische Massephasen ergeben einfach keinen Sinn. Du merkst schon, ich spreche hier wieder Dinge an, die untypisch sind - doch dieses Hintergrundwissen wird dir viel Leid und auch viel Zeit ersparen, einfach weil du deshalb verstehst, warum eine extreme Massephase überhaupt keinen Sinn ergibt und absolute Zeit- und Ressourcenverschwendung ist. Der Muskelaufbau wird nur immer schwerer, die anschließende Diät wird unnötig härter, wir werden uns träger und träger fühlen und ganz sicher nicht den athletischen und definierten Körper bekommen, den wir im Grunde ja haben wollen. Es ist also für einen Natural Athleten absolut sinnfrei, sich immer fetter und fetter zu fressen, nur um mehr Muskeln aufzubauen.

Nochmal: Es ergibt einfach keinen Sinn!

Für einen optimalen Muskelaufbau sollten Männer zwischen 10 bis 12 % Körperfettanteil haben. Solltest du nun Stand heute über diesem Wert liegen, sollte es zunächst dein Bestreben sein, auf diesen Körperfettanteil zu kommen. Das schaffst du mit einem klassischem Kaloriendefizit oder einer längeren Body-Recomposition. Sobald man nun 10 % bis 12 % erreicht hat, muss man sich entscheiden. Entweder man bleibt eine Weile auf diesem Level und erfreut sich seines sehr sportlichen Körpers oder aber man will schneller mehr Muskeln und mehr Kraft aufbauen. Dann begibt man sich in einen leichten Kalorienüberschuss, so lange, bis man circa bei 13 bis 15% KfA ist. Dann geht das Spiel von vorne los. Ein Körperfettanteil von 15% oder mehr ist also alles andere als vorteilhaft. Auch wenn dir erzählt wird, dass jemand innerhalb kurzer Zeit 5 kg zugenommen hat, muss das nicht auch für dich etwas Gutes bedeuten. Solche starken Gewichtszunahmen kommen nur mit sehr viel Fett zustande. Optisch ist so eine erste Fettzunahme in der Regel aber meist kaum zu sehen, später dafür jedoch umso mehr, leider. Je nach Genetik und Verteilung auf deinen Körper kann das bei dir anders aussehen als bei jemand anderem und du magst schnell glauben, dass es sich bei der Zunahme um reine Muskelmasse handelt. Dem ist aber meist nicht so und der Aufbau neuer und fettfreier Masse dauert einfach seine gewisse Zeit - weshalb man sich diese Zeit auch unbeirrt nehmen sollte und so besser mit einem kleinen Kalorienüberschuss arbeiten und zunehmen sollte, als mit einem großen und einer sehr schnellen Gewichts-zunahme. Auch hat sich das Gerücht verbreitet, dass man tatsächlich durch die Gewichtszunahme mehr Kraft haben soll und dass auf dieser Basis noch mehr Kraft aufgebaut werden kann. Das ist ein absolutes Märchen und sollte in deinem Kopf keinen Platz finden. Denn wie wir wissen, unterliegt der Kraft eine Formel:

Kraft = Masse x Beschleunigung

Die Kraft, die dir beim Fitness-Training zur Verfügung stehen sollte, ist pure Muskelkraft. Mit anderen Worten: Du brauchst kein Fett, um Kraft aufzubauen und deine Gewichte zu heben. Sicherlich, überschüssige Kalorien füttern unsere Muskulatur und geben ihr Kraft, aber ganz sicher nicht kiloweise Fett auf den Hüften. Das mit der Massephase ist also nur ein Gerücht und wenn du nicht zu diesen Profi-Bodybuildern zählst, solltest du es auch nicht erst versuchen.

Merke: Massephasen und Cuts sind schon relevant, aber in einem viel geringeren Ausmaß, als viele denken. Dein Bestreben sollte stets eine athletische Figur sein und lass dir nicht erzählen, dass du im Winter irgendwelche Weightgainer kaufen sollst. Wir brauchen einen Überschuss zum optimalen Muskelaufbau, jedoch hat es keinerlei Vorteile, wenn dieser über schätzungsweise 300 kcal pro Tag hinausgeht. Der Muskelaufbau wird nicht beschleunigt, nur weil wir mehr essen und dies wurde oft wissenschaftlich nachgewiesen. Der Körper kann auf natürliche Art und Weise kaum mehr als 300 bis 500 Kalorien am Tag zu neuer Muskelmasse synthetisieren und alles andere darüber wird primär nur eine reine Fettzunahme sein. [11]

Nochmal: Mehr als 300 bis 500 Kalorien im Überschuss ergeben keinen Sinn und werden langfristig vermutlich den Muskelaufbau immer weiter erschweren, während sie gleichzeitig deine Form von Woche zu Woche immer schlechter werden lassen. Sicher, diese 300 bis 500 kcal brauchen wir am Ende des Tages dann aber schon und wir benötigen auch nach wie vor einen Überschuss an Kalorien, damit der Körper wirklich effektiv neue Masse aufbauen kann - aber das Ziel sollte es sein, ihm gerade nur genug zu geben, damit er auch wirklich möglichst fettfrei Masse aufbauen kann - und das ist ja schließlich genau das, was wir auch wollen. Nach 6 Jahren Praxiserfahrung und als hauptberufliches Fitnessmodel möchte ich aber noch anmerken, dass es keinesfalls schlimm und das Ende der Welt ist, wenn mal über oder auch unter diesem Wert liegen sollte. Wir werden nicht sofort fett werden und mindern unser Muskelaufbaupotential ebenfalls nicht unmittelbar, nur wenn wir mal deutlich mehr als 300 kcal im Überschuss sind - und wir werden auch nicht gleich vom Fleisch fallen und jedes unserer Workouts war sinnfrei, nur weil wir mal an manchen Tagen beispielsweise in einem Kaloriendefizit waren. Hier können und sollten wir uns ein wenig entspannen. Dennoch spricht der simple Fakt der möglichen Synthetisierung von täglich im Schnitt 300 kcal Bände und sollte dich auf jeden Fall dazu bewegen, ein Lean-Bulk bzw. Clean-Bulk immer einem Dirty-Bulk und einem unkontrollierten Aufbau mit regelrechten Fressorgien vorzuziehen - zumindest immer dann, wenn du definiert und möglichst trockene Muskelmasse aufbauen möchtest. So viel dazu ... Jetzt gucken wir uns aber mal genau an, wie das Ganze in der Praxis funktioniert.

Fettfreier Muskelaufbau

Der fettfreie Muskelbau gleicht ohne Frage dem heiligen Gral der Ernährung. Wir alle wollen möglichst fettfreie Muskelmasse aufbauen und niemand will, bloß um Muskeln aufzubauen, zu einer auf-geschwollenen Qualle mutieren (hoffe ich zumindest). Der Weg dazu liegt in dem richtigen Überschuss. Wie bereits geschrieben, spielt für einen erfolgreichen Muskelaufbau zu großen Teilen die Energiebilanz die entscheidende Rolle. Erst wenn wir unserem Körper ausreichend und sogar zu viel Energie zur Verfügung stellen, wird er in der ideal Lage sein, neues Muskelgewebe aufzubauen. Man wird zwar definitiv auch Muskulatur im Kaloriendefizit aufbauen können, jedoch besteht der schnellste und effektivste Weg zum Muskelaufbau in einem kontrollierten Kalorienüberschuss. Leider gibt es aber eine Kehrseite der Medaille.

Der sogenannte Kalorienüberschuss bringt auch immer einen gewissen Fettaufbau mit sich. Muskel- und Fettabbau gehen leider Hand in Hand - so sind leider die Spielregeln, dennoch besteht trotzdem das Ziel darin, die Fettzunahme möglichst gering zu halten. Beim fettfreien Muskelaufbau unterscheide ich zwei Kategorien: Muskelaufbau für Anfängerinnen beziehungsweise fortgeschrittene Athletinnen. Ich hoffe, du hast deinen bisherigen gesamten Kalorienverbrauch (Grundumsatz + Leistungsumsatz) ausgerechnet, denn diesen wirst du jetzt benötigen. Ich rechne in allen weiteren Beispielen zur besseren Darstellung mit meinem fiktiven Umsatz, den ich für dieses Buch bei 1.965 Kalorien weiter oben berechnet habe. Dieser Wert ist die Rechengrundlage für alles andere, was in diesem Buch folgt. Bitte setze stets deinen eigenen errechneten Wert ein und passe die Ergebnisse auf deinen eigenen Umsatz an.

Als Trainingsanfängerin kannst bzw. solltest du eine Gewichtszunahme von ungefähr 500g bis 750g pro Monat anstreben. Auf diese Weise wirst du langsam, dafür aber sauber neue Muskelmasse aufbauen und dich stets sehr gut im Studio mit deinen eigenen Leistungen steigern können. Auch wirst du so nur sehr wenig Fett aufbauen, sprich, deine Form wird sich zwar langsam, dafür aber stetig verbessern. Sicherlich kannst du auch mehr essen und somit schneller zunehmen, doch alles, was über 750g Masse pro Monat dazukommt, wird in der Regel nur Fett sein. Damit du solch eine saubere Masse aufbauen kannst, empfehle ich dir einen Kalorienüberschuss von nur 300 Kalorien am Tag. Für dieses fiktive Beispiel müsste ich also jeden Tag ca. 2.265 Kalorien essen (Gesamtenergiebedarf + Überschuss = 1.965 kcal + 300 kcal = 2.265 kcal) und ich würde so stetig sauber und kontrolliert neue Muskelmasse aufbauen.

Trainingsanfängerinnen sind all jene, die entweder nicht länger als ein Jahr regelmäßig im Training sind, oder aber in meinen Augen auch all jene, die noch nie ihre Ernährung ernsthaft optimiert haben und bisher eher frei nach Schnauze und nach herkömmlichen Magazin-Weisheiten gegessen haben - denn hier liegen buchstäblich Welten dazwischen! Fortgeschrittene Athletinnen sollten nur noch eine Gewichtszunahme von 250 bis 500 g pro Monat anstreben. Das Potenzial des Muskelaufbaus nimmt mit der Zeit leider ab, einfach weil bereits schon viel aufgebaut wurde und die Gewichtszunahme sollte mit der Zeit immer langsamer gehen. Diese kleine Zunahme schaffst du mit einem Kalorienüberschuss von lediglich 100 bis 200 Kalorien pro Tag. Wie schon geschrieben, ist es leider so, dass der Muskelaufbau immer länger und schwieriger wird, je länger man im Training ist. Deshalb ist auch nur noch ein kleiner Überschuss vonnöten, da man ansonsten wieder zu viel lästiges Fett aufbaut und sich gleichzeitig die eigene tolle Form verbaut. Wäre ich also eine fortgeschrittene Athletin, die mindestens seit zwei Jahren im Training ist und schon viel Erfahrung hat und einiges an Kraft und Muskulatur aufgebaut hat, so sollte ich persönlich jeden Tag um die 2.165 Kalorien zu mir nehmen.

Realistisch gesehen wird in der Praxis die Anzahl der Kalorien dennoch höher sein als die Kalorienzufuhr einer Einsteigerin. Mit der Zeit kommt natürlich neue Muskelmasse hinzu, man hat vielleicht bereits schon 5 bis 8 Kg saubere Muskelmasse aufgebaut und ist folglich einfach schwerer, was sich selbstverständlich auch auf den gesamten Bedarf auswirkt (und nochmal der Hinweis: bitte durch deine Zahlen ersetzen). Es kann sehr gut möglich sein, dass du als fortgeschrittene Athletin bei täglichen 2.400 bis 2.600 Kalorien für einen aktiven Überschuss landen wirst.

Fettabbau ohne Muskelverlust

Während der Muskelaufbau ein echtes Ausdauerspiel ist, sieht man beim Fettabbau fast von einer Woche auf die Nächste die ersten kleinen Resultate - vorausgesetzt man macht das richtige. Der Fettabbau funktioniert dabei genauso wie der Muskelaufbau, bloß in die vermeintlich "andere Richtung". Anstelle eines Energieüberschusses ist nun ein sogenanntes Kaloriendefizit notwendig. Dies bedeutet nichts anderes, als dass wir unserem Körper weniger Energie zuführen, als er tatsächlich benötigt. Auf diese Weise hat der Körper keine andere Wahl, als die eigenen Fettreserven aufzulösen und so dieses Defizit an Energie mit seinen Energiereserven zu füllen. So legen wir Stück für Stück die Muskulatur frei und ebnen so den Weg zu einem schönen und definierten Waschbrettbauch. Das Ziel beim Fettabbau sollte darin bestehen, möglichst viel Fett zu verlieren ohne einen großen Verlust von Muskulatur einzubüßen. Der Erhalt der Muskulatur wird hierbei allerdings hauptsächlich über die richtige Kalorienmenge und die gute Verteilung der einzelnen Makronährstoffe erreicht - dazu dann auf der nächsten Ebene mehr. Ein zu großes Defizit wird leider nicht alleinig nur zum Fettverlust führen, sondern ebenso die hart erarbeitete Muskulatur abbauen, das eigene Wohlbefinden stark mindern, den Stoffwechsel verlangsamen und extrem Hunger auslösen. [1][2][3]

Aus diesen Gründen ist ein moderater und somit langfristiger Fettabbau deutlich besser. Wenn wir langsamer Fett verlieren, indem das Kaloriendefizit nicht zu hoch ist, werden wir besser Muskelmasse erhalten und sogar vermutlich noch leicht aufbauen können, wir fühlen uns deutlich besser und werden weiterhin rundum bessere Leistungen erbringen - in und außerhalb vom Fitnessstudio. [4][5][6]

Um effizient das eigene Fett zu verbrennen, sollte es dein Bestreben sein, jede Woche circa 500 g bis maximal 1 kg Gewicht zu verlieren. Dies entspricht dem Verlust von einem halben bis einem Prozent Körperfett pro Woche. Dies schaffst du mit einem Kaloriendefizit von circa 300 bis maximal 1.000 kcal am Tag. Wie hoch dein jeweiliges Defizit sein sollte, hängt dabei stark von deinem aktuellen Körperfettanteil ab. Je mehr Fett du noch hast, desto höher kann auch das Defizit sein. Grundsätzlich empfehle ich jedoch jedem Leser an dieser Stelle zunächst mit einem kleineren Defizit zu starten. Der Grund dafür ist simpel. Ein waschechtes Kaloriendefizit ist alles andere als ein metaphorisches Zuckerschlecken und besonders beim ersten Mal weiß man gar nicht so recht, worauf man sich da überhaupt einlässt und was einen so alles erwartet. Deshalb starte lieber mit einem kleinen Defizit von nur 300 bis 500 kcal und schaue dann, was sich alles tut und wie du wirklich zurecht kommst - und dann kannst du ja immer noch Anpassungen vornehmen und zum Beispiel tiefer gehen mit der täglichen Kalorienzufuhr.

Um 1 kg Fett abzubauen, müssen wir über unsere Ernährung und mithilfe des Sportes ein Kaloriendefizit von 7.000 kcal erzeugen. Um also beispielsweise 10 kg reines Fett zu verlieren, muss man folglich ganze 70.000 kcal einsparen. 70.000 Kalorien sind ein ganz schönes Brett und dieses schwere Brett werden wir nur mit einem weiteren wahren Hebel zum Kippen bringen - der Konsistenz. Nun könnte man voreilig den Schluss ziehen und annehmen, dass ein höheres Kaloriendefizit einen schneller an sein Ziel bringen wird und man doch viel eher und zeitiger sein Ziel erreicht hat, wenn man einfach kurzfristig extreme Maßnahmen umsetzt. Ja und nein. Sicherlich, auf dem Blatt Papier erreichen wir unser Ziel deutlich schneller mit einem sehr hohen Kaloriendefizit - doch in der Praxis und dem echten Leben werden die meisten Menschen dieses Ziel aus exakt diesem Grund leider niemals erreichen. Der Grund liegt in der fehlenden Konsistenz und dass die meisten Menschen einfach aufgeben werden. Anders sieht es jedoch mit einem eher kleineren Kaloriendefizit aus, welches, richtig umgesetzt, in der Praxis kaum spürbar ist und der Fettverlust eher wie nebenbei verläuft, was dann wiederum immens die Konsistenz der eigenen Diät und der eigenen neuen Ernährung steigert. Dieser Punkt ist viel wichtiger als jeder mögliche Fettverlust in der Theorie oder auf einem Blatt Papier. Zu glauben, man könnte ein sehr hohes Defizit über einen langen Zeitraum aufrechterhalten, gleicht den Gedanken eines jungen Peter Pan, der das Niemandsland für das echte Leben hält - dies ist aber nicht der Fall und häufig der reale Grund, warum so viele Menschen scheitern. Dennoch gilt, je mehr Fett man aktuell hat, desto höher kann das Defizit sein. Folgende Empfehlung zum Kaloriendefizit ergibt sich daraus:

- > 40 % KFA: -1.000 kcal
- 30 % KFA: -300 bis -500 kcal
- 20-25 % KFA: -100 bis - 250 kcal

Um wirklich sichtbare Resultate zu erzielen, solltest du mit einem Kaloriendefizit von mindestens 300 Kalorien starten und dieses Defizit dann auch erstmal eine ganze Weile so beibehalten, ohne es zu schnell zu erhöhen. Sollte sich nach 2 bis 4 Wochen nichts mehr tun und der Fettabbau stagniert, dann kannst du die Zufuhr um weitere 100 Kalorien senken - doch sei hiermit vorsichtig und habe immer deine Mindestkalorienmenge im Blick. Achte allerdings aber auch darauf, dass du nicht höher als 1.000 Kalorien im Defizit bist. Dies sind einfach zu wenige Kalorien für den Körper, und eine Fettreduktion wird so nur noch schwerer und schwerer. Ein guter Start sind und bleiben also 300 Kalorien. Um effizient und langfristig abzunehmen, dürfte meine tägliche Kalorienzufuhr also nicht höher als 1.665 Kalorien (= 1.965 kcal - 300 kcal) betragen. Dies ist ein sehr guter Start, um seinen Fettabbau zu beginnen. Sollte sich innerhalb dieses Defizits 10 Tage am Stück nichts mehr tun, dann verringere ich meine Kalorienzufuhr um weitere 50 Kalorien und beobachte dann wieder weiter die nächsten 10 Tage und so. Du siehst vermutlich jetzt aber schon, dass man als Frau nicht wahnsinnig viel Spielraum hat, weshalb man stets lieber höher als niedriger mit seinem Defizit starten sollte. Wenn du nun Fett abbauen möchtest, setze wieder deine eigenen Werte ein und subtrahiere sie um 300 bis maximal erstmal 500. Dies ist dann dein persönlicher Wert an Kalorien, den du jeden Tag essen solltest, um echte Resultate zu sehen!

Der Fettabbau funktioniert bei beiden Geschlechtern gleich und es spielt keine Rolle, wie lang du schon im Training bist oder Ähnliches. Auch sollte sich durch das Kaloriendefizit nichts in deinem Training ändern oder an der Trainingsphilosophie, wie ich sie im vorherigen Kapitel beschrieben habe. Wir müssen weiterhin schwer und progressiv trainieren, sollten uns weiterhin auf die großen Grund- und Verbundübungen fokussieren und weiterhin stets versuchen, stärker zu werden. Wir können lediglich leicht die Menge an Cardio-Training erhöhen, um so den gesamten Kalorienverbrauch in die Höhe zu treiben. Jedoch sollte auch hier Vorsicht geboten sein und dies ist das Thema der nächsten Seiten ...

Warum Cardio schlecht zum Fettabbau ist

Je nachdem, wie viel Zeit du in deinem Leben bereits auf dem Laufband verbracht hast, wirst du nun erfreut oder schockiert sein über diese Neuigkeiten - doch das Cardiotraining ist tatsächlich die schlechteste Wahl, wenn es darum geht, das eigene Fett von den Hüften zu meißeln. Und zwar rede ich hier nur vom Fettabbau - die Vorteile für das Herz-Kreislauf-System sind ein komplett anderes Thema und dort hat das Cardiotraining durchaus seine notwendige Berechtigung. [1]

Doch wenn es darum geht, sich fit für den Strand zu machen oder einfach die überflüssigen Kilos loszuwerden, wählt man besser andere Strategien ... Bevor ich mit meiner Argumentation beginne, müssen wir verstehen, dass stets ein Kaloriendefizit vonnöten ist, um überhaupt erst abnehmen zu können. Dies ist ein wissenschaftlicher Fakt und diesen hast du hoffentlich bis hierher verstanden und akzeptiert. Ohne dieses Defizit wird der Körper nicht das eigene Fett abbauen und du wirst kein Gewicht verlieren. Hier gibt es auch keine zwei Meinungen. Nun ist die viel bessere Frage, wie man dieses Kaloriendefizit denn überhaupt erreichen kann. Im Grunde stehen einem hier nur zwei Strategien zu Auswahl: [2]

- Die Kalorienzufuhr mithilfe der Ernährung verringern und so ein Kaloriendefizit erzeugen.
- Mehr Bewegung und Sport im Alltag, wodurch der Kalorien-verbrauch stark steigt und somit hoffentlich ebenfalls ein Kaloriendefizit erzeugt wird.

Das Problem ist bloß, dass die meisten Menschen denken, es wäre unsexy und mit extrem viel Mehraufwand verbunden, seine Ernährung anzupassen, anstatt einfach jeden zweiten Tag eine Runde joggen zu gehen - und ja, der Effekt kann unterm Strich derselbe sein. Durch das Ausdauertraining erhöht man den eigenen Energieverbrauch und viele hoffen, so das notwendige Kaloriendefizit zu erzeugen, welches dann zum Abnehmen führt. Doch: Weder in der Theorie noch in der Praxis ist das reine Cardiotraining effektiv und führt zum gewünschten Resultat. Das Problem ist, dass die meisten Menschen den Energieverbrauch des Ausdauertrainings vollkommen überschätzen und sie in Wirklichkeit gar nicht so viel Energie verbrennen, wie sie es glauben zu tun. Doch bleiben wir beim Kaloriendefizit und wie wir dieses bestmöglich erreichen können. Ich empfehle stets generell ein tägliches Kaloriendefizit mithilfe der Ernährung von 300 kcal für einen sauberen und nachhaltigen Fettabbau. Das ist der beste Start für die meisten Männer und Frauen, um sofort Resultate zu spüren, aber nicht zu radikal, sodass die Gefahr des Aufgebens sehr gering ist. Mit einem täglichen Kaloriendefizit von 300 kcal kommen wir auf ein Wochendefizit von 2.100 kcal und somit auf ein Jahresdefizit von theoretischen 109.200 kcal. Da es ein Defizit von 7.000 kcal benötigt, um 1 kg Fett abzubauen, entsprechen 109.200 kcal einem reinen Fettabbau von insgesamt 15,6 kg. Was ist jetzt aber nun mit dem Cardiotraining möglich? Wer wirklich ambitioniert ist, der läuft schon 2- bis 3-mal die Woche und so gehen wir für einen Vergleich weiterhin davon aus, dass wirklich 3-mal in der Woche ein Cardiotraining eingelegt wird. Was wirklich viel ist ... Für das Beispiel setze ich eine Strecke von 6 km an, die in 33 min gelaufen wird. Das entspricht einem Trainingstempo von 5,5 min/km und ist somit absolut realistisch. Hier ist eine kleine Übersicht über den vermutlich tatsächlichen Energieverbrauch: [3]

Frauen:

- 54 kg, 30 Jahre - 314 kcal
- 61 kg, 30 Jahre - 355 kcal
- 66 kg, 30 Jahre - 384 kcal

Nehmen wir weiter an, dass die Ernährung exakt gleich bleibt und so mithilfe des Lauftrainings tatsächlich ein Kaloriendefizit entsteht durch die zusätzliche Bewegung. Rechnen wir die Zahlen hoch, kann man folgende Ergebnisse auf das ganze Jahr erwarten:

45.216 bis 55.296 zusätzlich verbrauchte Kalorien, entspricht einem Fettabbau von **6,4 kg bis 7,9 kg pro Jahr.**

Das erste Fazit: Ein kleines tägliches Kaloriendefizit ist wesentlich effektiver zum Fettabbau als 3 Ausdauertrainingseinheiten pro Woche und man verbrennt auf das Jahr im Schnitt 5 bis 6 kg Fett mehr. Doch nicht nur das und mein Hauptproblem mit dem vielen Ausdauertraining sehe ich in der schlichtweg falschen Erwartungshaltung und dem Irrglauben darin, was ein Cardiotraining wirklich bewirken kann. Viele Leute glauben, dass der eigene Kalorien-verbrauch mit einfach nur mehr Sport linear ansteigt und folglich der Fettverlust zum Kinderspiel wird ... dass das in der Praxis nicht so ist, kann man wie folgt sehr schön sehen:

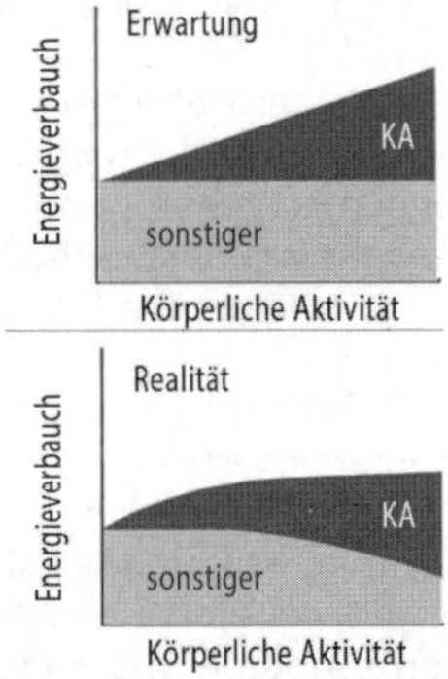

Der Kalorienverbrauch wird nicht einfach linear ansteigen und man wird nicht 1:1 mehr Energie am Tagesende verbraucht haben. Nach dem Joggen ist man träger und die normalen kleinen alltäglichen Bewegungen werden weniger, was dann den Kalorienverbrauch wieder schmälert. [4]

Der reine Fettabbau funktioniert mit beiden Methoden und dies ist überhaupt nicht die Frage. Die eine eignet sich allerdings mehr, die andere eher weniger, doch in der Theorie kommt man mit beiden Varianten voran. Wäre da nicht die lästige Praxis ... Aus meiner eigenen Erfahrung und vielen Coachings weiß ich, dass 3 Cardio-Einheiten die Woche das ganze Jahr über äußerst unrealistisch sind und extrem viel Disziplin und Willenskraft erfordern.

Für nennenswerte Resultate muss man hier viel Zeit und Schweiß investieren und jedes Mal seinen inneren Schweinehund überwinden. Sonderlich erfolgversprechend ist das auf lange Sicht nicht, denn dann regnet es mal, es liegt Schnee, man war lange auf der Arbeit und so weiter ... Plötzlich werden aus 3 Einheiten nur noch 2 und der Fettabbau wird immer langsamer. Das demotiviert enorm.

Eine weitere Sache haben wir bisher aber komplett außer Acht gelassen: Das ganze Rechenbeispiel funktioniert nur, wenn die eigene Ernährung sich wirklich nicht verändert und alles bleibt, wie es ist. Doch was hat man bekanntermaßen nach einem fordernden Lauf? Richtig - *Hunger!* Das viele Laufen macht richtig hungrig. So wird in den meisten Fällen also unterbewusst deutlich mehr gegessen und das Kaloriendefizit wird kleiner und kleiner oder es ist in der Realität häufig gar nicht mehr gegeben. Im schlimmsten Fall isst man sogar noch mehr und erreicht anstelle eines Kaloriendefizits plötzlich einen Kalorienüberschuss und nimmt sogar noch zu ... Zwar steigt so die eigene Kondition - aber das Hüftfett wird ganz sicher nicht schrumpfen. Das ist auch der Grund, weshalb so viele Menschen meinen, Abnehmen sei schwierig und sie würden es einfach nicht schaffen. Ich kann dir eines versprechen: Abnehmen ist viel einfacher, als du es selbst für möglich halten würdest. Vorausgesetzt du machst nur das Richtige ... Warum das Cardio-Training zur Fettverbrennung eine schlechte und vor allem langweilige Alternative ist, sollte nun klar sein. Doch was solltest du dann tun?

Um Fett zu verlieren lediglich eine leicht kalorienreduzierte Diät bzw. Ernährungsweise.

Um auch - besonders nackt - gut auszusehen, solltest du mit dem Krafttraining beginnen und deinen sportlichen Fokus auf das Fitnessstudio verlegen. Krafttraining hat diverse Vorteile und ist wesentlich besser zum Fettabbau geeignet als jedes Cardio-Training. Zunächst wäre hier natürlich der optische Faktor zu nennen. Einfach nur abzunehmen und dann nur "dünn" zu werden, macht es nämlich auch nicht wirklich besser. Denn wenn einem jegliche Muskulatur fehlt, sieht man nämlich nicht fit, sondern nur abgemagert aus und das ist es doch, was wir im Grunde alle wollen: gesund und fit aussehen und das auch tatsächlich sein. Doch auch für die Fettverbrennung ist Krafttraining wesentlich besser geeignet. Während Ausdauertraining primär nur während des eigentlichen Trainings Kalorien verbrennt und der Körper nur kurzzeitig mehr Kalorien verbrennt, erhöhen wir mit Krafttraining den gesamten Kalorienumsatz dauerhaft. Nach einem intensiven und schweren Krafttraining müssen die Muskelfasern repariert werden, die Regeneration setzt ein und der Körper hat einen erhöhten Stoffwechsel für bis zu 48 bis 72 Stunden. Außerdem erhöht man mit jedem Gramm neuer Muskulatur seinen Grundumsatz und verbrennt automatisch mehr Energie. Zwar ist dieser Effekt nicht so stark, wie es oft propagiert wird - aber er ist vorhanden. Jede zusätzlichen 10 kg reine Muskelmasse verbrennen im Schnitt zusätzliche 100 kcal am Tag. [5]

Die Gesellschaft für Übergewichtige hat zudem in einer Langzeitstudie ebenfalls festgestellt, dass Krafttraining deutlich wirkungsvoller zur Reduzierung des Hüftumfanges ist als jedes mittlere bis kraftvolle aerobe Training. (!) [6]

Je mehr Krafttraining man also macht, desto besser ist dies für die eigene Figur und wenn dann die Energiebilanz noch im Check ist, ist ein Abnehmen so gut wie garantiert. Anstatt also wie wild um die Wette zu rennen, um das eigene Fett schmelzen zu lassen, solltest du viel eher deine Ernährung in den Griff bekommen und ein leichtes tägliches Kaloriendefizit von 300 kcal einhalten.

Ich möchte aber nochmals auf die Einleitung dieses Themas verweisen: Cardiotraining an sich ist nichts Schlechtes und jegliche Form von Bewegung ist besser als keine. Nur weiß ich zu gut aus eigener Erfahrung und meinen Beobachtungen, dass viele Menschen verzweifelt versuchen abzunehmen und trotz aller Mühen es einfach nicht packen. Die Ursache liegt dabei selten an mangelnder Disziplin oder fehlendem Tatendrang - oft scheitert es einfach daran, dass die Leute schlichtweg immer wieder das Falsche tun und deshalb niemals wünschenswerte Resultate erzielen können und genau deshalb frühzeitig das Handtuch werfen. Einfach nur mehr von den Dingen zu tun, die nicht funktionieren, macht es eben halt auch nicht besser ...

Wenn es um die reine Gewichtsreduktion und um den Fettabbau geht, ist reines Cardio alleine und isoliert betrachtet ungeeignet. Ein kleines Kaloriendefizit ist der Schlüssel zum Erfolg. Wenn man wirklich Cardio-Training zum Fettabbau betreiben möchte, dann nur leicht unterstützend zum Krafttraining und der gezielten Ernährung oder aber, weil man Spaß an der Freude hat ...Doch wie gesagt, im echten Leben ist es deutlich einfacher, eine mittelmäßige Diät durchzuführen mit einem kleinen, aber stetigen Kaloriendefizit, anstatt Unmengen an Kilometern jede einzelne Woche ablaufen zu wollen.

Nochmals. Wenn du dich fragst, wie viel Cardio-Training du machen musst, um Fett zu verlieren, lautet meine Antwort: Du musst gar keines machen. Null.

Mit der richtigen Ernährungsweise und wirklich nur einem minimalen Kaloriendefizit kannst du jede Woche 300 bis 500 g reines Fett verlieren. All das, ohne dich 3- bis 4-mal pro Woche zum Ausdauertraining aufraffen zu müssen.Dies in Kombination mit dem richtigen Trainingsplan und der optimalen Intensität im Fitnessstudio bewirkt buchstäblich Wunder. Das kann ich dir versprechen ...

Merke:

1. Für den Fettabbau kombiniere ein Kaloriendefizit mit einer vollwertigen Ernährung.

2. Für eine höhere Gesundheit kombiniere Cardiotraining mit einer vollwertigen Ernährung und einem moderaten Gewichtsverlust.

3. Um besser auszusehen und insgesamt fitter und gesünder zu sein, kombiniere Krafttraining und Fettabbau mit einer vollwertigen Ernährung mit einem hohen Proteinanteil.

II. Makronährstoffe

Nach der Energiebilanz ist der nächstwichtigste Punkt in der Ernährung die Makronährstoffe, genauer gesagt deren genaue Auf- und Verteilung. Makronährstoffe sind die großen Bausteine, aus denen unsere Ernährung besteht. Egal welches Lebensmittel du dir aussuchst - es setzt sich immer aus diesen drei großen Bauteilen zusammen: Fett, Eiweiß und Kohlenhydrate. Lediglich die Aufteilung ist von Lebensmittel zu Lebensmittel eine andere. Jeder dieser drei Nährstoffe erfüllt seinen ganz eigenen Zweck in unserem Körper und hat seine bestimmten Aufgaben. Bevor wir zur detaillierten Berechnung der jeweiligen Verteilung kommen, möchte ich dir noch kurz das ein oder andere Wort zu jedem Makronährstoff mit auf den Weg geben.

Kohlenhydrate:

Brennwert: 1 g = 4 kcal

Kohlenhydrate sind und bleiben die Hauptenergiequelle für unseren Körper und sie sorgen dafür, dass wir genug Kraft für unseren Alltag haben, unser Gehirn vernünftig denken kann und wir genug Power für das Training besitzen. Kohlenhydrate werden hauptsächlich im Muskel und in der Leber als Glykogen gespeichert, von wo aus der Körper auf sie zugreifen kann, um aus ihnen Energie zu gewinnen. Dabei sind sowohl das Gehirn, als auch die Nerven und die roten Blutkörperchen abhängig von der Glukose. Typische Mangelerscheinungen sind hier oft Lethargie und dass man sich träge fühlt, während man zudem einen unglaublichen Heißhunger auf Zucker verspürt. Diesen Zustand nennt man auch Hypoglykämie, oder aber auch einen niedrigen Blutzucker. Kohlenhydrate sorgen auch im Körper, abhängig von der Quelle, für einen mehr oder weniger starken Insulinausstoß. Insulin ist ein wichtiges Hormon, welches auch eines der anabolsten Hormone in unserem Körper ist (anabol = aufbauender Prozess). Insulin drückt Nährstoffe wie Zucker und andere wichtige Stoffe, wie zum Beispiel die Aminosäuren aus dem Eiweiß, in die Zellen und sorgt somit für deren Versorgung - das ist sehr gut. Richtig eingesetzt unterstützt Insulin auch indirekt den Muskelaufbau, weshalb die kohlenhydratstärkste Mahlzeit stets nach dem Workout stattfinden sollte. Dies hilft dem Körper, die Glykogenspeicher wieder zu füllen und sich zu regenerieren, während es gleichzeitig die durch das Training entstehende Proteolyse (Abbau von Proteinen) beendet. Gute Lebensmittel wären hier Dinge wie Reis, Kartoffeln und Nudeln oder Obst wie Bananen, Datteln oder Rosinen. Den Rest des Tages kann man auf komplexe Kohlenhydrat-Quellen zugreifen, wie beispielsweise Süßkartoffeln und Gemüse. Diese geben dem Köper den ganzen Tag über verteilt viel Kraft und sorgen für einen weniger starken Insulinausstoß, was sich wiederum in einem stabileren Blutzuckerspiegel äußert und dieser sorgt für eine bessere Konzentration und mehr Fokus im Alltag. Wenn jedoch aber ein Makronährstoff die Meinungen dieser Welt teilt, dann sind es mit Abstand die armen Kohlenhydrate. Sie geben uns Kraft, sind in großen Mengen vorhanden und günstig zu konsumieren.

Jedoch stehen sie auch stark im Verdacht diverse Krankheiten auszulösen wie zum Beispiel Diabetes Typ-2 oder das gefürchtete Alzheimersyndrom.

Kohlenhydrate gibt es in den unterschiedlichsten Formen und Zusammensetzungen. Wir finden sie in Nudeln, Reis und im Brot, aber auch in jedem Obst und jedem Gemüse und in so gut wie allen Süßigkeiten. Doch egal um welche Kohlenhydratquelle es sich handelt, am Ende wird alles zu Glukose aufgebrochen. Das ist der erste interessante Fakt, den du dir schon vorab merken kannst. Spannend für uns Menschen ist aber auch, dass wir Kohlenhydrate nicht für unser eigentliches Überleben brauchen. Auch wenn bei den meisten Menschen der Neuzeit Zucker als Hauptenergieträger genutzt wird, hat der Körper vor vielen tausenden Jahren gelernt, ohne ihn auszukommen. Grund dafür ist die essentielle Rolle des Zuckers für den Menschen.
Unser Gehirn und viele andere Organe sind so stark abhängig von einer gewissen Menge an Zucker in unserem Körper und würden sich zu irgendeinem Zeitpunkt 0 g Zucker in unserem Organismus befinden, dann wären wir ziemlich schnell ziemlich tot. Das muss jedoch nicht sein und mithilfe der Gluconeogenese kann der Körper zum Beispiel den nötigen Zucker auch aus Aminosäuren gewinnen, notfalls sogar aus den eigenen Reserven innerhalb unserer Muskulatur. Hier schleicht sich jedoch häufig schon der erste Fehler im Denken ein. Zunächst ja, Kohlenhydrate sind nicht essentiell für unser (Über-)Leben - das bedeutet jedoch noch lange nicht, dass sie unser Leben nicht besser machen und wir als Rasse Mensch nicht deutlich bessere Leistungen mit einer adäquaten Menge an Kohlenhydraten erbringen. Schuhe braucht auch kein Mensch, sie machen das Leben aber einfach besser ... so ähnlich verhält es sich auch mit hiermit. Kohlenhydrate sind essentiell für so gut wie alle herausragenden körperlichen Leistungen, besonders in Ausdauersportarten, aber auch in Sportarten, die einen kurzen und schnellen Anstieg aus Geschwindigkeit und Kraft benötigen - so wie eben im Krafttraining. Fangen wir doch aber erstmal ganz von vorn an. Zucker bzw. Kohlenhydrate lassen sich in kurz- und langkettige Kohlenhydrate untergliedern. Zu den kurzkettigen gehören dabei der Einfachzucker (Mono-saccharide), wie Glucose und Fructose und der Zweifachzucker (Disaccharide), wie Rohrzucker bzw. Tafelzucker. Kurzkettig bedeutet, dass diese Quellen besonders schnell und einfach vom Insulin gespaltet werden können und sie uns deshalb sehr schnell Energie zur Verfügung stellen. Das beste Beispiel ist hierbei wohl der Traubenzucker. Kaum haben wir ihn gegessen, schon ist er im Blut. Zwar versorgen uns diese Quellen sehr schnell mit Energie, jedoch auch nur sehr kurz und danach lassen sie uns in eine Art Loch fallen, in dem wir meist noch mehr Hunger bekommen.

Etwas anders ist dies bei den langkettigen Kohlenhydraten. Diese sind entweder Mehrfachzucker (Oligosaccharide) oder Vielfachzucker (Polysaccharide). Man erkennt sie vor allem daran, dass sie nicht besonders süß schmecken und generell vermeintlich wenig Zucker enthalten. Diese Kohlenhydratquellen sind voll mit Stärke und Ballaststoffen. Ein gutes Beispiel wäre hier Hafer. Haferflocken, im Gegensatz zu beispielsweise Traubenzucker, können vom Körper wesentlich schwieriger aufgespaltet werden und sie gehen deshalb auch nur langsamer ins Blut über. Sie versorgen uns deshalb zwar langsamer, aber kontinuierlicher mit Energie. Dies sättigt uns mehr und wir werden vermutlich nicht allzu schnell vor Hunger wieder in die Küche oder zum nächsten Supermarkt rennen müssen.

Du siehst also schon zu Beginn: **Kohlenhydrat ist nicht gleich Kohlenhydrat - am Ende halt aber dann doch irgendwie schon, weil sämtliche Quellen schlussendlich zu Glucose aufgespaltet werden.**

Nun sind aber generell Kohlenhydrate ziemlich in die Mangel geraten und genießen - zumindest zurzeit - keinen wirklich guten Ruf. Dick und krank sollen sie machen und wer abnehmen will, der muss doch einfach nur auf die Kohlenhydrate verzichten und sich Low Carb ernähren, oder (Ich meine, das weiß doch jedes Kind?!)? Die typische Ernährung der Bürger im Westen besteht in der Regel aus circa 50% Kohlenhydraten, doch die Menschen, die gemeinhin als übergewichtig und dick gelten, essen in der Regel nicht mehr Kohlenhydrate als andere Menschen es tun. Aufgepasst - das ist ein wichtiger Punkt. Logisch, die dicksten Menschen essen mit Abstand am meisten - doch was essen sie am meisten? Kohlenhydrate alleine sind es zumindest schon mal nicht. Was macht uns also wirklich dick? Ist es die falsche Wahl der Kohlenhydrate, ist es der Zucker und der darauf folgende Insulinausstoß? Das wird uns oft versucht weiszumachen und deshalb schauen wir an dieser Stelle einfach mal genauer hin ...

Macht Insulin dick - Das ist die Wahrheit

Low-Carb-Diäten sind seit vielen Jahren auf dem Vormarsch und viele Gurus sind sich einig: Zucker macht dick, fett, krank, löst Diabetes Typ-2 aus und ist überhaupt das Übel der modernen Ernährung - zumindest könnte man diesen Eindruck gewinnen, wenn man sich fünf Minuten mit einem Low-Carbler unterhält oder das eine oder andere angsteinflößende Video im Netz sieht. Schuld an all dem Dilemma ist unser Hormon Insulin (einer muss ja schuld sein und so ist es dieser Tage die Kombination aus Kohlenhydraten und Insulin, die uns fetter und fetter werden lassen soll). Doch was ist wirklich dran an der Sache? Ist das Vermeiden der Insulinausschüttung die Abkürzung zu einem schlanken und definierten Körper und müssen wir einfach nur die bösen (und leider leckeren) Kohlenhydrate aus unserem Leben verbannen und schon sind wir gesünder, fitter und haben mehr Energie? Um die Frage zu beantworten, müssen wir uns zunächst genauer anschauen, was das Insulin denn genau ist.

Insulin ist ein überlebenswichtiges Hormon, welches von der Bauchspeicheldrüse hergestellt und daraufhin an das Blut abgegeben wird. Es spielt dabei eine wichtige Rolle beim Zuckerstoffwechsel und wird immer dann ausgeschüttet, wenn wir unserem Körper Nahrung zuführen. Sobald wir etwas essen, bricht das Insulin die zugeführte Nahrung in ihre Grundnährstoffe auf und hilft dem Körper beim Absorbieren der einzelnen Bestandteile. So bricht das Insulin Proteine in Aminosäuren auf, Fette in die einzelnen Fettsäuren und Kohlenhydrate zur bereits genannten Glucose. Insulin hilft weiter, diese Nährstoffe aus dem Blut in die Muskel- und Fettzellen zur Nutzung oder Speicherung zu transportieren. Sobald wir also etwas essen, schüttet unsere Bauchspeicheldrüse Insulin ins Blut aus. Wenn die einzelnen Nährstoffe dann langsam absorbiert sind, sinkt das Insulin-Level wieder ab und sobald alles aufgenommen und absorbiert ist, ist auch das Insulin wieder auf seinem Ausgangswert angelangt und nicht mehr erhöht. Insulin hat also einen extrem wichtigen Job und ist sogar überlebens-notwendig. Insulin an sich ist also nicht das große Problem. Darüber hinaus hilft das Insulin auch indirekt beim Muskelaufbau und ist nach Testosteron eines der anabolsten Hormone in unserem Körper überhaupt. [1]

Das klingt also eigentlich gar nicht mal so übel und doch ist das Insulin ins Visier vieler Low-Carbler geraten und wird als das böse Hormon dargestellt, welches die Menschheit fett und krank werden lässt. Warum ist das so?

Keto- und Low-Carb-Anhänger lieben dabei folgende Grafik (bitte einmal ganz genau hinschauen, bevor du weiter blätterst):

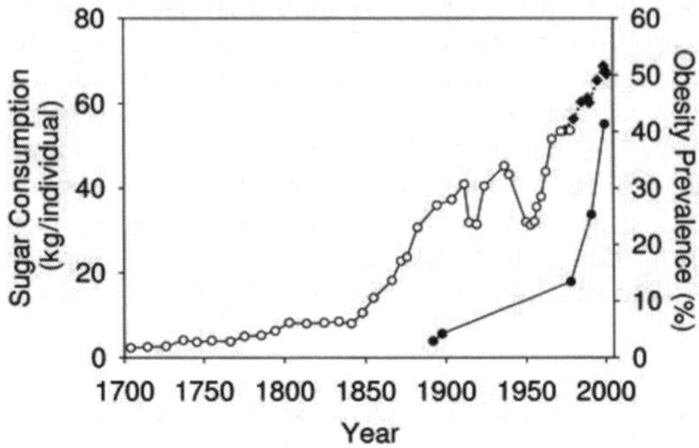

Aus Johnson et al., 2007

Kohlenhydrate (Zucker) müssen doch offensichtlich das Übel all der Fettleibigkeit sein und wie man hier unschwer erkennen kann, steht es im direkten Zusammenhang mit der stetigen prozentualen Zunahme der übergewichtigen Bevölkerung. Kohlenhydrate haben nämlich einen hohen Ausstoß an Insulin zur Folge und je mehr Zucker wir essen, umso mehr Insulin wird ausgeschüttet (diese Aussage ist noch nicht ganz vollständig, aber wichtig für das Verständnis).

Wenn doch aber Insulin eigentlich so wichtig ist, warum besteht dieser ,,Verdacht" bzw. Zusammenhang, dass Insulin dick macht? Dieser Verdacht ergibt sich aus einer weiteren wichtigen Aufgabe des Insulins: der Fetteinlagerung. Insulin hemmt nämlich den Abbau von Fettzellen und fördert gleichzeitig die Bildung von Körperfett. Insulin sagt vereinfacht also dem Körper, dass er gefälligst aufhören soll, seine Fettspeicher zu verbrennen, und stattdessen einige der Fettsäuren und Glucose, die im Blut nach einer Mahlzeit vorhanden sind, zu absorbieren und sie doch bitte vermehrt in mehr Körperfett verwandeln soll. [2]

Und hier leitet sich dann der Gedanke ab, dass die Vermeidung von Kohlenhydraten und dem damit verbundenen Insulinsaustoß die Fettverbrennung fördern würde, einfach weil sie ja nicht durch die Kohlenhydrate gehemmt ist. Der Feind ist gefunden und die Lösung liegt doch klar auf der Hand. Gleichzeitig scheint sie komplett konträr zur allgemeinen Annahme und dem zu sein, was wir und unsere ebenfalls übergewichtigen Mitmenschen in der Vergangenheit getan haben, und viele Leute lieben einfach Verschwörungstheorien. Kein Wunder, dass sich in Titeln vieler internationaler Bestseller Synonyme für die Wörter Zucker und Tod finden lassen ...

Aber hey, die Erklärung scheint plausibel und auch ich habe in meinem Leben bereits sämtliche Low-Carb-Diäten ausprobiert (aus genau diesem verkehrten Glaubenssatz).

Doch was ist dran? Ist es ein Mythos oder die Realität?

Die Wahrheit lautet: Insulin lagert Fett ein - macht aber nicht dick.

Was mich aber besonders bei dieser ganzen Low-Carb und Insulin-Thematik stört, sind die Halbwahrheiten dieser Gurus und dem bewussten Auslassen essentieller Informationen. In der Grafik oben würde mir sicher jeder im ersten Moment zustimmen, dass Zucker dick macht und das größte Problem der modernen Ernährung das Insulin sei. Doch schauen wir uns mal folgende aktuelleren Grafiken an: (Bitte wieder einmal genauer hinschauen - das ist wichtig jetzt.)

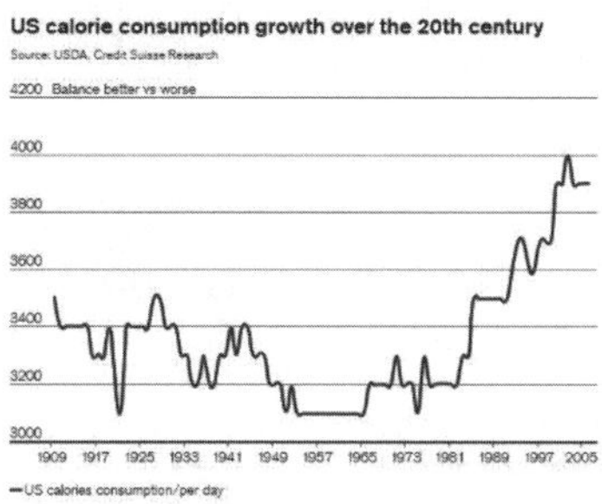

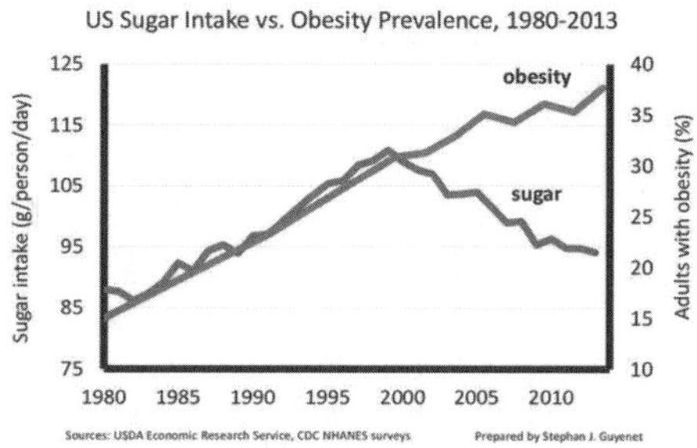

Hier kann man klar erkennen, dass seit der Jahrtausendwende der Zuckerkonsum stark abnimmt, während die insgesamte Kalorienzufuhr aber immer weiter ansteigt. Komisch wie geht das denn? Ist das ein Fehler in der Matrix? Ist Zucker doch gar nicht so böse, wie es scheint? Nein, es ist kein Fehler und tatsächlich steht ein erhöhter Zuckerkonsum statistisch gesehen mit einem niedrigeren Körperfettanteil in Verbindung, und nicht, wie man ja annehmen könnte, mit einem höheren Körperfettanteil. [3]

Am Ende des Tages ist einzig und allein eine zu starke und stetig andauernde Kalorienzufuhr die Ursache für eine Gewichtszunahme. Sprich ein Überschuss an allem: Fett, Zucker, Proteinen, Obst, Gemüse, was auch immer. Zu viel ist zu viel, egal von welcher Quelle. Die Energiebilanz ist am Ende des Tages einzig und allein darüber entscheidend, ob man zu- oder abnimmt und zwar ohne Ausnahme. Immer. Unser Körper und unser Stoffwechsel sind ein ganz normales Energiesystem. Es verbraucht Energie und wir geben ihm Energie. Geben wir dem Körper zu viel Energie, speichert er die überschüssige Energie ab (als Fett). Geben wir dem Körper weniger Energie als er im Alltag verbraucht, dann nutzt er die eigenen Energiereserven, um dieses Energiedefizit auszugleichen und wir bauen Fett ab. So wechselt der Körper den ganzen Tag stets zwischen einer durch das Insulin ausgelösten Fetteinlagerung und einem Fettabbau, da wenig Insulin im Blut vorhanden ist. Das macht der Körper, damit stets genügend Zucker für unter anderem unsere Organe vorhanden ist, wie beispielsweise für das Gehirn. Am Ende des Tages entscheidet einzig und allein die Nettobilanz darüber, ob man zunehmen oder abnehmen wird.

Das ist aber noch nicht ganz das Ende vom Lied und Leid des Insulins. Doch zunächst nochmal zurück zur Energiebilanz. Für die Energiebilanz spielt es keine Rolle (Null. Nichts. Nada. Niente.), ob die Kalorien (Energie) aus Fetten, Kohlenhydraten oder Proteinen stammen, und es spielt auch keine Rolle, wie hoch der individuelle Insulinausstoß einer spezifischen Mahlzeit ist.

Beim Fettaufbau greift nämlich das erste Gesetz der Thermodynamik in voller Konsequenz und ohne einen Überschuss an Energie (Kalorien) kann der Körper auch kein Fett aufbauen. Umgekehrt kann der Körper kein Fett (Energie) verlieren, wenn zuvor kein Defizit an Energie entstanden ist. Für die Fettabnahme macht es dabei auch keinerlei Unterschied, ob man während der Diät viele oder wenige Kohlenhydrate isst. [4]

Einer der besten Studien zur dieser Frage überhaupt, ist die von den Forschern Gardner et al., welche im Journal of the American Medical Association im Jahre 2018 publiziert wurde. [5]

Über einen Zeitraum von einem gesamten Jahr wollte man die Frage klären, welche Diätform besser zum langfristigen Fettverlust geeignet ist Low-Carb oder High-Carb? Diese untypisch lange Studie kam schlussendlich zu dem Resultat, dass beide Diätformen gleichermaßen zum Erfolg führen werden, vorausgesetzt, man befindet sich in einem Kaloriendefizit und ist in der Lage, seine Diätform langfristig umzusetzen. Diese Punkte sind wichtig zu verstehen. Auf der einen Seite sind Low-Carb-Diäten eben nicht überlegen und das reine Vermeiden von Kohlenhydraten alleine führt nicht auf magische Weise zum Fettverlust, weshalb es auch nicht nötig ist, dies zu tun. Auf der anderen Seite spielt die Adhärenz eine viel größere Rolle bei der eigenen Diät, als das Verhältnis aus Kohlenhydraten zu Fetten und im echten Leben schneiden hier Low-Carb-Diäten häufig einfach deutlich schlechter ab. Interessant ist aber auch, dass Insulin nicht das einzige fetteinlagernde Hormon ist (oder auf gut Deutsch: Der Körper ist ja nicht blöde!). Die sogenannte hormonsensitive Lipase (HLS) sorgt nämlich ebenfalls dafür, dass Fette (bzw. Lipide) und Proteine in Fett eingelagert werden können und dass die überschüssige Energie bloß nicht ungenutzt verloren geht. Wenn es um Leben und Tod geht, ist unser Körper ganz gewiss nicht dumm und es gibt keine einfachen Abkürzungen und keinen Hack, mit dem man den Körper austricksen und bestimmte Grundprinzipien einfach ignorieren könnte. Der endgültig Genickbruch für alle Low-Carb-Anhänger und Insulin-Gegner ist aber der Fakt, dass selbst Low-Carb-High-Protein-Gerichte mehr Insulin ausschütten können, als es eine High-Carb-Mahlzeit bei gleicher Kalorienmenge kann. [6]

Ein Beispiel wäre hier das gute Steak, das von Low-Carblern und ketogenen Anhängern so gerne lobgepriesen wird, welches aber den gleichen Insulinausstoß zur Folge hat, wie brauner Reis. Zu nennen wäre hier auch Whey Protein, welches die Bauchspeicheldrüse mehr Insulin ausstoßen lässt, als beispielsweise Weißbrot es tut. [7][8]

Doch das ist überhaupt nichts Schlechtes und hilft wie bereits beschrieben - zum richtigen Zeitpunkt - massiv beim Muskelaufbau. Insulin ist also nicht nur überlebensnotwendig, nicht nur nicht der Feind - es unterstützt sogar mit dem richtigem Timing und in den richtigen Mengen den Muskelaufbau. Insulin löst zwar nicht direkt die Muskelproteinsynthese aus, dennoch hat es sehr gute antikatabole Effekte. [9][10]

Besonders nach dem Training und in einem stressigen Alltag setzt der Abbau von Muskelproteinen (Proteolyse) ein.

Wenn nun vermehrt Insulin im Blut vorhanden ist, wird dieser negative Effekt weitgehend minimiert und wir ermöglichen eine bessere anabolere Umgebung in unserem Körper für den Muskelaufbau. [11]

Dieser Effekt ist besonders, um das Training (vor und nach dem Training) sehr stark zu bemerken, da Studien auch hier belegen, dass vor allem eine Ernährung mit schnell verwertbaren Kohlenhydraten und Proteinen zu einem besseren Muskel- und Kraftaufbau führen. [12]

Dazu kommen noch diverse weitere Studien, die immer wieder belegen, dass mehr Kohlenhydrate zu besseren Kraftsteigerungen und einem besseren Muskelaufbau führen, einfach weil mehr Leistung erbracht werden kann und mehr intensivere muskelaufbauende Reize gesetzt werden können. In einer Studie aus dem Jahr 2010 verglich man eine Low-Carb- mit einer High-Carb-Ernährung, während die Probanden ein tägliches Beintraining absolvierten. Am Ende fand man heraus, dass die Probanden mit der Low-Carb-Ernährung einen höheren Abbau von Muskelproteinen und eine geringere Proteinsynthese hatten und somit insgesamt schlechter und weniger Muskeln aufbauten als die Vergleichsgruppe, die viele Kohlenhydrate aß. [13]

Eine weitere Studie aus dem Jahr 2010 fand zudem heraus, dass ein tägliches Training in Kombination mit einer Low-Carb-Ernährung zu höheren Cortisolwerten führt, welche sich wiederum negativ auf die Testosteronproduktion und somit den Muskelaufbau auswirken. Dies geht so weiter und weiter und für uns Kraftsportler sind Kohlenhydrate und Insulin - in der richtigen Dosierung - ein Segen und eine absolute Bereicherung, weshalb du in jeder Diät stets darauf achten solltest, die Kohlenhydrate so lang wie möglich so hoch wie möglich zu halten. [14]

Jetzt aber aufgepasst, liebe Leserin: Das wirkliche Problem der Neuzeit sind nicht die Kohlenhydrate und all das Insulin - es ist vielmehr ein gefährlicher Mix aus einem andauernden Bewegungsmangel, einer stark überkalorischen sowie kaum nährstoffreichen Ernährung und einem zu hohen Körperfettanteil. Das ist der wahre Teufelskreis, welcher zu diversen modernen Volkskrankheiten führen wird. Ist man bereits stark übergewichtig und besteht die alleinige Bewegung im Alltag im Gang zum Kühlschrank oder der ins eigene Auto vor der Tür, dann wird es für den Körper auch immer schwerer und schwerer, mit dem vielen Insulin umzugehen, was mit der Zeit das Risiko, an Diabetes Typ-2 zu erkranken oder einen Herzinfarkt zu erleiden, drastisch erhöht. [15][16]

Wenn du dagegen regelmäßig Sport treibst, schwere Gewichte stemmst und einen relativ niedrigen Körperfettanteil erreichst, dann brauchst du dir überhaupt keine Sorgen machen und solltest definitiv nicht die Kohlenhydrate aus deinem Leben verbannen. Mit einem niedrigen Körperfettanteil steigt die Insulinsensibilität, wir produzieren mehr Testosteron und leben insgesamt gesünder - und das selbst mit sehr vielen und auch simplen Kohlenhydraten jeden einzelnen Tag. Also genieße deine Kohlenhydrate und somit deine Ernährung - und tue damit auch deinem Muskelaufbau etwas Gutes. Achte jedoch auf eine gute Makronährstoffverteilung und auch darauf, dass deine Energiebilanz im Check ist - dann ist alles wunderbar.

Was ist denn aber das Schlimmste, was ein Lebensmittel uns antun kann? Das Schlimmste, was ein Lebensmittel uns Menschen antun kann und es somit die Betitelung schlecht verdient hätte, ist, dass es uns einfach nur Kalorien ohne Mikronährstoffe liefert. Denken wir an Gummibärchen. Gummibärchen gelten gemeinhin als schlechtes oder ungesundes Lebensmittel, welches dick macht. Gummibärchen alleine machen aber nicht dick und sie besitzen keine magischen fetteinlagernden Fähigkeiten - sie tragen aber auch nicht gerade zu unserer allgemeinen Gesundheit bei. Woran liegt das? Der Grund hierfür ist der Mangel an Mikronährstoffen und nur weil man auch mit Gummibärchen und Pizza abnehmen KANN, sollte man es NICHT gleich tun. Unser Köper braucht mehr als nur Kalorien aus den Kohlenhydraten, Proteinen und Fetten. Er braucht außerdem Vitamine, Ballaststoffe, Spurenelemente und diverse Mineralien. Verpassen wir die Chance, dem Körper diese essentiellen Dinge zu geben, dann werden wir in der einen oder anderen Form krank werden. Das kannst du dir ein wenig wie ein mögliches Budget vorstellen, welches du jeden Tag aufbrauchen kannst. Man kann durchaus seine gesamte Kalorienmenge in Gummibärchen investieren und solange man sich an die Gesetzmäßigkeiten der Energiebilanz hält, wird man nicht zunehmen. Jedoch läuft man dann hier akute Gefahr, dass es auf anderen Ebenen zu Defiziten kommt und das macht einen dann zum Beispiel krank.

Dies ist im Grunde das Schlimmste, was uns ein Lebensmittel antun kann uns nur Energie geben. Somit machen nicht bestimmte einzelne Lebensmittel krank und sind ungesund, sondern in Wirklichkeit die Abwesenheit wichtiger Mikronährstoffe - und das sind zwei verschiedene Paar Schuhe. Dieser Unterschied ist wichtig zu verstehen, denn aus diesem Aspekt ist kein Lebensmittel per se gut oder schlecht. Ich würde viel eher in mikronährstoffreich und neutral denken. Wirklich ungesund sind im Grunde nur Transfette. Je mehr Transfette wir essen, desto höher ist die Gefahr einen Herzinfarkt zu erleiden, sowie an Diabetes oder Unfruchtbarkeit zu erkranken. Insbesondere stark verarbeitete Lebensmittel sind voll mit Transfetten, weshalb es nur Sinn ergibt, diese weitgehend zu meiden. [17]

Das ist also das Schlimmste, was wir uns selbst antun können: Mikronährstoffreiche Lebensmittel komplett vermeiden, deutlich zu viele Kalorien zu uns nehmen und viele Transfette essen. Wenn wir uns nun nur noch von Fast Food ernähren, tritt exakt dieses Szenario ein und wir werden mit hoher Wahrscheinlichkeit krank und eventuell auch dick. Wenn wir dagegen jeden Tag Lebensmittel essen, die reich an Mikronährstoffen sind und unsere täglichen Bedarfe abdecken, dann spielt es darüber hinaus keine Rolle, ob wir noch ungesunde Lebensmittel dazu essen (vorausgesetzt, es passt in die Energiebilanz).

Macht Zucker wirklich fett?

Nach den vorherigen Seiten sollte eigentlich klar sein, dass Kohlenhydrate nicht das große Übel sind und sie absolut zu unrecht verteufelt werden. Doch wie steht es um die Wahl der Lebens-mittel? Kommt es nur auf die richtige (oder falsche) Wahl der Kohlenhydrate an und viel wichtiger - wie schlimm ist Zucker? Nein, auch die Wahl bestimmter Lebensmittel spielt zum Glück ebenso wenig ein tragende Rolle (jedoch mit Einschränkungen). Dies wurde eindrucksvoll in diversen Experimenten dargelegt, dessen Umsetzung ich zwar so in dieser Form niemanden empfehlen würde, welche jedoch wie echte Anomalien im Hinblick auf das Thema Zucker und Abnehmen scheinen und herkömmliche Konventionen über die Ernährung komplett auf den Kopf stellen. Als erstes wäre da Anthony Howard-Crow zu nennen, welcher über einen Zeitraum von 100 Tagen über 14 kg abnahm - und das ausschließlich mit Eis sowie kleinen Protein-Shakes und gelegentlich Alkohol. Insgesamt nahm er täglich circa 2.000 kcal durch Ben & Jerry's zu sich und weitere 500 kcal aus Protein-Shakes. [1]

Ein weiteres Extrem finden wir in John Cisna, welcher sich 2015 über ein halbes Jahr lang nur von McDonald's ernährte. Jeden Tag über unglaubliche 6 Monate gab es für ihn ausschließlich Burger, Cola, Pommes und was man sonst noch so alles im goldenen M findet. Neben dieser durchaus einseitigen Ernährung achtete er dennoch darauf, dass er am Ende des Tages nicht mehr als 2.000 Kalorien konsumierte mit dem Resultat, dass er über 25 kg Fett verloren hat. [2]

Wie gesund war aber all das? Nun - so ziemlich sämtliche Gesundheitsmarker verbesserten sich. Sowohl sämtliche Cholesterin-Werte als auch die Triglyceridwerte im Blut verbesserten sich. Kurzum verloren sie erfolgreich Fett, wurden fitter und verbesserten ihre Gesundheit - und das mit dem vermeintlich größten Mist, den man sich nur vorstellen kann? Wie zum Henker ist das möglich? Zunächst will ich festhalten, dass diese Resultate definitiv kein Zufall sind, dass diese Leute nicht einfach nur den besten Stoffwechsel der Welt hätten oder was auch immer. Diese Leute hielten sich simpel ausgesprochen einfach an die Gesetzmäßigkeiten der Energiebilanz, befanden sich über eine längere Zeitperiode in einem Kaloriendefizit und nahmen deshalb erfolgreich ab. Warum wurden sie aber bitte denn auch noch gesünder? Simpel ausgesprochen einfach durch den Fakt, dass sie abnahmen. Wir wissen ganz genau, dass allein schon die Reduzierung des Körperfettanteils zu drastisch besseren Gesundheitsmarkern führen wird. Die Vorteile eines niedrigen Körperfettanteils sind zum Beispiel ein vermindertes Risiko für Herz-Kreislauf-Erkrankungen, eine erhöhte Lebenserwartung, vermindertes Risiko für Typ-II-Diabetes, vermindertes Krebsrisiko und eine rundum bessere Lebensqualität in allen nur erdenkbaren Lebensbereichen. Allein der Faktor eines geringeren Körperfettanteils wird die eigenen Gesundheit dramatisch verbessern. [3][4][5][6]

An der Stelle sei nochmals erwähnt, dass dies langfristig der eigenen Gesundheit dennoch mit hoher Wahrscheinlichkeit schaden wird. Hier ergeben sich einfach zu große Defizite in den Mikronährstoffen, was über die Monate und Jahre definitiv zu einem Problem werden würde. Dennoch kann man hier feststellen, dass es keinen kausalen Zusammenhang zwischen dem Zuckerkonsum und dem eventuellen Unvermögen gibt, dass man nicht Fett verlieren kann. Am Ende des Tages ist die Energiebilanz der entscheidende Faktor - nicht primär, was wir essen oder wie zuckerhaltig zum Beispiel ein gegebenes Lebensmittel ist. Dasselbe kann man auch die letzten 60 Jahre in Australien beobachten und die folgenden beiden Charts werden einem nochmals weiter die Augen öffnen. Das vermeintliche australische Paradox beschreibt dabei das Phänomen, dass der Zuckerkonsum in Australien in den letzten 60 Jahren kontinuierlich abnimmt und die Leute trotzdem dicker und dicker werden. In dem folgenden Chart sehen wir schön, wie seit den 1960er Jahren der Konsum und auch das Vorhandensein von Zucker und Süßungsmitteln in den Lebensmitteln Australiens stets abnimmt. [7]

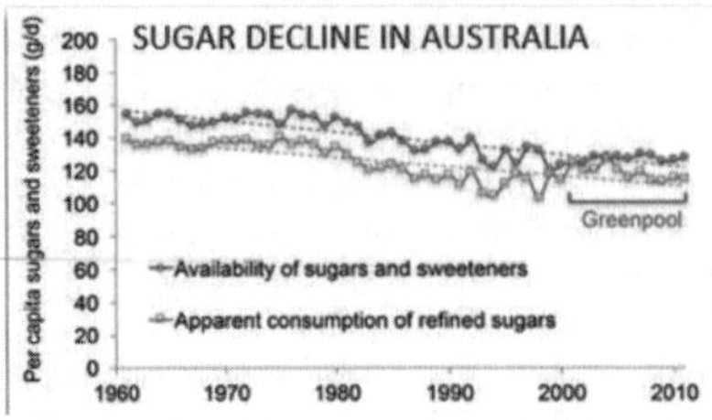

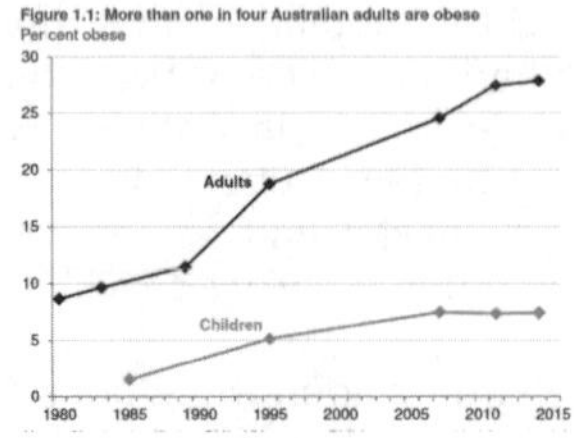

In diesem zweiten Chart können wir aber leider auch unschwer erkennen, dass die Zahl an übergewichtigen Menschen dennoch weiter stark ansteigt - und das, obwohl der Zuckerkonsum nachweislich immer weiter zurückgeht. Dies gilt wohlgemerkt sowohl für die Kinder als auch für die erwachsenen Bewohner Australiens (und in der restlichen westlichen Welt verhält es sich sehr ähnlich). [8]

Die Frage, ob Zucker dick macht oder sich negativ auf eine Diät auswirkt, wollte ebenfalls auch folgende Studie der American Journal of Clinical Nutrition herausfinden. Hier unterteilte man die Probanden in zwei Gruppen und gab ihnen über sechs Wochen komplett fertig zubereitete Mahlzeiten mit dem Ziel des Fettverlustes. Die Kalorien und Makronährstoffverteilung waren identisch - einzig mit dem Unterschied, dass in der einen Gruppe der Zuckeranteil bei den Kohlenhydraten deutlich höher war. Bei dem ersten Teil bestanden nur 4% der zugeführten Kalorien aus Saccharose (Haushaltszucker bzw. Kristallzucker), während bei der anderen Probandengruppe ganze 43% der Kalorien aus Saccharose bestanden. Die Vermutung müsste nun hier lauten, wenn denn der Zucker so schlecht und schädlich wäre, dass die zweite Gruppe deutlich schlechter bis überhaupt nicht abnehmen würde ... [9]

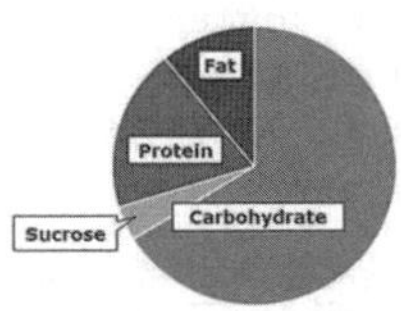

Low Sucrose Diet

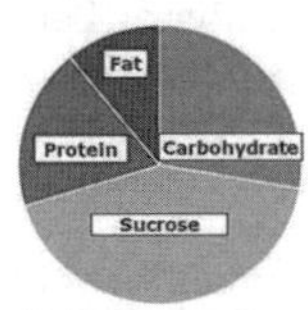

High Sucrose Diet

Das Resultat:

- Es wurden keine signifikanten Unterschiede in der körperlichen Zusammensetzung festgestellt und beide Gruppen nahmen gleichermaßen gut ab.
- Die Studie hat keine metabolischen oder verhaltensbedingten Auswirkungen einer stark zuckerhaltigen Ernährung in Bezug auf den Gewichtsverlust festgestellt.
- Fazit: Die insgesamte Kalorienzufuhr und Makronährstoffverteilung ist deutlich entscheidender als die Menge an Zucker innerhalb der eigenen Ernährung.

Diese Studien ist sicherlich eher ein extremes Beispiel und ich würde niemanden ernsthaft raten, sich in Zukunft nur noch von Süßigkeiten und extrem zuckerhaltigen Lebensmitteln zu ernähren - doch das eher aus einem anderen Grund (folgt später).

Dennoch ist dies der ultimative Beweis dafür, dass es keine guten oder schlechten Lebensmittel zum Abnehmen gibt, und auch, dass Zucker oder Insulin an sich nicht dick macht. Was ist aber mit Fructose? Diese muss doch jetzt nun aber sicher dick machen - oder? Nun - nein auch nicht ... Eine systematische Auswertung von über 49 relevanten Studien aus dem Jahr 2019 kam so zu dem Schluss, dass ein stetiger Konsum von Obst (und viel Fructose) nicht im Zusammenhang mit einem möglichen Übergewicht steht und sogar entgegen vieler Erwartungen mit einem geringen Gewicht in Verbindung stehen. [10]

Teil dieser Auswertungen war zum Beispiel auch die Studie von Madera et al. aus dem Jahr 2011, welche die genauen Auswirkungen einer Diät mit viel Fructose vs. einer Diät mit wenig Fructose feststellen wollte. [11]

Die Probandengruppen erhielten eine kalorienreduzierte Ernährung mit derselben Makronährstoffverteilung. Der Unterschied bestand lediglich in der Zusammensetzung der Art der Kohlenhydrate und so konsumierte eine Gruppe den Großteil der Kohlenhydrate aus Obst, während die andere Gruppe weitergehend auf Obst verzichtete.

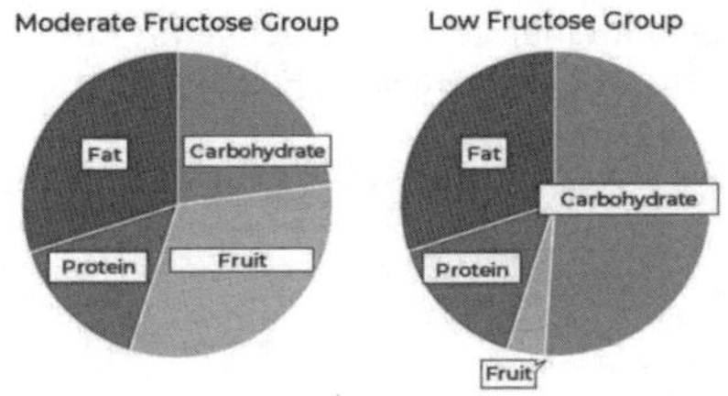

Das Resultat:

- Die entscheidenden Gesundheitsmarker haben sich gleichermaßen in beiden Gruppen verbessert (Insulinsensibilität, Blutdruck).
- Beide Gruppen nahmen gleichermaßen erfolgreich ab.

Ich hoffe, dass ich bis zu dieser Stelle meinen Standpunkt klar machen konnte. Kohlenhydrate, Zucker oder Obst alleine haben nicht die Macht, einen dick werden zu lassen. Dies kann nur der stetige Überkonsum und die Aufnahme von zu vielen Kalorien. Dabei spielt es keine Rolle, woher oder aus welcher Quelle diese Kalorien stammen und auch nicht, ob man bewusst Kohlenhydrate vermeidet. Dieses Hintergrundwissen ist wichtig und dennoch gibt es gleichzeitig bestimmte Dinge - und Lebensmittel - die besser als andere geeignet sind und die eine zielgerichtete Ernährung durchaus erleichtern werden. Es wäre also durchaus eine smarte Idee, diese in den eigenen Ernährungsplan zu integrieren.

Nur weil Zucker nicht dick macht, heißt das dennoch nicht, dass wir unsere Kalorienzufuhr vollständig mit ihm decken sollten.

Der Grund, warum manche Lebensmittel anderen vorgezogen werden sollten, liegt an der begrenzten Menge an Kalorien, die wir jeden Tag nur zur Verfügung haben und die besser in der Lage sind, unseren Bedarf nach Mikronährstoffen abzudecken, damit es nicht zu den gefährlichen Mangelerscheinungen kommt. Es lohnt sich durchaus, genauer hinzuschauen und nicht einfach nur generellen Mainstream-Ratschlägen zu folgen. Hier mal einige Beispiele:

Beispiel: Viele Menschen glauben, dass vor allem Orangen das beste Lebensmittel sind, um seinen Vitamin-C-Bedarf zu decken (täglicher Bedarf circa 110 mg). Folgende Nährwerte haben 100 g Orange:

Vitamin C: **45 mg**
Vitamin A: 0,01 mg
Vitamin D: 0 mg
Vitamin E: 0,18 mg
Vitamin B1: 0,08 mg
Vitamin B2: 0,04 mg
Vitamin B6: 0,06 mg
Zucker: 8,3 g

2 oder 3 Orangen täglich können also tatsächlich unseren Vitamin-C-Bedarf abdecken. Jedoch ist dies mit einer gewissen Menge an Kalorien verbunden. Wie geht es also besser? Mit Gemüse, wie zum Beispiel Paprika oder Spinat.

Alternative I - Folgende Nährwerte haben 100 g Paprika:
Vitamin C: **127 mg**
Vitamin A: 0,16 mg
Vitamin D: 0 mg
Vitamin E: 1,58 mg
Vitamin B1: 0,05 mg
Vitamin B2: 0,08 mg
Vitamin B6: 0,29 mg
Zucker: 4,2 g

Während Paprika also nur die Hälfte an Zucker besitzt, hat sie fast das Dreifache an Vitamin C, das Sechzehnfache an Vitamin A, fast das Neunfache an Vitamin E und deutlich weniger Kalorien. Schon mal nicht schlecht, würde ich sagen ...

Alternative II - Folgende Nährwerte haben 100 g Spinat:
Vitamin C: **51 mg**
Vitamin A: 0,8 mg
Vitamin D: 0 mg
Vitamin E: 1,35 mg
Vitamin B1: 0,09 mg
Vitamin B2: 0,2 mg
Vitamin B6: 0,22 mg
Zucker: 0,4 g

Vom Vitamin-C-Gehalt nehmen sich also Orangen und Spinat nicht viel. Jedoch hat Spinat das Achtzigfache (!) an Vitamin A, das Siebenfache an Vitamin E, das Fünffache an Vitamin B2 und dreimal so viel Vitamin B6. Auch hier sieht man wieder, wie stark sich Kohlenhydrate voneinander unterscheiden können. Mit Gemüse deckt man seinen täglichen Vitamin-Bedarf nicht nur schneller und leichter ab, man spart sich auch viele Kalorien ein und kann folglich mehr davon essen.

Noch ein Beispiel gefällig? Wie sagt man so schön: „An apple a day, keeps the doctor away." - Ein Apfel am Tag soll uns also gesund erhalten. Gesund durch die vielen enthaltenen Vitamine und Spurenelemente. Schauen wir genauer hin!

Folgende Nährwerte haben 100 g Apfel:
Vitamin C: **12 mg**
Vitamin A: 0,01 mg
Vitamin D: 0 mg
Vitamin E: 0,49 mg
Vitamin B1: 0,04 mg
Vitamin B2: 0,03 mg
Vitamin B6: 0,1 mg
Zucker: 10,3 g

Nachdem du nun bereits die Nährwerte vom Spinat und der Paprika gesehen hast, wird dir sicherlich schon aufgefallen sein, dass ein Apfel nicht besonders viel auf dem Kasten hat. Er ist voll mit Zucker, hat wenig Vitamin C und noch weniger Vitamin A. Im Vergleich zu der Orange kann er wenigstens mit seinen Vitamin-E-Werten trumpfen. Mehr allerdings auch nicht. Schaut man also auf die Zahlen, stellt sich die Frage, warum ein Apfel eigentlich so gesund sein soll? Das geht besser, effizienter und kalorienärmer.

Alternative III - Folgende Nährwerte haben 100 g Feldsalat:
Vitamin C: **35 mg**
Vitamin A: 0,65 mg
Vitamin D: 0 mg
Vitamin E: 0,6 mg
Vitamin B1: 0,06 mg
Vitamin B2: 0,8 mg
Vitamin B6: 0,25 mg
Zucker: 0,7 g

Mit Feldsalat verhält es sich ähnlich wie mit dem Spinat oder der Paprika. Er hat einen hohen Vitamingehalt bei gleichzeitig sehr geringem Zucker und dadurch weniger Kalorien. Ein Salat aus Feldsalat und Paprika, einigen Kürbiskernen und einem Dressing deckt also unseren Vitaminbedarf wesentlich besser als jeder Fruchtsmoothie der Welt, während aber der Salat in der Regel deutlich weniger Kalorien hat.

Die Liste an Lebensmitteln könnte ich so noch lange fortführen. Bananen, Äpfel und andere Obstsorten sind unfassbar lecker und ich liebe sie. Keine Frage und sie stellen auch kein Problem dar. Doch man muss lernen zu differenzieren und Obst als das anzusehen, was es ist: im Grunde eine gesündere Süßigkeit.

Zu den Mikronährstoffen kommen wir später noch genauer, doch bestimmte Lebensmittel können einfach mehr als andere - weshalb es sich lohnt, diese in seine tägliche Ernährung zu implementieren und darauf zu achten, dass man diese wirklich regelmäßig isst. Überprüfe gerne das Lebensmittel deiner Wahl. Genauere Ergebnisse und Nährwerte findest du unter: *www.fddb.info.* Ich habe jetzt einen riesigen Bogen gespannt, nur um dir Folgendes Statement zu beweisen:

Gemüse hält, was Obst verspricht!

Zwei Dinge solltest du aus diesem Abschnitt nun mitgenommen haben:

- Kohlenhydrate (in sämtlichen Formen) machen nicht dick. Dies tut einzig und allein der Kalorienüberschuss.
- Der Großteil der Kalorien sollte aus den Kohlenhydraten aus vollwertigen Quellen stammen, idealerweise Gemüse.

Ein Großteil deiner konsumierten Kohlenhydrate sollte aus unverarbeiteten Quellen wie Gemüse stammen. Gemüse deckt den Bedarf an wichtigen Mikronährstoffen deutlich besser ab, hält den Blutzuckerspiegel stabil und hilft dir somit enorm mit der Einhaltung deiner täglichen Energiebilanz. Wenn du täglich dein Gemüse isst und auf mikronährstoffreiche Lebensmittel achtest, dann sind Süßigkeiten, Schokolade und Co. hin und wieder auch kein Problem. Mehr dazu später im Kapitel IIFYM.

Eiweiß (auch Protein genannt)

Brennwert: 1 Gramm = 4 kcal

Proteine - der wichtigste Makronährstoff von allen. Nicht nur zum Muskelaufbau, sondern generell für ein gesundes Leben. Doch es stellen sich viele Fragen ... Wie viel Protein braucht man, wann soll ich meine Proteine zu mir nehmen und welche sind die besten Quellen? Ausführliche Antworten findest du jetzt hier. Als Fitnessmodel und Autor werde ich häufig nach dem einen entscheidenden Tipp gefragt, welcher das Leben hinsichtlich der Ernährung sofort besser machen würde. Diese Frage konnte und wollte ich lange Jahre nicht beantworten, einfach weil es auch nicht eine einzige Antwort auf das Leben gibt. Weder im Krafttraining, der Ernährung noch ganz allgemein. Doch ich habe meine Meinung nach vielen Jahren intensiver Forschung geändert und habe tatsächlich nun eine Antwort auf die Frage, nach dem einen Tipp, der alles besser machen würde: Iss mehr Protein.

Protein bzw. Eiweiß ist der wichtigste Baustein in unserer Ernährung - und das längst nicht nur für den Muskelaufbau. Auch wenn es sicher nichts Neues für dich ist, will ich kurz ganz von vorn anfangen, denn die folgenden Informationen sind durchaus spannend und sogar überlebensnotwendig. Proteine sind einer von drei Makronährstoffen, aus denen sich unsere gesamte Ernährung zusammensetzt.

Protein bzw. Eiweiß ist dabei eigentlich auch nur der übergeordnete Sammelbegriff für die sogenannten Aminosäuren. Unser Körper besteht dabei zu 76% aus Wasser und Aminosäuren, was einem schon jetzt die essentielle Bedeutung von genügend Aminosäuren in unserer Ernährung bewusst machen sollte. [1][2]

Die Funktionen der Proteine und Aminosäuren sind dabei sehr vielfältig. Aminosäuren unterstützen unser Gehirn dabei ordnungs-gemäß zu arbeiten, sie reparieren beschädigte bzw. bauen neue Muskelfasern auf, sie halten unser Immunsystem in Schach, regulieren unseren Stress, sorgen für die Gesundheit unseres Herzens und sie produzieren neue Zellen. Außerdem aktivieren Aminosäuren - insbesondere die Aminosäure Leucin - das mTOR-Enzym, welches hauptsächlich die Muskelprotein-synthese auslöst. [3][4][5]

Somit sind Proteine also DER entscheidende Faktor für die Entstehung neuer Zellen und dass wir uns stetig regenerieren und erneuern können. Proteine sind somit der Inbegriff des Lebendigseins und ohne Proteine würden wir als Mensch eingehen. Genügend Proteine sind also längst nicht nur für uns Kraftsportler relevant, sondern für ausnahmslos jeden Menschen. Alleine wenn wir täglich mehr Proteine essen, haben wir folgende Vorteile:

- Weniger Appetit, mehr Sättigung [6][7]
- Mehr fettfreie Masse, wenn wir im Kalorienüberschuss sind [8]
- Besserer Erhalt der Muskelmasse während einer Diät [9]
- Höherer Energieverbrauch, selbst im Schlaf [10]

Doch besonders wenn wir im Training sind, Muskeln aufbauen und viel Muskelmasse während einer Diät halten wollen, müssen wir uns näher mit diesem für uns so wichtigen Makronährstoff beschäftigen. Die deutsche Gesellschaft für Ernährung empfiehlt eine tägliche Proteinzufuhr von (nur) 0.8 g Protein je kg Körpergewicht. Bei einer 60 kg schweren Athletin landen wir dabei bei einer täglichen Proteinzufuhr von circa 48 g am Tag. [11]

Dass das viel zu wenig ist, muss ich dir sicherlich nicht sagen und auch nicht, dass Athleten deutlich bessere Leistungen erbringen, sobald sie mehr Proteine in ihrer Ernährung haben. [12]

Hintergrund für diese Angaben der DGE ist jedoch das Vermeiden von Mangel-erscheinungen. Sprich alles unter 0.8 g je kg Körpergewicht vermeidet einen argen Mangel an Proteinen und Aminosäuren - aber das reine Vermeiden eines Mangels sollte nun wirklich nicht unser Ansatz im Leben sein und das Ideal sieht nun wirklich anders aus. Wie viel Protein braucht man aber nun zum idealen Muskelaufbau?

Hier reicht die Studienlage von 1.6 g bis sogar zu 3.2 g je kg Körpergewicht. Der tatsächliche und reale Bedarf wird dabei von unterschiedlichsten Faktoren beeinflusst. Faktoren wie dem Alter, der bereits bestehenden Muskelmasse, wie hoch oder niedrig der Körperfettanteil ist und insbesondere, ob man sich im Kaloriendefizit oder im Kalorienüberschuss befindet. Als erstes wollen wir die idealen Werte für den Kalorienüberschuss herausfinden und ein Blick in die Studienlage empfiehlt hier eine Proteinzufuhr von täglich 1.3 g bis 1.8 g Protein je kg Körpergewicht.

Laut der folgenden Studie ist diese Menge an täglichem Protein ausreichend, um eine anabole Muskelproteinsynthese zu stimulieren und neue Muskulatur aufzubauen. Hier finden wir jedoch schon die ersten Anmerkungen darüber, dass sich diese Werte nach Trainings-status und im Kaloriendefizit ändern könnten (wichtig für später). [13]

Weitere Studien empfehlen ebenfalls diese Menge der Proteinzufuhr zum Muskelaufbau, auch wenn sich diese Studien hier eher am höheren Spektrum der Skala befinden. Auch hier finden wir ebenfalls wieder Anmerkungen darüber, dass sich diese Werte ändern, sobald man mehr oder intensiver trainiert, dass es zudem eine Frage der Proteinquelle ist, der Kalorienzufuhr und dass die Gesamtmenge an Protein in der Diät wichtiger wird und mehr werden sollte. [14]

Es gibt also keine allgemein-gültige Antwort, um die letzten Endes richtige Antwort auf die ideale Proteinzufuhr zu finden und mit welcher Menge man seinen Eiweißbedarf am besten decken sollte. Also müssen wir eine weitere Variable in die Gleichung miteinbeziehen: jahrelange Praxiserfahrung. Aus meiner über 6-jährigen Praxiserfahrung und unzähligen von mir betreuten Coachings und Transformationen, die ich persönlich begleitet habe, komme ich zu folgender täglichen Proteinempfehlung im Kalorienüberschuss:

<u>> 1,8 g bis 2,0 g Protein je kg Körpergewicht / Tag</u>

Bei einer 60 kg schweren Athletin macht das zwischen 108 g bis 120 g Eiweiß am Tag, wenn sie sich ebenfalls im Kalorienüberschuss befindet. Dies ist der Wert, mit dem ich persönlich die besten Resultate die letzten Jahre erzielt habe und meine Coaching-Teilnehmer ebenso. Das ist deutlich mehr, als es die DGE empfiehlt - aber auch drastisch weniger, als es uns so mancher Pro-Bodybuilder weismachen will, welche uns gern mal zu 4g Protein je kg Körpergewicht raten ... Sobald wir uns in einem Kaloriendefizit befinden, ändert sich jedoch die gesamte Gleichung und unser Körper benötigt deutlich mehr Aminosäuren. Sowohl zum Erhalt der eigenen Muskulatur, als auch um weiterhin neue Muskulatur aufbauen zu können. Sehr gute Studien, die eine große Relevanz für uns Kraftsportler haben, kommen hier so auf Richtwerte zwischen 2.0 g bis 3.2 g Protein am Tag je kg Körpergewicht. [15][16]

Mithilfe dieser Werte haben fortgeschrittene Athleten effektiv Fett verloren, während sie gleichzeitig ihre Muskelmasse erhalten oder sogar neue aufgebaut haben. 2.0 g bis 3.2 g ist jedoch eine noch größere Spanne, weshalb wir auch hier wieder äußere Umstände und persönliche Referenzen in eine letztendliche fundierte Empfehlung miteinfließen lassen müssen. So erhöht sich nämlich der Protein-bedarf, je älter man ist, je länger, härter und öfter man trainiert, je niedriger der Körperfettanteil ist und je erfahrener und fort-geschrittener man ist. Ich persönlich erziele bei mir und meinen Klienten die mit Abstand besten Resultate bei einer täglichen Proteinzufuhr im Kaloriendefizit mit zwischen 2.2 g bis 2.4 g Protein je kg Körpergewicht. Auf unsere 60 kg schwere Athletin ergibt dies einen täglichen Proteinbedarf von im Schnitt 132 g bis 144 g. Als Richtwert: Ich trainiere im Schnitt 3- bis 4-mal in der Woche für circa jeweils 2 Stunden. Im Sommer habe ich einen durchschnittlichen Körperfettanteil von 8 % und zudem habe ich 6 Jahre Krafttraining auf der Uhr. Mit täglich 190 g bis 200 g Protein erziele ich dabei deutlich die besten Resultate. *(Aber eben als Mann ...)*

Daraus ergibt sich auch gleichzeitig meine Empfehlung für dich, wenn du dich bewusst in ein Kaloriendefizit begibst und effektiv Fett verbrennen und Muskelmasse erhalten willst.

> 2,2 g bis 2,4 g Protein je kg Körpergewicht / Tag im Kaloriendefizit

Der Proteinbedarf pro Tag steigt während der Diät deutlich an und für bestmögliche Resultate sollten wir hier lieber etwas höher ansetzen. Wenn wir die ideale Proteinmenge für unseren aktuellen Status quo und unser Ziel gefunden haben, können wir uns weitere Gedanken über eine mögliche Optimierung der Proteinzufuhr hinsichtlich des Timings Gedanken machen. Wichtiger Hinweis: Die nun folgenden Ratschläge werden in der Praxis nur zu Erfolgen führen, wenn die Gesamtmenge der Proteinzufuhr korrekt ist. Die tägliche Gesamtmenge ist wichtiger als jegliches Timing oder als jegliche Quelle der Proteinzufuhr. Mein Ansatz, sowohl als praktizierender Athlet und Fitnessmodel als auch als Autor und Coach besteht aber nicht nur darin, die Dinge gut zu machen, sondern sie so gut wie nur möglich in der Praxis umzusetzen - einfach um dann auch die bestmöglichen Resultate in der kürzesten Zeit zu erzielen. Gut ist es also, wenn wir eine gewisse Gesamtmenge an Proteinen erreichen und unseren Proteinbedarf am Tag komplett decken. Damit sollte man immer starten. Dies wird zu den gewünschten optischen Resultaten führen und die Gesamtmenge steht unangefochten an erster Stelle. Ob wir dies durch eine Mahlzeit oder aber sechs schaffen, ist dabei irrelevant. Bewegen wir uns aber auf der Prioritätenskala weiter aufwärts, so spielt das Timing und die Frequenz der Proteinzufuhr die nächstentscheidende Rolle. Wer die bestmöglichen Resultate hinsichtlich des Muskelaufbaus erzielen will, der sollte seine Proteinzufuhr gleichermaßen auf vier Mahlzeiten über den Tag hinweg aufteilen. [17]

Jede dieser Mahlzeiten (die Aminosäuren aus dem Protein) wird bestmöglich die Muskelproteinsynthese stimulieren, die dann wiederum den Muskelaufbau fördert. Mit der Muskelproteinsynthese verhält es sich so, dass sie ab einem bestimmten Punkt nicht mehr höher ansteigt und wir keinen Vorteil von einfach nur noch mehr Protein haben. Wir werden jedoch einen Vorteil dadurch haben, dass wir sie mehrmals am Tag durch eine proteinreiche Mahlzeit auslösen -und die Studienlage zeigt hier, dass 4 proteinreiche Mahlzeiten das Ideal sind. Mehr ist nicht schlimm, scheint uns aber auch keine weiteren realen Vorteile hinsichtlich des Muskelaufbaus zu liefern.

> So sollte jede dieser 4 Mahlzeiten zwischen 0,4 und 0,55 g Protein je kg Körpergewicht für absolut bestmögliche Resultate enthalten.

Auf unsere 60 kg schwere Athletin macht das 24 g bis 33 g Protein pro Mahlzeit. Etwas mehr oder weniger ist nicht schlimm und wenn man dies in Kombination mit der Gesamtmenge der Proteinzufuhr im Check hat, macht man schon sehr viel richtig. Verantwortlich für dieses Auslösen der Muskelproteinsynthese ist insbesondere die Aminosäure Leucin, welche der wahre Champ unter allen Aminosäuren ist. Deshalb schauen wir uns nun als letzten Punkt über das Protein die besten Quellen an, die eben diese vier Mahlzeiten beinhalten sollten bzw. können. Wenn wir nämlich nun die Gesamtmenge unserer idealen Proteinzufuhr kennen und diese auf vier Mahlzeiten aufgeteilt haben, können wir uns nun dem letzten entscheidenden Punkt widmen -

den besten Eiweißquellen. Entscheidend darüber, wie gut oder wie schlecht eine Proteinquelle ist, ist deren Gehalt an essentiellen Aminosäuren bzw. deren Menge an Leucin. Leucin ist die wichtigste Aminosäuren von allen, da sie den größten Einfluss auf die Aktivierung der Muskelproteinsynthese hat. Einfach gesagt, je mehr Leucin wir in unseren Mahlzeiten haben, desto besser ist es für den Muskelaufbau. [18][19][20]

Jede dieser vier Mahlzeiten sollte um die 2.0 bis 3.0 g Leucin beinhalten, die wir in der Regel mit 20 bis 40 g hochwertigem Protein bekommen sollten.

Dies sind die besten Protein-Lieferanten:

- Fisch wie Lachs, Thunfisch, Pangasius, Zander, Forelle, Hering, Kabeljau oder Garnelen
- Fleisch wie Hühnchen, Pute, Rindfleisch oder Schwein
- Milchprodukte wie Whey Protein, Magerquark, griechischer Joghurt, körniger Frischkäse und Käse
- Eier
- Die besten Proteinquellen für Veganer sind rote Linsen, Quinoa, Chia Samen, Nüsse, Hanfsamen, Soja, Tofu, Lupinen, Erbsen oder Kidneybohnen und sämtliche pflanzenbasierte Proteinpulver

Von all diesen Optionen sind die besten Eiweißquellen Fleisch, Whey-Protein und Eier. [21][22][23]

Diese habe die höchste biologische Wertigkeit und den höchsten Anteil an essentiellen Aminosäuren und somit auch den höchsten Leucin-Anteil. Besonders Whey Protein ist dabei hervorragend für uns Sportler geeignet, da es extrem schnell aufgenommen und bis zu 80% der enthaltenen Proteine komplett vom Körper verwendet werden können. Im Vergleich zu anderen Produkten ist es sogar eine relativ günstige Eiweißquelle. [24]

Dies ist auch der Grund, warum ich stets empfehle, Whey Protein um das Training herum zu konsumieren, da wir dadurch nachweislich bessere Leistungen erbringen werden und auch einen besseren Muskelaufbau erwarten können. [25][26][27][28][29]

Für maximale Resultate und beste Qualität solltest du beim Kauf auf ein sogenanntes Whey Protein Isolat achten. Bei einem Whey Protein Isolat werden unnötige Fette und die Laktose herausgefiltert und somit steigt der reine Proteingehalt auf +80 %, was sich darin äußert, dass wir insgesamt mehr Protein pro Portion zu uns nehmen und mehr essentielle Aminosäuren zur Verfügung pro Portion haben. [30]

Meine persönliche Wahl für ein sehr gutes Whey Protein Isolat findest du hier:
>> **www.QuantumLeapFitness.de**

Noch ein abschließendes Wort zu pflanzlichen Proteinquellen, denn eine Proteinzufuhr muss sicherlich nicht immer nur aus tierischen Quellen stammen (ich bin selbst Vegetarier seit 2016). Tierische Proteinquellen sind zwar pflanzlichen Proteinquellen immer überlegen, einfach weil sie mehr essentielle Aminosäuren und mehr Leucin beinhalten, das bedeutet aber jedoch nicht, dass man mit einer vegetarischen oder sogar veganen Eiweißquelle gar keine Muskulatur aufbauen kann.

Das ist totaler Blödsinn und pflanzliche Proteinquellen enthalten in der Regel auch alle essentiellen Aminosäuren, die wir für den Muskelaufbau benötigen. Nur eben leider nicht so viele - und das kann zu einem Problem werden, wenn man nicht genügend Protein insgesamt zu sich nimmt. Besonders als Veganer sollte man sich deshalb stets immer am höheren Ende meiner oben angegeben Vorgaben und Empfehlungen bewegen, damit man wirklich ausreichend essentielle Aminosäuren zu sich nimmt und so den Muskelaufbau bestmöglich unterstützt. [31]

Kann man zu viel Protein essen? Abschließen möchte ich diesen Abschnitt über das Protein mit einer weiteren wichtigen Frage und zwar, ob man zu viel Protein essen kann oder ob man sogar gesundheitliche Nebenwirkungen eines hohen Proteinkonsums in Kauf nehmen muss. Ist zu viel Protein schädlich? Gibt es eine Art Protein-Obergrenze? Kann zu viel Eiweiß Nebenwirkungen haben? Nein - weder noch! Eine systematische Auswertung aus dem Jahre 2018 aller Studien zu diesem Thema fand heraus, dass selbst ein Proteinkonsum von bis zu 35% der gesamten Kalorienmenge (bei 2.600 Kalorien sind dies immerhin schon 228 g Protein) absolut ungefährlich ist und keinen negativen Einfluss auf die Blutwerte oder die Nieren hat. [32]

Darüber hinaus gibt es bis heute nicht eine relevanten Studien, die zu dem Schluss kam, dass selbst eine extrem hohe Proteinzufuhr (täglich 300 g bis 450 g) gesundheitliche Nachteile mit sich bringen würde. Da wir aber so oder so niemals so viel essen werden, ist dies eh irrelevant für uns ... Es gibt jedoch ein Szenario, wann wir zu viel Protein essen könnten, und zwar immer dann, wenn wir sonst keine anderen Makronährstoffe mehr essen und keinen Spaß mehr an unser Ernährung haben oder aufgrund einer gewissen minimalen Menge an Kalorien keinen Platz mehr für wichtige Mikronährstoffe haben. Hier ist also aber nicht das Protein an sich das Problem, sondern viel eher die Abwesenheit der anderen Makronährstoffe - die eben auch wichtig sind. Einseitigkeit ist ein häufiges Problem in der eigenen Ernährung, welche du unbedingt vermeiden solltest. Solange du dich aber an meine noch folgenden Vorgaben und Formeln hältst, sollte jedoch weder das eine noch das andere ein Problem sein und du kannst dir eine zielgerichtete Ernährung schneidern, die dir viel Spaß, Abwechslung und vor allem Resultate liefert.

Fett

Brennwert: 1 g = 9 kcal

Fette sind ebenso überlebensnotwendig und essentiell für den Körper wie Proteine und Kohlenhydrate. Sie sind maßgeblich an der Hormonbildung beteiligt, dienen als Schutzschild für unsere Zellen und Organe und helfen uns bei der Verwertung vieler Vitamine. Kein Fett zu essen ist keine Lösung. Zwar sind Fette der energiereichste Brennstoffträger in der Ernährung, jedoch sind sie nicht allein dafür verantwortlich, ob jemand dick oder dünn ist, sondern wie bereits gelernt, kommt es hierbei lediglich auf die Menge an Kalorien an ... Fette helfen dabei, unsere Zellen stabil zu halten und sind Bestandteil der Zellmembran. Außerdem sind sie ein wichtiger Teil der Hormonproduktion, sind Schutzpolster zwischen Organen und dienen als Lösungsmittel für fettlösliche Stoffe wie Vitamin A, D, E und K. Der Großteil der Vitamine ist nämlich nur fettlöslich.

Doch das ist kein Problem - solange wir uns an die später empfohlene tägliche Mindestmenge halten und nicht beginnen, unsere Fettzufuhr dramatisch zu reduzieren. Auch die Fette lassen sich untergliedern. So unterscheiden sich Fette in folgende Arten:

- Gesättigte Fettsäuren
- Einfach ungesättigte Fettsäuren
- Zweifach ungesättigte Fettsäuren
- Mehrfach ungesättigte Fettsäuren
- Transfette

Alle Fette sind essentiell für einen gesunden und voll funktionsfähigen Körper, selbst die gesättigten Fettsäuren. Oft werden gesättigte Fettsäuren zwar verteufelt, welche man vorwiegend in tierischen Produkten findet, doch das ist nicht richtig. Ein Großteil der Muttermilch besteht beispielsweise aus gesättigten Fettsäuren und auch unser Gehirn ist auf sie angewiesen. [1]

Die einzige Fettquelle, um welche du einen großen Bogen machen solltest, sind die - wie schon mehrmals beschrieben - Transfette. Diese unnatürlichen Fette entstehen bei verschiedenen Erhitzungsprozessen wie beispielsweise durch eine Fritteuse. Die dadurch entstehenden Fettsäuren sind fremd für den Körper und somit tatsächlich höchst schädlich. [2]

Transfette findet man beispielsweise in Chips und Pommes, aber auch in Eis, Keksen, Blätterteig und Backmargarine. Sie sind nicht nur absolut unnatürlich, sie stehen auch im Verdacht, die Gefahr von Alzheimer, Diabetes und Herzinfarkt stark ansteigen zu lassen. Wir können sie also wirklich nicht gebrauchen. Dann gibt es noch Omega-3- und Omega-6-Fettsäuren. Der Unterschied besteht hierbei, dass Omega-3 entzündungshemmend sind, während Omega-6-Fettsäuren entzündungsfördernd wirken. Einfach gesagt wäre es gut, doppelt so viel Omega-3 zu sich zu nehmen wie Omega-6. Omega-6 findet man allerdings ausreichend in jeder „normalen" Ernährung, wobei die Omega-3-Fettsäuren tendenziell zu kurz kommen. Hier empfiehlt es sich, täglich bewusst Nahrungsmittel zu konsumieren, die Omega-3 enthalten, oder aber man supplementiert es. Gute Quellen für Omega-3-Fettsäuren sind Lachs und weiterer fettreicher Fisch. Schlussendlich solltest du dir merken, dass Fette gut sind. Sie sind gut für deine Gesundheit, deine Hormonbildung, sie geben dir Kraft und schützen deine Organe. Sie sind essentieller Bestandteil jeder gesunden Ernährung und müssen ausreichend zu sich genommen werden. Nicht zu viel - aber auch nicht zu wenig.

Fette, Kohlenhydrate und Eiweiß sind also die drei großen Makronährstoffe. Um seinen Traumkörper zu erreichen, reicht es allerdings nicht aus, nur die richtige Kalorienmenge zu sich zu nehmen - man muss auch die Verteilung der jeweiligen Makronährstoffe in das richtige Verhältnis bringen. Je nachdem, ob man zu- oder abnehmen möchte, ändert sich die prozentuale Aufteilung der Makronährstoffe. Auch sollte die Aufteilung leicht anders zwischen Männern und Frauen sein. Während Männer deutlich besser fahren mit einer stärkeren Low-Fat-Ernährung, ist dies nicht ganz optimal für die meisten Frauen. Damit sind wir zwar noch lange nicht bei einer Low-Carb-Ernährung angekommen, dennoch sollte man für optimale Ergebnisse hier die kleinen Unterschiede einfach kennen.

Frauen verbrennen bei gleicher Trainingsintensität mehr Fett, weniger Kohlenhydrate und weniger Protein als Männer. Da Frauen weniger auf Kohlenhydrate als Kraftstoff angewiesen sind, speichern sie auch nicht so viel Glykogen zum Beispiel während eines Refeed-Tages (dazu später mehr). Sowohl Unterschiede im Nervensystem als auch im Hormonsystem, einschließlich dem Östrogen, sind für die geringere Abhängigkeit der Frauen vom Glykogen verantwortlich.

So verbrennt beispielsweise das Hormon Adrenalin bei Frauen mehr Fett als bei Männern. Eine weitere naheliegendere Erklärung ist zudem, dass Frauen in der Regel einen deutlich höheren Körperfettanteil haben als Männer gleichen Gewichts. Das nicht nur am Körper, sondern auch in den Muskeln, so dass es sinnvoll ist, hier einen leicht höheren Anteil an Fett in der Ernährung anzustreben und nicht so stark die Fettzufuhr zu reduzieren, wie ich es häufig bei den meisten Männern empfehle. Fette haben sehr positive Auswirkungen auf die hormonelle und cardiovaskuläre Gesundheit von Frauen. Im Allgemeinen, je mehr Fette Frauen essen, desto mehr Östrogen und Testosteron produzieren sie. Testosteron und Östrogen sind beides sehr anabole Hormone, die uns beim Projekt Traumkörper sehr zugute kommen. Wie diese Aufteilung aussehen soll und wie du sie für dich persönlich anpasst das zeige ich dir jetzt.

Makronährstoffverteilung für den Muskelaufbau

Zunächst musst du dir wieder über deine Kalorienmenge bewusst sein. Wenn du gezielt neue Muskulatur aufbauen willst, wirst du zwangsläufig mehr essen müssen, als du verbrauchst, da sonst nur sehr schwer neue Muskelmasse von deinem Körper gebildet werden kann. Der Körper kann zwar auch neue Muskelmasse synthetisieren mit weniger Kalorien und auch sogar im Defizit, doch um wirklich Gas zu geben und neue Muskeln auf die Hüften zu bringen, sollten wir uns in einem leichten Kalorienüberschuss befinden. Wir bleiben bei mir als fiktive Beispiel-Athletin mit einem Körpergewicht von 60 kg und einem Gesamtumsatz von 1.965 kcal / Tag.

In diesem Fall liegt das tägliche Kalorienziel bei 2.265 kcal (= 1.965 kcal + 300 kcal) mit folgender Verteilung:

Eiweiß:
(Körpergewicht in Kilogramm) x 1.8 bis 2.0

Fett:
30 bis 40% der Gesamtkalorienmenge

Kohlenhydrate:
Der Rest

Dies ist die optimale Verteilung der einzelnen Makronährstoffe für einen idealen Muskelaufbau. Diese Richtlinien sind das Ergebnis neuester Studien und unzähliger Erfahrungsberichte erfolgreicher naturaler Spitzenathleten.

Was für den ersten Moment verwirrend aussehen mag, wird gleich relativ einfach auszurechnen sein, wenn du meiner Beispielrechnung folgst. Am Ende dieses Prozesses wirst du eine genaue Grammzahl erhalten und auf dieser Basis wirst du dann im letzten Schritt deinen eigenen Ernährungsplan erstellen.

Beispielrechnung bei 2.265 kcal Bedarf und 60 kg Körpergewicht:

Eiweiß:	60 x 2,0
=	**120 g** (120 g x 4 kcal/g = 480 kcal)
Fett:	0,35 x 2.265 = 793 kcal ->
	793 kcal : 9 kcal je g
=	**88 g** (= 793 kcal)
Kohlenhydrate:	2.265 - 793 (Fett) - 480 (Eiweiß)
=	992 kcal : 4
=	**248 g** (= 797 kcal)

Der ideale Ernährungsplan für diese individuellen Werte während des Muskelaufbaus müsste folglich aus 248 g Kohlenhydraten, 120 g Eiweiß und 88 g Fett bestehen.

Während der Aufbauphase kommen uns die zusätzlichen Kohlenhydrate zugute und versorgen uns mit nützlicher Kraft während des Trainings. Eiweiße brauchen wir in der Aufbauphase lange nicht so viel, wie uns so manches Fitnessmagazin erzählen will. 200 Gramm Eiweiß oder mehr kann eine Natural-Athletin auf dieses Körpergewicht eh niemals vollständig für den Muskelaufbau verstoffwechseln und wir haben deutlich mehr davon, wenn wir uns diese Kalorien für mehr Kohlenhydrate und Fett aufsparen. Den Überschuss an Kalorien erreicht man in der Aufbauphase nämlich hauptsächlich über die Kohlenhydrate.

Außerdem solltest du darauf achten, jeden Tag zwischen 20 bis maximal 50 Gramm Ballaststoffe zu dir zu nehmen. Ballaststoffe helfen uns bei der Verdauung und Verwertung der Nahrung und sind deshalb ebenfalls extrem wichtig. Bei einem Kalorienüberschuss kann es jedoch schnell passieren, vor allem dann, wenn man sich ausschließlich naturbelassen ernährt, dass man zu viele Ballaststoffe zu sich nimmt.

Dies resultiert dann meist in einem sehr flüssigen Stuhlgang und ist auch nicht das, was wir wollen. Den ganzen Tag nur Vollkornreis und Gemüse zu essen, kann also auch schon wieder zu viel des Guten sein. Gemüse ist absolut essentiell und wir alle täten gut daran noch mehr Gemüse zu essen, aber baue in deinen Ernährungsplan auch ballaststoffärmere Kohlenhydrate ein, wie beispielsweise weißen Reis.

Die benötigten Ballaststoffe findest du insbesondere in vollwertigen Lebensmitteln wie Getreide, Hülsenfrüchten, Nüssen, Obst und Gemüse.

Makronährstoffverteilung für den Fettabbau:

Beim Fettabbau ist das Kaloriendefizit unabdingbar. Subtrahiere deinen Energieumsatz um 300 Kalorien und du erhältst zunächst die ideale Kalorienmenge, um dein Fett schmelzen zu lassen. In *"meinem"* Falle wären dies täglich 1.665 Kalorien (= 1.965 kcal - 300 kcal).

Eiweiß:
(Körpergewicht in Kilogramm) x 2.2 bis 2.4

Fett:
25 bis 35% der Gesamtkalorienmenge

Kohlenhydrate:
Der Rest

Wie du siehst, erhöhen wir beim Fettabbau stark die Eiweißzufuhr. Auf diese Weise schützen wir unseren Körper vor einem möglichen Muskelschwund, indem wir genügend Eiweiß und somit Aminosäuren bereitstellen. Wir schrauben etwas an der Fettzufuhr, doch die größte Veränderung findet durch die Menge an Kohlenhydraten statt. Diese werden und müssen wir deutlicher herunterschrauben, einfach weil wir hier den größten Spielraum an Kalorien zur Veränderung haben. Fette und Eiweiß sind und bleiben essenziell, weshalb wir auch hauptsächlich nur bei den Kohlenhydraten große Änderungen haben - dennoch gilt: so viel Kohlenhydrate wie nur möglich. In der Praxis sieht das Ganze wie folgt aus:

Beispielrechnung bei 1.665 kcal Bedarf und 60 kg Körpergewicht:

Eiweiß:	60 kg x 2,2
=	**132 g** (132 g x 4 kcal/g = 528 kcal)
Fett:	0,35 x 1.665 = 583 kcal
	583 kcal : 9 kcal je g
=	**65 g** (= 583 kcal)
Kohlenhydrate:	1.665 - 583 (Fett) - 528 (Eiweiß)
=	554 kcal : 4
=	**138 g** (= 554 kcal)

Der perfekte Ernährungsplan für die fiktiven Werte im Fettabbau müsste folglich aus 138 g Kohlenhydraten, 132 g Eiweiß und 65 g Fett bestehen.

Zudem sollte man auch darauf achten, nicht weniger als 40 Gramm Fett zu sich zu nehmen (absolute Untergrenze!). Wer beispielsweise nur noch 25 Gramm Fett am Tag isst, und das in Kombination mit einem Kaloriendefizit, kann, wie bereits geschrieben, schnell chronisch seinen Hormonhaushalt schädigen ... Die benötigten Ballaststoffe bleiben hier ähnlich und sollten auch zwischen 20 g bis maximal 50 g am Tag liegen.

Aufbau nach einer Diät

Nach einer langen Diät kommt irgendwann der Zeitpunkt, an dem man wieder vermehrt Vollgas im Training geben und neue Muskulatur draufpacken will. Dies geht selbstverständlich wieder mit einem Kalorienüberschuss einher, so wie ich es bereits weiter oben beschrieben habe. Solltest du deinen Körperfettanteil erfolgreich unter bzw. auf 20 % gebracht haben, empfiehlt sich ein leichterer Einstieg in den Kalorienüberschuss und wir sollten nicht Hals über Kopf einfach wieder anfangen mehr und mehr zu essen. Auf diese Weise lassen wir nämlich ungenutztes Potenzial liegen und nehmen schneller Fett zu, als wir es eigentlich müssten und sollten. Nach einer Diät ist häufig der Stoffwechsel etwas verlangsamt und wir müssen uns zunächst langsam wieder an die höheren Kalorienmengen herantasten. Im ersten Schritt nach einer Diät musst du deinen Kalorienbedarf erneut errechnen. Dies ist nötig, da du natürlich leichter geworden bist und deshalb auch weniger Energie im Alltag verbrauchst, einfach weil dein Körper weniger Gewicht von A nach B schleppen muss.

Anstatt jetzt aber vom Defizit sofort in den Überschuss zu springen, solltest du unbedingt einige Zeit nur so viel essen, dass du deinen Energiebedarf genau deckst. (Ich weiß wie schwer das nach einer Diätphase sein kann, aber es zahlt sich wirklich aus). Isst du nämlich zu schnell zu viele Kalorien, wird der Körper die überschüssige Energie so gut es geht nur in Fett anlegen und sich so auf die nächste Dürreperiode vorbereiten. Anders ist dies jedoch, wenn du deinen Stoffwechsel langsam durch mehr Nahrung wieder erhöhst und dein Körper sich wieder Stück für Stück an mehr Essen gewöhnen kann. Sobald du deine Diät also beendest, solltest du circa 10 bis 20 Tage so essen, dass du deinen Energiebedarf genau deckst. Auch hier wird deine Laune, Motivation und Kraft im Training schon bereits spürbar ansteigen. Als Nächstes rechnest du deinen neuen benötigten Überschuss aus. Dieser sollte bei circa 300 bis maximal 500 kcal pro Tag liegen. Doch taste dich auch nach einer erfolgreichen Diät langsam an diese Zahlen. Erhöhe die Kalorienzufuhr alle 10 Tage um 100 kcal, bis du an deinem gewünschten Überschuss angekommen bist.

Welche Ziele sind denn nach einer Diät wirklich realistisch?

Anfängerinnen können im Jahr einen reinen Zuwachs an Muskelmasse von circa 4.5 bis 6 kg Muskelmasse erreichen. Dies entspricht 375 bis 500 Gramm fettfreier Muskelmasse pro Monat. Eine Gewichtszunahme sollte also pro Monat bei maximal 0,5 kg Körpergewicht liegen. [1]

Fortgeschrittene Athletinnen können einen Zuwachs von circa 1,5 bis 3 kg pro Jahr erreichen - jedoch muss hier schon deutlich mehr Fokus auf die Ernährung und das Training gelegt werden. Die Gewichtszunahme sollte im Monat nicht höher als ein halbes Kilogramm sein, eher darunter, da der Rest schlichtweg nur Fett sein wird und Profis können gerade mal einen Zuwachs von 0,5 bis 1 kg im Jahr erwarten. [2]

Je weiter man kommt, desto langsamer geht es leider. Hierfür sollte der Überschuss an Kalorien auch nicht höher als 200 kcal am Tag sein. Je näher man sich seinem genetischen Limit befindet, desto langsamer geht es einfach ... Wichtig ist dennoch auch hier nach der Diät, dass du dich selbst kontrollierst.

Wirst du stärker im Fitnessstudio? Kannst du das Gewicht mit einer besseren Ausführung bewegen? Nimmst du die empfohlene Menge an Kalorien und Proteinen zu dir? Gehst du mit dem Körpergewicht planmäßig nach oben? Solltest du keine dieser Fragen mit Ja beantworten können, dann erhöhe die Kalorienzufuhr um weitere 100 bis 300 kcal und teste das Ganze für mindestens 10 bis 14 Tage aus und mache dann erneut den Check. Solange, bis alles in die richtige Richtung geht und dann beginnt das Spiel von vorne. Ebenso wie das Training progressiv schwerer werden sollte, wird sich mit der Zeit auch Stück für Stück die tägliche Kalorienmenge erhöhen müssen. Besonders immer dann, wenn du 2 bis 3 kg Masse aufgebaut hast. Denn du wirst schwerer, damit steigt der gesamte Umsatz an verbrauchter Energie und was einst ein Kalorienüberschuss war, muss nach mehreren Monaten nicht noch zwangsläufig einer sein. Hier gilt es dann smart zu reagieren und seine Kalorienzufuhr erneut anzupassen.

III. Mikronährstoffe

Damit sind wir auf der dritten Stufe in unserer Ernährung angekommen. Diese dritte Stufe ist maßgeblich für deine Gesundheit verantwortlich, während die ersten beiden Stufen hauptsächlich für deine Optik ausschlaggebend sind. Zwar geht es in diesem Buch um den Muskelaufbau, doch ohne eine hohe Gesundheit wird auch dieser niemals möglich werden. Wer ständig krank ist, kann schließlich schlecht ins Fitnessstudio gehen und trainieren ... Wichtig zu verstehen ist dabei, dass gesund sein und gut aussehen zwei vollkommen verschiedene Paar Schuhe sind, die zwar oft Hand in Hand gehen - das eine muss jedoch nicht zwangsläufig das andere bedeuten. Ich weiß aus eigener Erfahrung, dass es problemlos möglich ist, sich von dem größten Schrott zu ernähren und trotzdem einen Sixpack zu haben. Die Anleitung dafür findest du mit den ersten beiden Stufen - doch dies ist weder mein Anspruch an mich selbst noch an dieses Buch und wahrhaft nichts, was ich dir ernsthaft empfehlen würde.

Ein gesunder Körper ist das vermutlich großartigste Geschenk der Welt und man sollte seine Gesundheit hüten wie seinen eigenen Augapfel. Damit dies möglich ist, schauen wir uns nun die sogenannten Mikronährstoffe an. Sie heißen Mikro, da sie wesentlich kleiner und nicht in den großen Mengen vorhanden sind, wie die Makronährstoffe es sind und auch, weil wir wesentlich weniger von ihnen benötigen - dennoch brauchen wir auch sie dringend. Die Mikronährstoffe sind maßgeblich für unsere Gesundheit und dafür verantwortlich, dass unser Körper lange reibungslos funktionieren kann. [1]

Mangelerscheinungen führen zu diversen Krankheiten - bis hin zum Tode. Die Mikronährstoffe kannst du dir wir kleine Zahnräder in einem komplexen Getriebe vorstellen. Auch wenn sie nicht den Großteil eines Getriebes ausmachen, so wird dennoch die gesamte Maschinerie zum Stillstand kommen, sollten einzelne kleine Zahnräder permanent ausfallen. Eine berühmte Krankheit, die durch solche Mangelerscheinungen im Mikrobereich hervorgerufen wurde, ist die Seemannskrankheit Skorbut. Durch einen monatelangen Vitamin-C-Mangel starben vor einigen Jahrhunderten diverse Matrosen auf hoher See, einfach weil sie nicht genug von diesem einen Vitamin im Körper hatten.

Das halte ich für einen durchaus spannenden Fakt. Ich meine, es gab mehr als genug zu essen - aber dennoch sind enorm viele Matrosen einfach so gestorben ... Nun sage ich nicht, dass du bald sterben wirst, doch weiß ich auch, wie unausgewogen sich alle möglichen Menschen heute ernähren. Selten finde ich bei Freunden und Bekannten Gemüse oder Obst im Haushalt. Auf dem Fließband beobachte ich seit Jahren nur, dass die Leute fertige und nährstoffarme Produkte kaufen und vieles mehr ... Bei stark Übergewichtigen findet man dieses Phänomen im Übrigen am stärksten - und das, obwohl sie mehr Kalorien als der Rest der Bevölkerung konsumieren. Ich finde das sowohl beunruhigend als auch teilweise dumm ... [2]

Für einen gesunden und vitalen Körper brauchen wir einfach ausreichend Mikronährstoffe und davon handelt diese Stufe bzw. dieses Kapitel. Anhand der folgenden Werte und Angaben kannst du jedes beliebige Lebensmittel überprüfen, ob es gesund oder ungesund ist. Gesund und ungesund - zwei schwierige Wörter, die es erst einmal im Kontext der eigenen Ernährung zu definieren gilt. Was ist denn eigentlich gesund und warum? Laut der WHO ist Gesundheit wie folgt zu verstehen: [3]

„Gesundheit ist ein Zustand des vollständigen körperlichen, geistigen und sozialen Wohlergehens und nicht nur das Fehlen von Krankheit oder Gebrechen."

Für den großen deutschen Philosophen Friedrich Nietzsche war es:

„Gesundheit ist dasjenige Maß an Krankheit, das es mir noch erlaubt, meinen wesentlichen Beschäftigungen nachzugehen."

Du siehst also schon jetzt - Gesundheit ist nicht gleich Gesundheit und die Frage nach einer optimalen Gesundheit lässt sich auf mehreren verschiedenen Ebenen unterschiedlich beantworten, wobei der eigene philosophische Grundtenor dabei eine entscheidende Rolle spielt. Nun soll dieses Kapitel allerdings nur von der eigenen Ernährung handeln und folglich betrachten wir dieses komplexe Thema nun nur im Kontext der Nahrungsaufnahme. Die Frage, die sich viele Menschen hier im Alltag stellen, lautet so zum Beispiel: „Ist Schokolade ungesund für mich?" oder „Ist brauner Reis besser für meine Gesundheit als Nudeln?" oder „Ist eine Paprika gesünder als eine Orange?" Schwierige Fragen ... aber nur eigentlich. Wir Menschen benötigen jeden Tag bestimmte Dinge und Stoffe, damit unser Organismus arbeiten, leben und funktionieren kann. Aus dieser Richtung stammt im Übrigen auch dieses Wort: Lebensmittel. Ein Mittel zum Leben. Lies dir das bitte zweimal durch. Wir sollten nicht nur essen um des Geschmackes willen, sondern weil wir leben wollen und unseren Körper füttern wollen.

Was in unseren Mund kommt, soll uns mit LEBEN füllen.

Wenn es das nicht tut, macht es uns bestenfalls satt – steuert aber nur semi-hilfreich etwas zum Leben bei. Der Großteil unserer heutigen Ernährung besteht dabei häufig nur noch aus Füllmittel, sprich Dinge, die sättigen (füllen), aber nicht zum Wohle unserer Gesundheit beitragen. Dies spiegelt sich in der ansteigenden Zahl der übergewichtigen Menschen und der erschreckend größer werdenden Menge der Diabetiker wider ...

Wie finden wir aber nun heraus, ob ein bestimmtes Lebensmittel gesund ist bzw. ob unsere Ernährung im großen Kontext als gesund interpretiert werden könnte. Für mich ist dies eine gesunde Ernährung:

Eine gesunde Ernährung ist immer dann geben, wenn wir Lebensmittel im Rahmen unser Energiebilanz zu uns nehmen, die unseren täglichen Bedarf an Mikronährstoffen effizient abdecken. Ich möchte das Ganze wieder am Beispiel von Vitamin C aufhängen. Wir Menschen brauchen eine bestimmte Anzahl an täglichen Vitaminen, Ballaststoffen, Mineralien und Spurenelementen, damit wir einwandfrei funktionieren können und wirklich gesund sind. Diese benötigte Menge ist auch kein Mysterium, sondern kann heutzutage glücklicherweise ganz genau definiert werden. Ziel jeglicher Ernährung sollte es dann also doch sein, so gut es geht diese Zahlen bzw. diesen täglichen Bedarf abzudecken. Beim Vitamin C liegt der Tagesbedarf so bei circa 110 mg. Je effizienter ein Lebensmittel zur Erreichung dieses Tageszieles beiträgt, desto gesünder ist es logischerweise.

Also, was ist gesünder? Schokolade, Apfel oder Paprika?

Das Schöne ist, wir müssen hier ebenfalls nicht mehr raten und im Dunklen tappen - wir müssen einfach auf die Zahlen schauen und nur für einen kurzen Moment das Ding zwischen unseren beiden Ohren aktiv nutzen und schon sind wir der Gesundheit ein großes Stück näher.

100g enthalten dabei folgende Mengen Vitamin C: [4]

- Schokolade (520 kcal) = 0 mg
- Apfel (52 kcal) = 20 mg
- Paprika rot (28 kcal) = 140 mg

Dieselbe Menge Paprika hat also die 7-fache Menge an Vitamin C und ist somit hinsichtlich des Vitamin-C-Gehalts „7-mal" gesünder. Über Schokolade brauchen wir dabei gar nicht erst zu reden. Je besser und effektiver also ein Lebensmittel einen bestimmten Bedarf deckt, desto gesünder ist es, desto mehr Kraft haben wir und umso bessere Leistung werden wir vollbringen und somit auch ultimativ gesünder leben. Umgekehrt trifft das natürlich auch zu. Auch sollten wir immer ein Blick auf die Menge an Kalorien haben, damit wir nicht ungewollt in einen starken Überschuss geraten, der eben auch langfristig gesundheitliche Nachteile mit sich bringen wird. Zwar sind kalorienarme und mikronährstoffreiche Lebensmittel nicht immer automatisch besser, sie erledigen aber zielführend den Job. Mangel über Tage, Wochen und bei manchen sogar Monate und Jahrzehnte führen zu Kraftlosigkeit, Müdigkeit, Krankheiten und in letzter Instanz zum Tod. Die Kombination von einem zu hohen Körperfettanteil und einem stetigen Bewegungsmangel ist das wohl Schlimmste, was man sich selbst antun kann und führt direkt zu einem frühzeitigen Tod. [5]

Trägheit, Kraftlosigkeit und Müdigkeit sind lediglich Warnzeichen des Körpers, dass du von irgendeinem Stoff zu wenig hast und er erinnert dich quasi in dieser Form langsam, aber immer eindringlicher, dass irgendetwas nicht stimmt und wir handeln sollten. Lerne auf deinen Körper zu hören und lebe gesund im Einklang mit dir selbst.

All dies ist ebenso wichtig wie die korrekte Verteilung der Makronährstoffe und die richtige Menge an Kalorien.

Sei also nicht dumm - und iss gesund (und damit meine ich mikronährstoffreich)! Mikronährstoffe sind hierbei der Oberbegriff für Mineralstoffe und Vitamine. Sowohl Mineralien als auch Vitamine lassen sich nochmals unterteilen. Mineralstoffe bestehen zum einen aus Makromineralien und zum anderen aus Spurenelementen.

So deckst du deinen Mikronährstoffbedarf

Wie du sehen kannst, gibt es bei den Mikronährstoffen wesentlich mehr Faktoren zu beachten als noch bei den Makronährstoffen. In der Praxis solltest du dir allerdings einen nicht allzu großen Kopf darüber machen und dich bei jedem einzelnen Lebensmittel fragen, ob es wirklich voller Mikronährstoffe ist. Für das echte Leben habe ich folgende Ratschläge für dich. Finde zunächst deinen Status quo heraus. Damit du wirklich weißt, wo du stehst und wo du mögliche Defizite hast, ist es sinnvoll, wenigstens einmal seine gesamte Ernährung hinsichtlich der Mikronährstoffe zu durchleuchten. Dies kannst mithilfe dieser Website machen:

http://fddb.info/

Trage dort einfach all deine Lebensmittel nacheinander ein und addiere jedes einzelne Vitamin und Mineral und schaue, ob du deinen Mindestbedarf tatsächlich zu großen Teilen abdeckst. Ist dies nicht der Fall, kannst du verschiedene Mikronährstoffe entweder mit Supplementen ergänzen oder gezielt Lebensmittel aus den oben aufgeführten Aufzählungen hinzufügen. Als ich dies zum ersten Mal tat, war ich sehr erstaunt. Zwar dachte ich, meine Ernährung wäre gesund und ausgewogen, doch in einigen Kategorien hatte ich klare Defizite. Gut, dass ich sie so abdecken konnte ... Und nochmal: Gemüse hält, was Obst verspricht! Je besser und effizienter wir unseren täglichen Bedarf an diversen Mikronährstoffen abdecken, umso gesünder leben wir, desto höher wird unsere eigene Lebenserwartung sein und umso besser werden wir körperlich performen. [6][7]

Erst nach meiner genauen Analyse auf fddb.info fiel mir auf, dass Gemüse der wahre König unter allen Lebensmitteln ist. Irrtümlicher-weise hielt ich viele Jahre Obst für das Nonplusultra, doch die harten Fakten zeigen ganz klar etwas anderes. Den Großteil an Vitaminen und Mineralien findet man im Gemüse, weshalb du unbedingt mehr davon essen solltest. Kleines Beispiel: Wie schon erwähnt, dachte ich, Orangen wären eines der besten Lebensmittel, um viel Vitamin C zu mir zu nehmen - doch dies ist bei Weitem nicht so. Orangen sind zwar schon ganz in Ordnung, doch Paprika beispielsweise enthält fast dreimal so viel Vitamin C und hat dabei lediglich die Hälfte an Kalorien - und das bei derselben Menge. Da ist doch Paprika der klare Sieger (oder?). Obst besteht im Gegensatz zu Gemüse zu größeren Teilen aus Zucker und hat deshalb auch wesentlich mehr Kalorien. Sicherlich ist nicht jedes Gemüse so lecker wie schönes Obst, doch Gemüse hilft ungemein effizient dabei, seine Mikronährstoffe zu füllen.

Fazit: Iss mehr Gemüse!

Wasser:

Wasser ist der Grundbaustein in unserem Körper, nicht nur für unsere Muskeln. Wir Menschen bestehen zum größten Teil aus Wasser und daher ist Wasser genauso essentiell für den Muskelaufbau wie die eigentliche Ernährung.

Viele Leute glauben irrtümlicherweise, dass 1,5 l Wasser am Tag mehr als ausreichend sind - doch dem ist lange nicht so. Wer nicht nur Fortschritte im Gym erzielen, sondern auch wacher und lebendiger im Alltag agieren will, der sollte jeden Tag 2 bis 3 l Wasser trinken. Reines Wasser - keinen Kaffee, Saft oder Soft-Getränk. Der Körper ist am leistungsfähigsten, wenn er gut hydriert ist. Ein gutes Kennzeichen dafür ist der eigene Urin. Wenn der Urin klar und durchsichtig ist, ist dies ein Hinweis dafür, dass man gut genug hydriert ist und man ausreichend trinkt. Ist der Urin dagegen sehr gelblich, so ist man bereits stark dehydriert und sollte dringend mehr Wasser trinken. Pro Stunde Sport sollte ein weiterer Liter getrunken werden und das zusätzlich zur normalen Tagesmenge.

Die Faustregel besagt:

1 l Wasser je 20 Kilogramm / Körpergewicht. Bei 60 kg Gewicht wären das 3 Liter Wasser jeden Tag. Dies schaffst du, indem du deine Wasserzufuhr auf 3 feste Einheiten aufteilst und das Trinken tatsächlich planst. Morgens einen Liter, mittags einen Liter und am frühen Abend nochmals einen Liter. Fertig.

If it fits your Macros:

IIFYM oder auch If it fits your Macros (zu Deutsch: Wenn es deiner Makronährstoffverteilung entspricht) ist quasi die neue Schule der Bodybuilding- und Fitnessernährung und ermöglicht einem eine große Freiheit bei der Lebensmittelauswahl. Früher glaubten viele Menschen, dass man ausschließlich mit Reis, Hühnchen und Brokkoli erfolgreich in Topform kommen kann. Ein Glück ist dem nicht so. IIFYM besagt im Grunde, dass es egal ist, was man isst, solange es der vorher ausgerechneten Makronährstoffverteilung entspricht. Und es ist wahr. Für die reine Optik spielt es keine Rolle, ob man seine Kohlenhydrate aus Kartoffeln oder aber Weißbrot bezieht, sein Fett aus Käse oder aus Avocados - so lange die richtige Verteilung eingehalten wird, ist alles gut und man erreicht sein Ziel. Verstehe mich bitte richtig - genau dies sollte auch dein erstes großes Bestreben in der Ernährung sein, dass du die Kalorienmenge und die Makronährstoffverteilung sauber im Alltag auf die Kette bekommst. Eine große Vielfalt und die beliebige Flexibilität in der Lebensmittelauswahl haben enorm große Vorteile und leider auch eine verheerende Kehrseite, derer man sich auch eben bewusst sein muss. Der Vorteil besteht ganz klar darin, dass man niemals auf seine Lieblingslebensmittel verzichten muss. Wer beispielsweise jeden Abend gerne Nudeln isst, der kann dies auch weiterhin tun und muss gegebenenfalls nur die Menge anpassen. Es ist insbesondere die Vielfalt bei der Wahl der Lebensmittel, die das IFFYM so gut macht. Man muss sich nicht länger einschränken und eine "Diät" wird somit wesentlich erträglicher und geschmacksvoller. All das fördert immens die Konsistenz und stellt zudem sicher, dass unsere Ernährung nicht unnötig langweilig wird oder wir das Gefühl haben, wir würden uns selbst unnötig geißeln.

Der Nachteil besteht allerdings ganz klar in dem möglichen Missbrauch dieses Konzeptes. Ich kenne viele Leute, deren Bestreben es scheint, möglichst viel Schrott in ihre Ernährung zu stopfen, nur um nicht auf ihre Süßigkeiten und Leckereien zu verzichten. Anstatt also möglichst viel Gemüse und unverarbeitete Lebensmittel in die eigene Ernährung zu implementieren, drehen manche Athleten den Spieß um und versuchen möglichst viel Süßigkeiten, Burger und Pommes täglich zu essen. Das ist damit natürlich nicht gemeint ... Nochmal: Die Abkürzung *IIFYM* steht für die Begrifflichkeit *„If It Fits Your Macros"* und bedeutet zu Deutsch so viel wie *„Wenn es deiner Makronährstoffverteilung entspricht"*. So gesehen ist dieser Ausspruch die Antwort auf die wohl mit am häufigsten gestellte Frage, wenn es um das Thema Abnehmen geht: *„Kann ich das essen?"* Anhänger der IIFYM-Bewegung antworten dann oft: *"Ja, wenn es deiner Makronährstoffverteilung entspricht."* Die Idee ist gut und regt zu Recht zum Nachdenken an. Wer erfolgreich abnehmen will, der muss im ersten Schritt seinen Leistungsumsatz berechnen und seinen Grundumsatz kennen. Als Nächstes werden dann Kalorien vom täglichen Ernährungsplan gestrichen und es wird ein Kaloriendefizit erzeugt - welches unabdingbar für den Fettverlust ist. Im zweiten Schritt muss die richtige Makronährstoffverteilung berechnet werden, sprich das richtige Verhältnis aus Kohlenhydraten, Fetten und Eiweißen. Bringt man all diese Faktoren erfolgreich in den Einklang, gelingt das Wunder der Transformation und der eigene Körper transformiert sich. Fett wird abgebaut und die eigene Muskulatur kommt zum Vorschein. Wie genau all das geht, weißt du ja mittlerweile schon ...

Jedoch ist dies leider nicht das Ende vom Lied, sondern für viele beginnt hier erst das Problem. Welche Lebensmittel soll ich denn nun in meinen täglichen Ernährungsplan tun? Was eignet sich in der Praxis wirklich und was esse ich denn überhaupt gerne? Das alte vermeintliche Geheimrezept lautete wie bereits geschrieben trockenes Hühnchen, Reis und Brokkoli - und bei vielen Menschen scheitert allein bei dem Gedanken an diese Lebensmittel der eigene Versuch sich in Topform zu bringen (obwohl auch das sehr lecker sein kann ...). Doch hier kommt die neue Schule und zugleich auch die Rettung aus diesem Dilemma.

Angenommen, deine Makronährstoffverteilung sieht wie folgt aus:

- 250 g Kohlenhydrate
- 160 g Eiweiß
- 55 g Fett

Das IIFYM erlaubt es dir nun, jegliches beliebige Lebensmittel zu essen und in deinen Ernährungsplan zu integrieren, solange es in den obigen Rahmen passt. Solange es deiner Makronährstoffverteilung entspricht ist alles und jedes Lebensmittel erlaubt sozusagen. Vollkommen egal, ob dies nun Haferfocken, Kartoffeln oder Gummibärchen sind. Fisch oder Tofu. Avocado oder Frischkäse. Es spielt keine Rolle und Makronährstoff ist Makronährstoffes. Die Quelle des einzelnen Makronährstoffes wird also sekundär, solange die Kalorienbilanz und die Makronährstoffverteilung eingehalten werden, ist man auf dem richtigen Weg. Nicht nur funktioniert dieses System und man wird so tatsächlich seine Ziele erreichen, es ermöglicht einem auch unglaublich viel Freiheit und Flexibilität in der Nahrungsmittelauswahl. Daher stammt der Begriff flexible Diät - einfach, weil man so sehr flexibel sein kann. Vorüber sind die Tage mit ödem und langweiligem Essen.

Jede Diät oder Ernährungsumstellung sollte Spaß machen, deshalb ist es auch so wichtig, Lebensmittel zu wählen, die einem schmecken. Das ist ein unglaublich wichtiger Erfolgsfaktor auf dem Weg zu deinem Traumkörper und mit Verboten werden wir nicht weit kommen. Doch funktioniert solche eine flexible Diät überhaupt?

Ja, eine flexible Diät funktioniert in der Praxis sehr gut und ist, richtig eingesetzt, ein wichtiges Werkzeug zum Erreichen des eigenen Traumkörpers. Nicht nur weil einem die Ernährung endlich Spaß macht, sondern auch, weil man schnelle Eingriffe oder Änderungen am Tage unternehmen kann. So kannst du dir deinen Ernährungsplan nach Belieben gestalten und auch immer wieder Abwechslung in deine Ernährung bringen. Ich mache es seit Jahren exakt so. Doch nicht nur zu Hause ist *IIFYM* ein tolles Hilfsmittel, auch unterwegs kann es sehr hilfreich sein. Folgendes Beispiel:

Du bist in der Stadt unterwegs, hast kein Essen vorbereitet und plötzlich plagt dich der Hunger. Du willst dich aber unbedingt an deine Diät und deine ausgerechnete Kalorienmenge halten und bist jetzt auf der Suche nach einer Lösung.

Auch hier kommt dir das *If It Fits Your Macros* zugute. So kannst du beispielsweise zum nächsten Gemüsehändler gehen und dir einen großen Couscous-Salat und eine Banane holen. Hier kommt der Trick. Mit Hilfe von Apps wie MyFitnessPal kannst du nun diese Nahrungsmittel in deinen täglichen Ernährungsplan eingeben und siehst genau, wo du stehst. Du siehst nun auf einen Blick sofort, wie viele Kalorien du noch offen hast und wie viele der einzelnen Makronährstoffe du noch essen musst oder kannst, damit du deinem Ziel am Ende des Tages auch wirklich näher kommst. Sobald du wieder in deiner gewohnten Umgebung bist, kannst du den Rest des Tages deine Ernährung einfach um deine bisherige Zufuhr anpassen und wirst so - trotz einer ungeplanter Mahlzeiten - deine gesetzten Tagesziele in der Ernährung erreichen und deinem Traumkörper wieder einen Schritt näher sein. Das Ganze erfordert etwas Übung, eine Küchenwaage und wie geschrieben eine Tracking-App für das Essen. Ich persönlich nutze hier seit vielen Jahren die App MyFitnessPal.de. Wer gewillt ist, diese fünf Minuten Extraarbeit auf sich zu nehmen, wird vom Leben belohnt. Es gibt für den Erfolg mit dem eigenen Körper und der angestrebten Transformation nichts Wichtigeres als täglich die richtige Menge an Kalorien zu sich zu nehmen und auch die Makronährstoffverteilung einzuhalten. Mit dem IIFYM und einer flexiblen Ernährung steht man sich also endlich nicht mehr selbst im Weg und kann seine Ziele viel leichter und entspannter erreichen. Daumen hoch dafür! Doch es gibt leider ein großes Problem im Garten Eden ...

Die Welt könnte so schön sein und mit meiner nun folgenden Meinung werde ich mich bei vielen Leuten unbeliebt machen. Doch ich schreibe dir die nun folgenden Zeilen, um dich zu warnen - und dich nicht einfach orientierungslos in Alice Wunderland voller unendlicher Möglichkeiten zu entlassen, bei dem du am Ende mit Krankheiten und ohne jegliche Kraft im Bett endest. If It Fits Your Macros hat nämlich eine ziemlich dunkle Kehrseite der Medaille. Optisch - und zwar nur rein optisch - funktioniert IIFYM prima. Das habe ich dir ja bereits eben erläutert. Jedoch bleibt es nur bei der Optik und lass mich dir einen Rat als Fitnessmodel geben: Nur gut auszusehen sollte nicht das Ziel sein!

Aber fangen wir mal ganz von vorne an. Das Problem ist, dass zu viele Menschen dieses wunderbare System ausnutzen, um möglichst viel Scheiß in ihren täglichen Ernährungsplan zu drücken und um trotzdem noch mit einer Strandfigur davonzukommen. So versuchen viele Athleten jeden Tag Schokolade, Pizza oder Gummibärchen zu essen. Fast Food geht dann natürlich auch schon mal ... Das ist die traurige Realität und spiegelt leider zu oft die vorgelebte Praxis wider.

Glaubst du nicht? So sieht das Ergebnis aus, wenn man mal in Instagram den Hashtag #IIFYM eingibst:

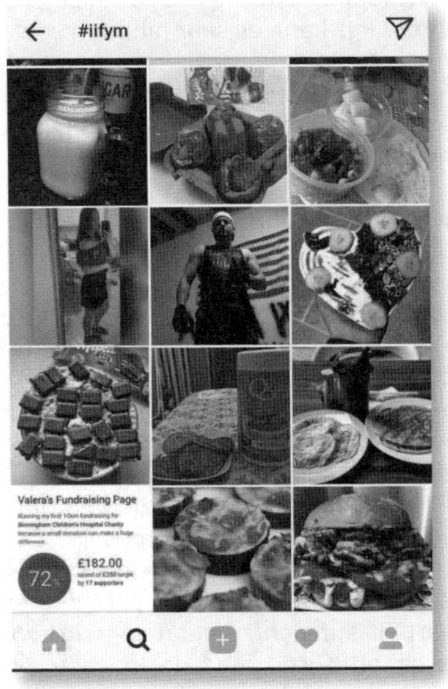

[Quelle: Instagram]

Dazu fällt mir nur Folgendes ein: Das hat mit Fitness und einem gesunden Lebensstil nichts mehr zu tun. Nur weil man gut aussieht, ist das noch lange keine Entschuldigung dafür, Unmengen an Schrott und stark verarbeitete Lebensmittel in sich hineinzustopfen. Auf diese Weise machen es sich viele nicht nur unglaublich schwer, sich an ihr Kalorienlimit zu halten, sie verpassen es auch auf diese Art, die so wichtigen Mikronährstoffe zu essen.

Gummibärchen machen also dick?

Wie gesagt - nicht direkt. Aber das ist noch lange kein Grund, sie in großen Mengen zu essen und das Kalorienzählen ist ebenfalls keine Entschuldigung dafür, Schrott zu essen. Es tut mir leid, dich enttäuschen zu müssen, aber in 20 Jahren wirst du mir dafür danken. Das Problem ist nicht der Zucker oder Ähnliches, sondern dass viele der gewählten Lebensmittel im Grunde keine sind - sondern viel eher nur Füllmittel. Füllmittel ohne ausreichende Mikronährstoffe.

Denn die Gleichung zum Traumkörper hört noch nicht bei der Kalorienmenge und der Makronährstoffverteilung auf. Die Mikronährstoffe sind ebenso entscheidend. Vitamine, Spurenelemente und Ballaststoffe gehören ebenso zur Gleichung und sind maßgeblich an unserer Gesundheit beteiligt. Sie sind nicht nur verantwortlich für unsere Gesundheit, sie geben uns außerdem Kraft und Vitalität. Sowohl körperlich als auch mental. Fängt man nun aber an, sich nur noch auf die korrekte Makronährstoffverteilung zu versteifen, wird die eigene Gesundheit auf kurz oder lang leiden. Fast Food und Süßigkeiten enthalten keinerlei Mikronährstoffe und führen unmittelbar zu einem Mangel der so wichtigen Vitamine und Spurenelemente. Aus meiner Erfahrung kann ich dir sagen: Gesund aussehen und gesund sein sind zwei unterschiedliche Paar Schuhe. Wenn du wirklich fit sein möchtest, einen wachen Verstand und produktiven Alltag haben willst - dann haben Fertigprodukte und Süßigkeiten so gut wie nichts in deinem täglichen Ernährungsplan zu suchen und dafür ist das If It Fits Your Macros nicht gedacht. Stark verarbeitete Lebensmittel und Junk Food sollten am Ende des Tages nicht mehr als 10 bis 15% der Gesamtkalorienmenge ausmachen.

Halten wir kurz fest: Eine flexible Diät ist wunderbar, um viel Abwechslung in den eigenen Ernährungsplan zu bringen. Es vereinfacht unseren Alltag und ist ein hilfreiches Werkzeug, wenn wir mal nicht zu 100% nach Plan essen können. Wir können spontan alternative Nahrungsmittel wählen und trotzdem noch unseren Kurs bzw. unsere Diät einhalten. Und das ist toll und ich nutze es in dieser Form seit bereits über 4 Jahren und kann es dir wirklich nur empfehlen. Zu oft wird das Werkzeug IIFYM aber schamlos ausgenutzt, nur um einen möglichst hohen (Zucker-)Kick in der Ernährung zu haben. So laufen viele Menschen große Gefahr, an diversen Mangelerscheinungen bei der Mikronährstoffverteilung zu leiden. Das Resultat sind Krankheiten und Kraftlosigkeit. Nur um es noch einmal zu verdeutlichen sind hier drei Lebensmittel zum Vergleich. Ich beschränke mich hier lediglich auf Kohlenhydrat-Quellen, um die Thematik zu verdeutlichen.

Nahrungsmittel im Vergleich: Schokolade, Spaghetti und Süßkartoffel. Und um das Ganze zu verdeutlichen, vergleiche ich nicht die Inhaltsstoffe auf 100 g, sondern den Inhalt des Nahrungsmittels auf die exakt gleiche Menge an Kalorien.

Alle folgenden Werte haben 530 kcal:

NÄHRSTOFFE BEI 530 KCAL

Nährstoff	Schokolade:	Spaghetti:	Süßkartoffeln:
- Menge:	100g	152g	610g
- KH:	59g (Zucker:58)	106g (Zucker:5)	122g (Zucker:24)
- Eiweiß:	6,3g	19g	9,8g
- Fett:	29g	1,8g	0,6g
- Vitamin A:	-	-	4,27mg
- Vitamin E:	2mg	0,3mg	27,81mg
- Vitamin C:	-	-	183mg
- Vitamin b6:	0,11mg	0,25mg	1,65mg

Quelle: fddb.info www.QuantumLeapFitness.de

Hier sieht man sehr schön die Kehrseite des IIFYM und warum sich eine gesunde und vollwertige Ernährung lohnt. Bei derselben Kalorienmenge nehmen wir durch die Süßkartoffel wesentlich mehr Mikronährstoffe zu uns als durch Spaghetti und - na klar - Schokolade. Wir können wesentlich mehr essen, müssen dadurch weniger bis keinen Hunger in der Diät leiden und versorgen gleichzeitig unseren Körper mit den so wichtigen Mikronährstoffen. Wir haben mehr Kraft für unser Gehirn, sind länger gesättigt und so weiter ... Und was glaubst du, mit welchem Nahrungsmittel du mehr Power für die fordernden Workouts hast? Mit 100g Schokolade oder mit über einem halben Kilo Süßkartoffeln? Sicherlich ist das eine rhetorische Frage, mit der ich diesen Part jedoch abschließen möchte ... If It Fits Your Macros ist ein tolles Werkzeug, um seine Ernährung flexibler zu gestalten und Nahrungsmittel zu wählen, die einem schmecken. Es erlaubt uns, unsere Ernährung schnell und spontan anzupassen, selbst wenn wir mal nicht nach unserem festen Ernährungsplan essen können. Das If It Fits Your Macros ist jedoch keine Eintrittskarte, um möglichst viel Süßes und Fast Food zu essen. Dieses Essen enthält keinerlei Inhaltsstoffe und auch wenn es möglich ist, mit diesen "Lebensmitteln" abzunehmen, so ist es jedoch keinesfalls gesund! Auf lange Sicht fügen wir uns so selbst großen Schaden zu und tauschen auch hier lediglich kurzfristige Befriedung gegen langfristiges Glück. Du bist, was du isst - wähle also klug :)

Oder wie der Ernährungsexperte Alan Aragon sagte:

"Jede Mahlzeit ist eine kurzfristige Investition darin, wie wir uns fühlen und wie wir performen. Jede Mahlzeit ist eine mittelfristige Investition darin, wie wir aussehen und letztendlich ist jede Mahlzeit eine Investition, in die Abwesenheit und Freiheit von Krankheiten."

ALSO: Wähle deine Lebensmittel möglichst mit Bedacht. Mindestens 80% deiner täglichen Ernährung sollten aus weitgehend unverarbeiteten und möglichst nährstoffreichen Lebensmitteln stammen. Auf diese Weise deckst du problemlos den Großteil deines Mikronährstoffbedarfes ab und lebst somit im Alltag deutlich gesünder und aktiver. Wenn du nun aber jeden Tag fleißig dein Gemüse isst und dich ausgewogen ernährst, kannst du obendrauf auch hin und wieder problemlos dir ein Stück Schokolade oder Ähnliches gönnen. Achte hier jedoch darauf, dass solche Lebensmittel nicht mehr als 10 bis 15% deiner täglichen Kalorienzufuhr ausmachen und vor allem auch darauf, dass all dies in deine Energiebilanz und Makronährstoffverteilung passt. Ist dies der Fall, brauchst du dich nicht immer wieder unnötig einschränken, sondern kannst hin und wieder auch mal Junk Food essen. Jedoch alles in Maßen und bitte mit Köpfchen- das ist dann sogar der korrekte Sweet Spot, der für die nötige Langfristigkeit und Konsistenz jeder Diät sorgen wird.

IIFYM ist ein tolles Werkzeug, um eine große Vielfalt an gesunden und vollwertigen Lebensmitteln in seiner Ernährung zu haben und sich nicht nur von Reis und Brokkoli ernähren zu müssen - es bedeutet aber gleichzeitig auch, sich bewusst zu ernähren und ebenfalls bewusst manche Dinge nicht zu essen. 80% deiner täglichen Nahrung sollten so aus unverarbeiteten Lebensmitteln stammen, 10% aus leicht verarbeiteten und weitere 10% sind zu freien Gestaltung verfügbar - all das muss jedoch in deine Energiebilanz und Makronährstoffverteilung passen.

Peri-Workout Nutrition

Zu meiner Anfangszeit im Fitness war ich mir sicher, dass der Schlüssel zum erfolgreichen Muskelaufbau und Bodybuilding im perfekten Whey-Shake nach dem Training bestünde und sobald mein Training beendet war, hetzte ich in die Umkleidekabine und kippte mir so schnell wie nur möglich mein Whey hinter. Zwischendurch sagte ich dem Ganzen dann komplett ab und trank aus Trotz überhaupt keinen Post-Workout-Shake mehr und ich brachte mich trotzdem in Topform ... Was stimmt also und was ist wirklich richtig?

Die Wahrheit liegt bekanntlich dazwischen und mit diesem Abschnitt will ich dir nicht nur die entscheidenden Hintergründe vermitteln, sondern dir ganz klare Praxisratschläge mit auf den Weg geben, mit denen du deinen Muskelaufbau vor und nach dem Training bestmöglich stimulierst. Denn auch wenn das Timing nicht der maßgebliche Faktor für den erfolgreichen Muskelaufbau ist (wichtiger ist am Ende Tages immer noch die Energiebilanz, Kalorienzufuhr, Makronährstoffverteilung, genügend Eiweiß, progressives Training etc.), so können wir dennoch mit kleinen Anpassungen rund um das Training nochmals bessere Resultate und Leistungen abrufen, als wenn wir diese Strategien vollkommen ignorieren. Über die Monate und Jahre kann wird dies durchaus einen gewissen Unterschied ausmachen und da die folgenden Anpassungen so leicht umzusetzen sind, möchte ich nun noch ein wenig ausführlicher darüber berichten. Die Peri-Workout-Nutrition beschreibt dabei sämtliche Ernährung, die rund um das Training zu sich genommen wird. Sprich sowohl die Mahlzeiten vor als auch nach dem eigentlichen Training. Sobald die gesamte Kalorien- und Proteinzufuhr als Ganzes passt, sind dies die vermutlich wichtigsten Mahlzeiten des Tages. Am Wichtigsten erachte ich hierbei jene Mahlzeit, die vor dem Krafttraining stattfindet. Diese ist in meinen Augen die wichtigste Mahlzeit des Tages und weshalb das so ist, das schauen wir uns nun im Detail an ...

Ernährung vor dem Sport

Als Pre-Workout-Mahlzeit sehe ich das Zeitfenster von 30 Minuten bis zu maximal 2 Stunden vor dem eigentlichen Training an. Dies ist die Zeit, in der wir noch letzte Optimierungen vornehmen können, um das Beste aus unserem anstehenden Workout mithilfe der Ernährung herauszuholen. Hier spielen diverse Faktoren eine wichtige Rolle und diese sind stark abhängig von der jeweiligen individuellen Situation, in der man sich aktuell befindet. Doch fangen wir ganz von vorne an. Wenn wir uns doch schon auf ins Fitnessstudio machen, dann wollen wir die Zeit doch auch so ökonomisch wie nur möglich nutzen, korrekt? Welche wünschenswerten Resultate möchte man mit seiner Ernährung vor dem Sport also bezwecken?

Folgende Punkte sehe ich dabei als erstrebenswert an:

- Möglichst viel Kraft im Training
- Hoher Fokus und Konzentration
- Keine Form der Ermüdung oder das Gefühl von Trägheit

Die ersten Jahre im Krafttraining habe ich eine gute Pre-Workout-Mahlzeit vollkommen unterschätzt und so gut wie ignoriert. Erst nachdem ich mein Körperfett auf 8 % brachte, suchte ich verbittert nach Optimierungsmöglichkeiten, um mehr Kraft im Training zu haben und weiterhin viel Perfomance liefern zu können. Mit sinkendem Körperfettanteil gingen leider auch meine Kraftwerte allmählich herunter und ich war auf der Suche nach einer Möglichkeit, wieder stärker zu werden und mehr Kraft im Training zu haben - und das trotz z. B. einer langen und harten Diät. Also schaute ich mir die Wissenschaft rund um die Pre-Workout-Mahlzeit genauer an, also all jene Dinge, die man vor dem Training so isst und zu sich nimmt. Interessanterweise geht hier die Wissenschaft davon aus, dass die Pre-Workout-Mahlzeit tatsächlich die wichtigste Mahlzeit des Tages ist. Der Grund dafür scheint simpel:

"Es tritt eine größere Muskelproteinsynthese während und nach dem Training auf, wenn eine korrekte Pre-Workout-Mahlzeit zu sich genommen wurde."

Warum ist aber eine möglichst hohe Muskelproteinsynthese so wichtig für uns? Der simple Grund dafür sind all die anabolen und katabolen Stoffwechselprozesse, die jeden Tag in unserem Körper stattfinden. Sowohl Anabolismus (Aufbau von Körpergewebe) als auch Katabolismus (Abbau von Körpergewebe) sind dabei vollkommen normal. Wenn wir nun jedoch unsere Muskelmasse erfolgreich steigern wollen, dann sollten wir am Ende des Tages mehr anabol, als katabol gewesen sein - und dies schaffen wir durch eine möglichst hohe und möglichst oft ausgelöste Muskelproteinsynthese. Hier besteht die Herausforderung mit dem Krafttraining. Sobald wir im Training sind, sinkt nicht nur unsere Muskelproteinsynthese, sondern nach dem Training steigt auch der Abbau von Muskelproteinen (auch Proteolyse genannt). Dies sollten wir minimieren. [1][2]

<u>Die Mahlzeit vor dem Training sollte dabei zwei große Zwecke erfüllen:</u>

- Versorgung mit genügend essentiellen Aminosäuren
- Steigerung der eigenen Performance im Gym und viel verfügbare Kraft

Aus unserer Ernährung haben wir drei verschiedene Makronährstoffe dabei zur Verfügung: Kohlenhydrate, Proteine und Fette. Was sollten wir aber nun für maximale Leistung im Fitnessstudio und in welcher Menge zu uns nehmen? Vorweg sei nochmals betont, dass am Ende des Tages die gesamte Energiebilanz für den Muskelaufbau primär verantwortlich ist. Sich nur auf die Pre-Workout-Mahlzeit zu konzentrieren, ist zwar ein durchaus wichtiges Puzzlestück - doch es ist am Ende des Tages dennoch nur eines von mehreren Puzzleteilen ... Aber hier ist mein Ansatz: Wenn wir schon diesen Sport machen, dann auch richtig - und weil die korrekte Pre-Workout-Mahlzeit in der Praxis so einfach umzusetzen ist, sollte dies für niemanden eine große Herausforderung darstellen. Auch können wir vorweg direkt festhalten, dass Nahrungsfette keinen positiven Einfluss zu diesem Zeitpunkt mehr auf uns oder den Muskelaufbau haben. Weder haben Fettsäuren Einfluss auf die Muskelproteinsynthese, noch kurzfristig auf unser körperliches Leistungspotenzial - also können wir die Fette getrost an dieser Stelle ignorieren. [3]

Wirklich spannend sind dagegen Proteine und Kohlenhydrate.

Protein vor dem Training

Proteine vor dem Training sind ein wichtiger Teil der perfekten Pre-Workout-Mahlzeit, weil sie direkt die verfügbare Anzahl an Aminosäuren im Blut erhöhen und somit für eine bessere Muskelproteinsynthese und gleichzeitig eine schwächere Proteolyse sorgen. [4][5]

Eine Studie aus dem Jahr 2006 der Forscher Cobum et al. für das Strength and Conditioning Research Journal nahm so zum Beispiel 33 Probanden und gab einem Teil der Probanden als Pre-Workout-Mahlzeit 20g Whey Protein mit 6g Leucin, während ein anderer Teil der Probanden lediglich ein Placebo bekam. [6]

Das Resultat: Die Gruppe mit dem Whey-Protein von dem Training baute deutlich mehr Kraft und Muskulatur innerhalb eines 8-Wochen-Trainingsprogramms auf. Sicherlich, am Ende des Tages ist die Gesamtmenge an Protein deutlich entscheidender als die Menge an Protein vor dem Training. So bringt es zum Beispiel nichts, genügend Protein vor dem Training zu sich zu nehmen, wenn den Rest des Tages überhaupt kein Eiweiß bzw. Protein zu sich genommen wird. Dennoch – wenn wir das Maximum an Muskelaufbau anstreben, dann ist eine gute Menge Protein vor dem Training absolut vorteilhaft. Welche Art von Protein sollte es idealerweise sein? Ein schnell verdauliches / absorbierbares Protein mit einem hohen Leucinanteil. Zitat aus der Studie der Forscher Dangin et al.: [7]

"Ein schnell verdauliches Protein erhöht rasch die verfügbare Menge an Aminosäuren im Blut für das anstehende Training und ein hohe Menge Leucin scheint hier am besten zu sein."

Leucin ist dabei der wahre Champ unter allen Aminosäuren. Die Aminosäure Leucin stimuliert nachweislich die Muskelproteinsynthese am stärksten, es aktiviert direkt das Enzym mTOR, welches Verantwortlich für das Einleiten des Muskelaufbaus ist und es schützt vor einem möglichen Muskelabbau. [8][9][10]

Ansprüche an eine gute Proteinquellen vor dem Training sind also eine schnelle Verfügbarkeit und ein hoher Leucinanteil. Gute Lebensmittel, die diese beiden Kriterien erfüllen, sind Whey-Protein und Eier bzw. genauer gesagt hier das Eiklar. Im Idealfall solltest du deshalb – je nach Körpergewicht und Dauer des Workouts – zwischen 20 g bis 40 g Protein circa 30 bis 60 min vor dem Training zu dir nehmen. Alternativ gehen sicher auch andere Proteinquellen, wie zum Beispiel Hühnchen, Thunfisch oder viele anderen Optionen - diese werden jedoch nicht so schnell zur Nutzung verfügbar sein und es bleibt fraglich, ob diese wirklich den gewünschten Zweck erfüllen.

Kohlenhydrate vor dem Training

Bei den Kohlenhydraten vor dem Training, insbesondere vor dem Krafttraining, ist die Wissenschaft sich einig: Sie sind sinnvoll und werden die eigene Leistungsfähigkeit direkt steigern. Da Kohlenhydrate keinen Einfluss auf die Muskelproteinsynthese haben, helfen sie uns zwar nicht direkt beim Muskelaufbau – indirekt aber schon.

Mithilfe der richtigen Menge an Kohlenhydraten vor dem Training werden wir mehr Kraft haben, dadurch mehr Gewichte bewegen und somit deutlich bessere Reize setzen können - was sich dann wiederum in einem besseren Muskelaufbau äußert. Das Stichwort lautet hier Glucose. Durch die Kohlenhydrate erhöhen wir die Menge an Glucose in unserem Blut und stellen diese den Muskeln direkt zur Verfügung. Je mehr Glucose hierbei vorhanden ist, desto länger und härter werden die Workouts sein können. Die Empfehlung liegt hier bei ebenfalls circa 30g bis 40g Kohlenhydraten auch ungefähr 30 bis 45 min vor dem Training. [11][12][13]

Proteine und Kohlenhydrate zusammen sind aber die wirklich unschlagbare Kombination. Den vollen Benefit wird man aus seinem Training ziehen, wenn man beide Makronährstoffe kombiniert zu sich nimmt. Dies schafft die anabolsten Bedingungen für den Muskelaufbau, sowohl vor als auch nach dem Training. Diese Kombination aus Proteinen und Kohlenhydraten führt nachweislich zu mehr Leistung im Training und höheren Werten der eigenen Wachstumshormone sowie des Testosteron-Levels. [14]

Dies wird den Muskelaufbau begünstigen, nicht nur weil diese wichtigen anabolen Hormone erhöht sind, sondern auch weil die Muskelproteinsynthese deutlich erhöht ist. Bei den Kohlenhydraten sollten die Wahl auf Lebensmittel mit einem hohen glykämischen Index und wenig Ballaststoffen fallen (da diese uns ein unnötiges Völlegefühl geben könnten). Gute Lebensmittel in der Praxis sind hier: Reiswaffeln, Bananen, Hafer- & Reismilch, Rosinen, Datteln oder gerne auch etwas Marmelade. [15]

Fette vor dem Sport

Bleibt nur noch der letzte Makronährstoff übrig, und zwar das gute Fett. Konträr zu den Kohlenhydraten gibt es bei den Fetten vor dem Training viele verschiedene Ansichten und Forschungen. Doch sie reichen nur von ungünstig, nachteilig bis höchstens neutral. Reale Vorteile haben sie aber keine wirklichen. Der Grund liegt in der langen Verdauungszeit von Fett und Untersuchungen haben außerdem gezeigt, dass Fett keinen vorteilhaften Effekt auf die körperliche Leistungsfähigkeit hat. Weder haben sie Einfluss auf die Muskelproteinsynthese, noch haben Nahrungsfette Auswirkungen auf die Glykogenspeicher der Muskulatur. Während eine Handvoll Mandeln vor dem Training sicher nicht schadet, solltest du jedoch viele Transfette wie aus Cheeseburgern vermeiden (und zwar am besten immer). [16]

Wann solch eine Pre-Workout-Mahlzeit sinnvoll ist: Eingangs hatte ich bereits erwähnt, dass die Notwenigkeit solch einer Mahlzeit stark abhängig von der eigenen Situation ist. Der Grad der Notwendigkeit hängt immer davon ab, wann die letzte große Mahlzeit mit Proteinen und Kohlenhydraten zu sich genommen wurde. Grundsätzlich wird solch eine Mahlzeit immer dann wichtig, wenn deine letzte Nahrungsaufnahme vor dem Sport länger als 2 bis 3 Stunden her ist und auch würde ich dir stark davon abraten, morgens gefastet ins Krafttraining zu gehen. Hast du jedoch zum Beispiel erst gegen 12:00 Uhr mittags eine große Mahlzeit gegessen und gehst dann um circa 14:00 Uhr ins Training, dann verliert hier solch eine Pre-Workout-Mahlzeit an Relevanz und wird unwichtiger. Behalte dies einfach im Hinterkopf und entscheide dann selbst für dich in der Praxis.

Die beste Pre-Workout-Mahlzeit - 3 einfache Rezepte

Pre Workout Meal #1 - Eiklar und Reiswaffeln mit Marmelade
Die erste Wahl bzw. meine erste gute Option sind das Eiklar aus circa 5 Eiern (ca. 200 g Eiklar), 4 Reiswaffeln und dazu 50 g Marmelade nach freier Wahl.

Hier kommen wir auf folgende Makronährstoffe:
- Kohlenhydrate: 50 g
- Eiweiß: 24 g
- Fett: 1 g
- Ballaststoffe: 1 g

So ein kleiner Teller mit Eiern und süßen Reiswaffeln ist eine wirklich tolle Mahlzeit vor dem Sport und sie erfüllt alle Kriterien, die man an eine gute Pre-Workout-Mahlzeit stellen kann.

Pre Workout Meal #2 - Whey Isolat + 2 große Bananen
Hier nehmen wir die hochwertigsten Aminosäuren zu uns in Kombination mit zwei leckeren und großen Bananen, die circa insgesamt um die 200 g wiegen sollten am Ende.

Hier kommen wir auf folgende Makronährstoffe:
- Kohlenhydrate: 41 g
- Eiweiß: 25 g
- Fett: 1 g
- Ballaststoffe: 5 g

Bitte bedenke hier aber, dass du das Whey mit Wasser trinken solltest - nicht mit Milch oder Ähnlichem. Durch die Milch würden wir hier unnötig Fett und somit unnötige Kalorien zu uns nehmen, die nachweislich das Training weder besser machen noch den Muskelaufbau fördern - also lieber an anderer Stelle mehr essen.

Pre Workout Meal #3 - Whey Isolat + 400 ml Reismilch
Die vermutlich leckerste und schnellste Option von allen: ein schneller Whey Shake mit Reismilch.

Hier kommen wir auf folgende Makronährstoffe:
- Kohlenhydrate: 39 g
- Eiweiß: 23 g
- Fett: 4 g
- Ballaststoffe: 1 g

Besonders hervorheben muss ich hier den unfassbar geilen Geschmack - vor allem in der Diät ist dies einer meiner absoluten Höhepunkte. Dieser Shake ist in Sekunden zubereitet, hat alles, was man braucht und schmeckt fantastisch - go for it!

Ernährung nach dem Sport

Nach dem Training müssen wir unseren ermüdeten Muskeln ordentlich Futter geben und nach einer guten Pre-Workout Mahlzeit bildet die Nahrungsaufnahme nach dem eigentlichen Training die wichtigste Mahlzeit des Tages. Aber auch hier haben sich viele Mythen und Unwahrheiten breitgemacht - wie zum Beispiel das "anabole Fenster". Auch wenn eine regelmäßige Proteinzufuhr durchaus einen Einfluss auf den Muskelaufbau haben wird, ist der Effekt des anabolen Zeitfensters mehr Mythos als Realität. Früher glaubte man so, dass sich nach dem Training ein ungefähr 30-minütiges Zeitfenster auftut, in dem man unbedingt schnell Protein zu sich nehmen müsste, da das Training ansonsten im Grunde vollkommen wirkungslos gewesen sei. So bin auch ich früher so schnell es nur ging in die Umkleidekabine nach dem Training gestürzt und habe mir rasch meinen großen Protein-Shake hinter gekippt ... Heute wissen wir jedoch, dass dies weitestgehend ein Mythos ist. [17]

Zwar spielt die Post-Workout-Mahlzeit durchaus eine wichtige Rolle und es tut sich auch ein „Fenster" der Möglichkeiten für den besseren Muskelaufbau auf - jedoch ist dieses Fenster deutlich größer als einst angenommen und unsere Muskeln sind bis zu 24 Stunden nach dem Training deutlich sensibler gegenüber einer Proteinzufuhr. Anstatt sich also unnötig zu stressen und zu versuchen, binnen 30 min direkt eine große Mahlzeit nach dem Training zu haben, werden wir auch gut Muskeln aufbauen können, wenn die Post-Workout-Mahlzeit erst 2 bis 3 Stunden nach dem Training gegessen wird. Die mögliche Zeitspanne ist umso größer, je mehr Wert auf die Pre-Workout-Mahlzeit gelegt wurde. Je besser und hochwertiger die Mahlzeit vor dem eigentlichen Krafttraining war, desto mehr verliert die Post-Workout-Mahlzeit an Bedeutung. Die Ausnahme bildet hier allerdings ein gefastetes Training - hier sollte man tatsächlich schnell dem Körper Proteine zuführen. Dazu aber gleich mehr. [18]

Auch wenn wir aus der Wissenschaft wissen, dass das anabole Zeitfenster weitestgehend ein Mythos ist, bedeutet dies jedoch nicht, dass die Post-Workout-Mahlzeit komplett unwichtig wäre - denn das ist sie definitiv nicht. Zwar finden wir in modernen Fitnesstrends oft einen leicht naiven Nihilismus wieder und dass eigentlich überhaupt gar nichts mehr wichtig wäre, doch dies ist hier absolut nicht der Fall. Während und nach dem Training setzt ein Prozess ein, bei dem der Körper beginnt die eigenen Muskelproteine abzubauen. Wenn man diesen Prozess nicht frühzeitig stoppt, dann resultiert das im extremsten Fall in einem Abbau der Muskelzellen. Diesen Prozess nennt man die Proteolyse. [19]

Auch wenn der Abbau von Muskelproteinen per se nichts Schlechtes, sondern vollkommen natürlich ist, so sollten wir dennoch die Proteolyse nicht überreizen und somit einen möglichen Muskelabbau riskieren ... Das schaffen wir durch das Essen nach dem Krafttraining.

Somit verfolgt die Post-Workout Mahlzeit zwei Ziele:

- Auffüllen der Glykogenspeicher
- Auslösen einer anabolen Muskelproteinsynthese bei einer gleich-zeitigen Minimierung der Proteolyse

Während uns Kohlenhydrate nach dem Training ausreichend Energie für den Rest des Tages liefern und den Abbau von Muskulatur verhindern sollen, sind Proteine dafür verantwortlich, dass die geschädigten Muskelfasern repariert werden und der Körper sich in einem bestmöglichen anabolen Zustand befindet. Auch hier spielen Kohlenhydrate und Proteine wieder eine deutlich größere Rolle, als es Nahrungsfette tun werden. Aus diesem Grund werden wir uns im Folgenden wieder nur primär diesen beiden Makronährstoffen widmen.

Eiweiß nach dem Training

Beginnen möchte ich mit dem wichtigsten Makronährstoff nach dem Training – dem Protein. Ähnlich wie schon bei der Pre-Workout-Mahlzeit sollten wir hier besonders Wert auf schnell verdauliche Proteinquellen legen. Dies wird für vermehrte und stärkere anabole Signale im Körper sorgen als zum Beispiel Proteinquellen, die deutlich langsamer vom Körper aufgespaltet und absorbiert werden. [20]

Die beste Wahl ist hier tatsächlich Protein-Pulver. Im idealen Fall in Form von Whey-Protein, aber auch pflanzliche Quellen sind hier eine gute Wahl. Sicherlich kannst du auch eine große Mahlzeit mit einer hochwertigen Proteinquelle zu dir nehmen, wie zum Beispiel Eier oder Fleisch, dennoch würde ich dir raten, selbst dann ein wenig Whey dazu zu trinken, um wirklich die anabolen Stoffwechselprozesse maximal auf Hochtouren laufen zu lassen. Dies wird die Proteolyse am besten unterbinden und somit den Muskelaufbau stark begünstigen. Nur die Frage nach der idealen Menge lässt sich nicht ganz so leicht beantworten. Grund hierfür scheint eine Art Obergrenze dessen zu sein, wie stark eine einzige Muskelproteinsynthese tatsächlich arbeiten kann. Sobald diese Grenze erreicht ist, werden die zusätzlichen Aminosäuren nicht weiter zum Muskelaufbau verwendet, sondern eher zur Oxidation. [21][22]

So scheinen zum Beispiel nach Untersuchungen aus dem Jahr 2019 von Trommeln et al. 40 g Whey-Protein nur eine 10 bis 20 % höhere Muskelproteinsynthese zur Folge haben, wie es zum Beispiel nur 20 g tun – und nicht die doppelte Menge (wie man ja annehmen könnte). Viel mehr scheint hier nicht direkt mehr zu sein. Auf der anderen Seite wissen wir aber auch, dass das Protein nach dem Training um ein vielfaches besser vom Körper absorbiert und genutzt werden kann, als wenn wir es in einem ausgeruhten Zustand zu uns nehmen. [23][24]

20 g bis 40 g Protein aus Whey scheint hier also das Optimum zu sein. Die genaue Zahl ist dabei stark abhängig von individuellen Faktoren und generell würde ich zu mehr Protein nach dem Training raten, je mehr Muskelmasse man hat und je schwerer man ist, je niedriger der Körperfettanteil ist und wie hart und fordernd das Training war. Auch ist es zum Beispiel eine sehr gute Idee, eine große und proteinreiche Mahlzeit nach dem Training zu sich zu nehmen und einfach einen kleinen Whey-Shake dazu zu trinken (z.B. 20g Whey). Damit ist man auf der absolut sicheren Seite und man nimmt sowohl eine reale Mahlzeit mit vielen Kalorien und auch Kohlenhydraten zu sich, man stimuliert aber ebenso auch maximal anabol die eigene Muskelproteinsynthese. Für das Proteinpulver rate ich dir zu einem reinen Whey-Isolat. Dies stimuliert die Muskelproteinsynthese am stärksten, während es weniger Fette und Zucker (und somit Kalorien) als ein Whey-Konzentrat hat. Meine Wahl ist hierbei das ISO WHEY von Quantum Leap Nutrition (mehr Infos: www.QuantumLeapFitness.de)

Kohlenhydrate nach dem Training

Kohlenhydrate nach dem Training sind aus zweierlei Gründen interessant für uns. Zum einen senken sie die Rate der Proteolyse und zum anderen erhöhen sie in Kombination mit Proteinen den Wachstumshormonspiegel in einem größeren Ausmaß, als es bei der alleinigen Einnahme von Protein der Fall ist. Dies schafft ein anaboleres Umfeld und hilft somit direkt beim Muskelaufbau. [25][26]

Ebenfalls wie schon bei der Pre-Workout Mahlzeit sind hier Quellen mit einem hohen glykämischen Index-Wert vorteilhafter für uns. Lebensmittel mit einem hohen glykämischen Wert werden nachweislich den schnellsten Anstieg des Muskelglykogens nach einem intensivem Training im Vergleich zu Kohlenhydraten mit niedrigerem glykämischen Index liefern. Gute Quellen sind somit wieder Bananen, Reis, Kartoffeln, Datteln, Reiswaffeln, Rosinen und dergleichen. Entscheidender als die Quelle ist jedoch die Menge an Kohlenhydraten und so sollte deine Post-Workout-Mahlzeit eine relativ große Mahlzeit sein, gerne auch die größte Mahlzeit des Tages. In Zahlen sprechen wir hier von 20 bis 30 % der gesamten Zufuhr an Kohlenhydraten in dieser Mahlzeit, mindestens aber 30 g Kohlenhydrate. Bei Fetten verhält es sich in der Post-Workout Mahlzeit neutral. Neuste Untersuchungen aus dem Jahr 2020 zeigen so auf, dass die Aufnahme von Nahrungsfetten die anabolen Signale nicht mindern oder sich in irgendeiner negativen Form auf diese auswirken würden. Fühle dich hier also frei, so viel Fett zu essen, wie es deine Makronährstoffverteilung zulässt. [27][28]

Wie sieht die perfekte Peri-Workout-Nutrition aus?

Ich hoffe du hast auf den vorherigen Seiten ein gewisses Feingefühl zwischen den Zeilen herauslesen können und gesehen, dass das jeweilige Timing immer stark von der jeweiligen individuellen Situation abhängig ist und mehrere Faktoren sich gegenseitig beeinflussen. Grundsätzlich lässt sich aber Folgendes sagen:

- Die Pre-Workout-Mahlzeit scheint die wichtigste Mahlzeit des Tages zu sein und je besser diese ist, umso mehr verliert die Post-Workout-Mahlzeit an Relevanz. Im besten Falle nimmst du 30 bis 60 min vor dem Training eine Mahlzeit zu dir, die zwischen 20 g und 40 g Protein enthält und zwischen 30 g und 40 g Kohlenhydrate. Achte hierbei auf ein schnell absorbierbares Protein und eine Kohlenhydratquelle mit einem hohen glykämischen Wert.
- Solltest du gefastet ins Training gehen (was ich dir nicht empfehlen kann), dann solltest du deine Post-Workout-Mahlzeit so schnell wie nur möglich nach dem Training zu dir nehmen, um weitere katabole Prozesse schnellstmöglich zu unterbinden.
- Hast du eine sehr gute Pre-Workout-Mahlzeit gehabt, dass kannst du auch erst entspannt nach Hause fahren bzw. erst 60 bis 90 min nach dem Training eine Mahlzeit zu dir nehmen. Im besten Falle ist dies die kohlenhydratreichste Mahlzeit des Tages, falls nicht, achte aber darauf, dass die Mahlzeit mindestens 30 g Kohlenhydrate beinhaltet. Für die Proteinversorgung würde ich persönlich lieber auf Nummer sicher gehen und die höhere Grenze der Empfehlung anstreben, welche bei 20 g bis 40 g liegt. Habe gerne einen Whey-Shake mit 20 g Protein und esse zusätzlich eine große Mahlzeit.

Achtung:
Wenn du diese Empfehlung in die Praxis und deinen Ernährungsplan mit einfließen lassen möchtest, dann musst du dies jedoch genauso mit einberechnen und nicht einfach "zusätzlich" konsumieren. All diese Maßnahmen haben natürlich ebenfalls eine Kalorienzufuhr zur Folge und diese müssen wir, wie wir bereits wissen, absolut im Check haben.

Mit Wissenschaft zu noch besseren Resultaten

Wer wirklich alles aus seinem Training herausholen will und den bestmöglichen Muskelaufbau mitnehmen möchte, dem empfehle ich außerdem meine speziell kreierte Formel, das ***RECOVERY PRO*** von Quantum Leap Nutrition nach jedem Workout! Das ***RECOVERY PRO*** setzt auf verschiedene wissenschaftlich bewiesene und korrekt dosierte Inhaltsstoffe, um den Muskelaufbau und die eigene Regeneration zu beschleunigen. Die stärksten Wirkstoffe sind dabei: *Leucin, Creatin Monohydrat, L-Carnitine und das Betain.*

Leucin ist wahrscheinlich die potenteste essenzielle Aminosäure und einer der effektivsten Wege, um den Proteinabbau in der Muskulatur nach einem harten Workout zu beenden. Studien zeigen klar, dass die Zufuhr von zusätzlichem Leucin direkt die Muskelproteinsynthese anregt, den Abbau von Proteinen hemmt und den Muskelaufbau fördert, indem es das Molekül mTOR aktiviert.

Creatin ist vermutlich das bekannteste und meist erforschte Sport- & Fitness-Supplement mit weit mehr als 200 Studien, die immer wieder belegen: Creatin hilft beim Muskel- und Kraftaufbau, es vermindert die Schäden und Ermüdung der Muskulatur nach dem Training und verbessert die anaerobe Ausdauer. In meinen Augen sollte wirklich jeder Athlet täglich Creatin konsumieren.

L-Carnitin ist eine Verbindung, die der Körper aus den Aminosäuren aus Lysin und Methionin produziert. Aktuelle Studien zeigen zudem, dass die zusätzliche Ergänzung von L-Carnitin ebenfalls die Schäden und Ermüdung an der Muskulatur vermindert, die Muskelregeneration fördert und die eigene Insulinsensibilität verbessert, welche wichtig ist, damit wir den größten Vorteil aus unserer Post-Workout-Mahlzeit ziehen werden.

Betain erhöht synergetisch die Funktion und Vorteile des Kreatins und erhöht somit ebenfalls die anaerobe Kraft und Ausdauer.

All diese Inhaltsstoffe und weitere (z. B. Calcium und Magnesium, welche ebenfalls im *RECOVERY PRO* vorhanden sind) werden dir dabei helfen, das Bestmögliche aus deinen Workouts herauszuholen und können somit deinen Muskelaufbau entscheidend unterstützen.

Wenn du schneller regenerieren und mehr Leistung abrufen willst, dann sollte das RECOVERY PRO deine Wahl sein.

>> Mehr Infos dazu auf: www.QuantumLeapFitness.de

Dein eigener Ernährungsplan in 7 Schritten

Nach all den vielen Formeln und Erläuterungen sind wir nun endlich beim Praxisteil angelangt. In der Praxis spielt es keine Rolle, ob du weißt, dass Zucker gut oder schlecht ist, du zu viele Kalorien isst oder was auch immer - in der Praxis zählt tatsächlich nur, was du tust und was du jeden Tag isst. Einen ersten maßgeschneiderten Ernährungsplan zu erstellen, ist dabei viel einfacher als häufig angenommen und geht wie folgt: Oft machen Personaltrainer oder Fitnessmagazine ein regelrechtes Geheimnis daraus, dabei kannst du dir ganz einfach binnen weniger Minuten einen eigenen Plan erstellen, mit dem du auch zu 100 % zufrieden sein wirst. Dies ist unfassbar wichtig für deinen eigenen langfristigen Erfolg.

Zuerst musst du natürlich dein körperliches Ziel kennen und daraufhin deine Kalorien und Makronährstoffe anpassen. Um einen genauen Plan und eine detaillierte Übersicht zu haben, nutze ich diese Website:

1. Zunächst musst du dir einen kostenlosen Account auf www.myfitnesspal.de erstellen.

2. Dann gehst du oben auf den Reiter "Ziele" (Startseite > Ziele).

3. Im oberen linken Kästchen "Tägliche Ernährungsziele" dann auf "Bearbeiten".

4. Dort trägst du nun deine Kalorienmenge ein und stellst die einzelne Verteilung der Makronährstoffe ein.

5. Nun gehst du auf den Reiter "Ernährung".

6. Jetzt kannst du alle beliebigen Lebensmittel eintragen, die dir schmecken und reich an Mikronährstoffen und den Makronährstoffen sind.

   Orientiere dich dabei ruhig an der folgenden Lebensmittelliste, auch wenn diese unmöglich vollständig sein kann und dich nicht eingrenzen sollte. Unten auf der Seite von Myfitnesspal.de findest du dann die Gesamtsumme der einzelnen Makronährstoffe. Verändere die Mengen der Lebensmittel so lange, bis sie genau deinem Tagesziel entsprechen und du damit zufrieden bist.

7. Fertig - so einfach kann es sein

<u>Anmerkungen zu deinem Ernährungsplan:</u>
Mit der Zeit hat Myfitnesspal einen Premium-Account eingeführt. Nur noch mit diesem ist es möglich, die exakte Makronährstoffverteilung einzugeben. Das ist jedoch nicht weiter schlimm und auch ich nutze weiterhin die kostenfreie Version. Mit Hilfe der Prozentangaben kommst du deinen errechneten Werten trotzdem sehr nah und in der eigentlichen Tagesübersicht kannst du genau ablesen, wie viel du wovon isst. Orientiere dich daran.

- Der Plan muss nicht zu 110 % genau deinen ausgerechneten Werten entsprechen und kleine Schwankungen sind möglich und in Ordnung. Beim Eiweiß kannst du Abweichungen von +/- 10 g haben, beim Fett +/- 5 g und bei den Kohlenhydraten +/- 15 g.

- Trage wirklich jedes einzelne Lebensmittel und jedes kalorienhaltige Getränk ein. Einfach alles, was in deinen Mund geht, sollte auch in Myfitnesspal aufgelistet werden - sonst wirst du dich immer irren und niemals genau wissen, wie viel Kalorien du tatsächlich zu dir nimmst und warum die Formeln nicht so für dich funktionieren, wie sie eigentlich müssten.

- Meide fetthaltige Soßen und ersetze sie durch Gewürze. Gewürze haben in der Regel keine Kalorien - im Gegensatz zu Soßen. Sie sind in der Regel voller Zucker und Fett und deshalb oft eine echte Kalorienbombe. Lerne also das Kochen mit Gewürzen zu lieben ;)

- Ganz egal, was du isst - iss noch mehr Gemüse. Tu es einfach. Achte darauf, dass du mindestens eine große gemüsereiche Mahlzeit einplanst und isst.

  Gutes Gemüse wären Paprika, Kohlrabi, Feldsalat, Spinat, Brokkoli, Grünkohl, Süßkartoffeln, Karotten etc.

- Beziehe auch Lebensmittel ein, die du wirklich gerne isst. Dies kann auch bedeuten, dass du einen süßen Joghurt oder ein Stück Schokolade isst. Solange es deiner Makronährstoffverteilung entspricht und du diese nicht bis zum Maximum mit stark verarbeiteten Lebensmitteln füllst, dann ist alles gut.

- Du kannst so viele Mahlzeiten essen, wie du willst. Ich persönlich empfinde es dagegen am angenehmsten, zwischen drei bis vier Mahlzeiten über den Tag hinweg verteilt zu essen.

- Häufiger Eiweiß zu essen, ist besser, als das gesamte Eiweiß des Tages mit einer Mahlzeit zu essen. Versuche folglich, deine Gesamtmenge an Eiweiß auf mehrere Mahlzeiten zu verteilen. Drei bis vier Mahlzeiten scheinen hier das Optimum zu sein.

- Plane eine gute Pre-Workout-Mahlzeit mit ein, die dir ausreichend Protein und Kohlenhydrate für das schwere Training liefert.

Außerdem empfehle ich dir, jeden Tag mehr oder weniger dasselbe zu essen und dir einen festen Plan zu gestalten. Dies hat mehrere Vorteile. Zum einen weißt du immer ganz genau, was du essen musst und brauchst dein Essen nicht jeden Tag aufs Neue tracken. Zum anderen ersparst du dir viel Denken und Grübeln, ob du denn wohl richtig isst und deinem Ziel näherkommst. Ich persönlich esse seit Jahren zu 90% das Gleiche - einfach weil es funktioniert und es mir schmeckt. Ich freue mich immer noch auf jede einzelne Mahlzeit, und wenn dein Ernährungsplan wirklich gut ist, wirst auch du deines Essens nicht überdrüssig. Im Folgenden findest du einige Beispiele, wie solche ein Ernährungsplan aussehen kann. Orientiere dich dennoch bitte nicht zu stark an diesen Plänen, da sie lediglich zur Veranschaulichung dienen. Sie können dir dennoch eine hilfreiche Stütze sein.

Beispiel-Ernährungsplan Diät 1.700 Kalorien

Ernährungsform	Kalorien	Carbs	Fett	Protein
Omnivor	1.700 kcal	150g	60g	125g

MAHLZEIT	LEBENSMITTEL	KALORIEN	CARBS	FETT	PROTEIN
FRÜHSTÜCK	100g Lachs	176	1	10	20
	1 Scheibe Pumpernickel	98	19	2	2
	100g Birne / Apfel	54	14	0	0
	50g Mandeln	312	3	27	11
TOTAL	**MAHLZEIT 1**	**640**	**37**	**39**	**33**
MITTAG	250g Magerquark	170	10	1	30
	15g Leinöl	123	0	14	0
	100g Erdbeeren	32	6	0	1
	100g Heidelbeeren	42	7	1	1
	Stevia	-	-	-	-
TOTAL	**MAHLZEIT 2**	**367**	**23**	**16**	**32**
PRE-WORKOUT	* 30g ISO Whey - Quantum Leap Fitness	104	1	1	23
	3 Reiswaffeln	90	19	1	2
	30g Marmelade	63	15	0	0
TOTAL	**MAHLZEIT 3**	**257**	**35**	**2**	**25**
SPORT					
ABENDESSEN	400g TK-Kaisergemüse	100	12	1	6
	100g Hühnchenbrust	103	0	1	23
	40g Basmatireis (roh)	139	31	0	3
	* 25g Recovery Pro - Quantum Leap Fitness	64	7	1	1
TOTAL	**MAHLZEIT 4**	**406**	**50**	**3**	**33**
SNACK	150g Paprika	30	5	0	2
TOTAL	**MAHLZEIT 5**	**30**	**5**	**0**	**2**

es kann zu geringen Abweichungen kommen

*Mehr Infos:

www.FITNESSFIBELKOCHBUCH.de | www.QUANTUMLEAPFITNESS.de

Beispiel-Ernährungsplan Diät 1.850 Kalorien

Ernährungsform	Kalorien	Carbs	Fett	Protein
Vegetarisch	1.841 kcal	161g	72g	132g

MAHLZEIT	LEBENSMITTEL	KALORIEN	CARBS	FETT	PROTEIN
PRE-WORKOUT	* 40g ISO Whey - Quantum Leap Fitness	139	1	1	31
	350ml Reismilch	165	33	4	0
TOTAL	**MAHLZEIT 1**	**304**	**34**	**5**	**31**
SPORT					
FRÜHSTÜCK	100g Apfel / Birne	52	11	0	0
	100g Banane	90	23	0	1
	300g Skyr mit Geschmack	228	27	1	27
TOTAL	**MAHLZEIT 2**	**370**	**61**	**1**	**28**
MITTAG	100g Stremmel-Lachs	218	0	12	27
	30g Mandeln	184	1	15	9
	100g Avocado	160	9	15	2
TOTAL	**MAHLZEIT 3**	**562**	**10**	**42**	**38**
ABENDESSEN	400g TK-Kaisergemüse	100	12	1	6
	200g TK-Spinat	98	6	6	4
	200g Brokkoli	68	14	1	6
	2 Eier (ca. 55g je Ei)	194	1	14	16
	* 25g Recovery Pro - Quantum Leap Fitness	64	7	1	1
TOTAL	**MAHLZEIT 4**	**524**	**40**	**23**	**33**
SNACK	150g Paprika	30	5	0	2
	100g Kiwi	51	11	1	0
TOTAL	**MAHLZEIT 5**	**81**	**16**	**1**	**2**

es kann zu geringen Abweichungen kommen

*Mehr Infos:

www.FITNESSFIBELKOCHBUCH.de | www.QUANTUMLEAPFITNESS.de

Beispiel-Ernährungsplan Aufbau 2.300 Kalorien

Ernährungsform	Kalorien	Carbs	Fett	Protein
Omnivor	2.303	253g	86g	123g

MAHLZEIT	LEBENSMITTEL	KALORIEN	CARBS	FETT	PROTEIN
FRÜHSTÜCK	100g Kiwi	51	11	1	0
	40g Cornflakes	150	33	0	3
	40g Dinkelflocken	141	26	1	6
	15g Paranüsse	105	1	10	2
	25g Mandeln	153	1	13	7
	* 10g ISO Whey - Quantum Leap Fitness	35	0	0	8
TOTAL	**MAHLZEIT 1**	**635**	**72**	**25**	**26**
MITTAG	250g Skyr mit Geschmack	190	22	1	22
	15g Leinöl	123	0	14	0
	100g Erdbeeren	32	6	0	1
	100g Heidelbeeren	42	7	1	1
TOTAL	**MAHLZEIT 2**	**387**	**35**	**16**	**24**
PRE-WORKOUT	* 30g ISO Whey - Quantum Leap Fitness	104	1	1	23
	3 Reiswaffeln	90	19	1	2
	40g Marmelade	84	20	0	0
TOTAL	**MAHLZEIT 3**	**278**	**40**	**2**	**25**
		SPORT			
ABENDESSEN	400g TK-Kaisergemüse	100	12	1	6
	150g Hackfleisch	311	0	27	27
	250g Süßkartoffeln	215	50	0	4
	200g TK-Spinat	98	6	6	4
	* 25g Recovery Pro - Quantum Leap Fitness	64	7	1	1
TOTAL	**MAHLZEIT 4**	**788**	**75**	**35**	**42**
SNACK	150g Paprika + 100g Kohlrabi	57	11	0	4
	2 Schokoreiswaffeln	158	20	8	2
TOTAL	**MAHLZEIT 5**	**215**	**31**	**8**	**6**

es kann zu geringen Abweichungen kommen

*Mehr Infos:

www.FITNESSFIBELKOCHBUCH.de | www.QUANTUMLEAPFITNESS.de

Die besten Lebensmittel zum Abnehmen

Beiträge im Internet und Magazine am Kiosk lieben Headlines wie: „Die 10 besten Fettkiller-Lebensmittel" oder „29 ungewöhnliche Lebensmittel zum Abnehmen" und „Vermeide diese 5 Lebensmittel, wenn du Fett verlieren willst". Doch gibt es so etwas überhaupt? Und worauf du viel eher achten solltest, auf das möchte ich nun in diesem Abschnitt nochmals eingehen. Die Wahrheit lautet, dass es keine bestimmten Lebensmittel zum Abnehmen oder dergleichen gibt - buchstäblich jedes einzelne Lebensmittel ist für dieses Vorhaben geeignet. Vieles von dem, was nun folgt, habe ich auf den vorherigen Seiten schon leicht angeschnitten oder benannt, dennoch möchte ich hiermit nochmals auf diese Thematik eingehen, einfach weil es in den Köpfen so vieler Menschen so fest verankert ist ... Anstatt dir eine simple Aufzählung aus erlaubten und verbotenen Lebensmitteln vor die Nase zu setzen, liefere ich dir wertvolles Hintergrundwissen rund um das Thema Abnehmen und Ernährung, gepaart mit weiteren wertvollen Hinweisen, welche Lebensmittel du denn tatsächlich in der Praxis essen kannst, damit du wirklich erfolgreich Fett verlieren kannst. Was sich zunächst vielleicht verwirrend anhört, sind in Wirklichkeit großartige Neuigkeiten: Du kannst (fast) alles essen, was du magst und trotzdem einen schlanken, definierten und gesunden Körper bekommen. Wie das möglich ist und warum Konzepte wie "Lebensmittel zur Fettverbrennung" längst überholte Konzepte sind, das klären wir nun auf den folgenden Seiten.

Warum es keine bestimmten Lebensmittel zum Abnehmen gibt

Der Gedanke, dass bestimmte Lebensmittel zum Fettverlust führen, ist leider vollkommen irreführend und der Grund, warum scheinbar nur so wenige Menschen erfolgreich abnehmen können. Das ist die wichtigste Nachricht dieses Abschnittes und vielleicht liest du diesen Satz nun noch ein zweites Mal. So dachte auch ich früher, dass zum Beispiel ein großer Salat zu meinem Fettverlust beisteuern würde, während eine Portion Pasta direkt ins Bauchfett wandern würde. Die Annahme, dass bestimmte Lebensmittel zum Abnehmen geeignet sind, ist jedoch fundamental falsch und sorgt dafür, dass sich so viele Leute während einer Diät geißeln, leiden und häufig deshalb ihre Ziele einfach nicht erreichen. Dies ist auch Teil des schockierenden Faktes, dass gerade einmal 5 % aller Diätversuche langfristig erfolgreich sind. [1][2][3]

Dabei ist es im Grunde ganz einfach. Am Ende des Tages zählt einzig und allein die Energiebilanz, ob unser Körper Fett abbaut oder ob er Fett aufbaut. Egal was wir gegessen haben, egal wann wir gegessen haben und egal wie viel Sport wir gemacht haben - oder eben nicht. Führen wir dem Körper mehr Energie zu, als er verbraucht hat, dann wird er die überschüssige Energie nutzen und für schlechte Zeiten einlagern (Fettaufbau). Führen wir dem Körper dagegen weniger Energie zu, als er über den Tag verbraucht hat, dann füllt er dieses Energiedefizit mit den eigenen Energiereserven auf (Fett) und dies resultiert am Ende des Tages in einem Fettverlust. Das sind sehr gute Neuigkeiten und wer dies in voller Konsequenz verstanden hat, der ist seinem Traumgewicht schon einen gewaltigen Schritt näher gekommen und hat verstanden, was den meisten Menschen leider für immer verborgen bleibt. Es spielt für den Körper dabei auch keinerlei Rolle, aus welchen Quellen er diese Energie bezieht. Mithilfe des Insulins bricht der Körper sämtliche Kohlenhydrate in Glukose auf,

Fette in Fettsäuren und Proteine in Aminosäuren und am Ende wird (fast) alles zum selben Brei. All diese Nährstoffe steuern dann zur Energiebilanz bei, welche am Ende einzig und allein entscheidend ist über den Verlauf unseres Gewichts und wie viel Fett wir mit uns herumtragen. Sicherlich, manche Lebens-mittel eignen sich besser in der Praxis zum Abnehmen und manche weniger - das war es dann aber auch schon ... Eine weitere Anomalie im wilden Westen der verrücktesten Diäten ist Pasquale Cozzolino, welcher die sogenannte Pizza-Diät durchführte. Cozzolino begann auf Anraten eines Doktors eine Diät und wollte sein überschüssiges Fett verlieren, da ihm ansonsten ein baldiger Herzinfarkt drohen würde. [4]

Da Cozzolino selbst Pizza-Bäcker ist, wollte er folglich auch auf diese nicht verzichten und aß so jeden einzelnen Tag eine Pizza. Am Ende nahm der Pizzaliebhaber unglaubliche 50 kg ab und erfreut sich bester Gesundheit und fühlt sich nach eigenen Aussagen so fit wie nie. Das ist natürlich wieder ein extremes Beispiel und jeden Tag eine ganze Pizza zu essen, wird die eigene Diät nicht unbedingt leichter machen. Doch hier muss man sich fragen, was eine Pizza überhaupt alles ist. Eine Pizza hat Kohlenhydrate, Proteine und Fette und eine verhältnismäßig hohe Kaloriendichte, bedingt durch das Fett. Mehr aber auch nicht. Eine Pizza hat keine magischen Dinge, die einen dick machen oder fetteinlagernde Attribute haben. Ebenso war auch Cozzolinos Diät-Erfolg kein Zufall. Er stellte sicher, dass er am Ende des Tages nicht mehr als 2.700 Kalorien konsumierte und befand sich somit in einem Kaloriendefizit. Das ist das Ende vom Lied und ein wissenschaftlicher Fakt. Wer dasselbe tut, wird ebenfalls abnehmen und anders habe ich es selbst auch nie gemacht. [5]

Theorie und Praxis sind leider häufig jedoch nicht ganz das Gleiche und vielen wird allein schon bei dem Gedanken an eine Diät mulmig, einfach weil viele dies sofort mit einer trostlosen, hungernden und nur noch Blattsalat essenden Zeit in ihren Köpfen assoziieren. Zwei Dinge müssen wir jedoch noch klären, bevor ich dir eine Liste mit meinen liebsten Lebensmitteln zum Abnehmen mit auf den Weg gebe, und zwar sind es die Themen Gesundheit und Konsistenz in einer Diät bzw. einer alltäglichen Fitnessernährung.

Gute vs. schlechte Lebensmittel - Was ist der Unterschied?

Wenn wir nun akzeptiert haben (und mir ist bewusst, dass dies durchaus zunächst ein merkwürdiger Gedanke sein kann), dass wir mit allen verfügbaren Lebensmitteln abnehmen können, können wir uns nun mit der Frage beschäftigen, was denn ein gutes Lebensmittel von einem schlechten Lebensmittel unterscheidet.

„Ich ernähre mich doch aber schon gesund und verzichte auf sämtlichen Zucker. Warum kann ich trotzdem nicht abnehmen"

Dies ist wirklich einer der häufigsten Gründe, weshalb so viele Leute verzweifelt versuchen abzunehmen und es einfach nicht schaffen. Gute und gesunde Lebensmittel können nämlich auch voll mit Kalorien sein und uns sehr schnell und sehr einfach in einen ungewollten Kalorienüberschuss versetzen. Man denke hier nur an Nüsse oder Trockenfrüchte. Dies sind beides Lebensmittel, die die Betitelung gesund bei den meisten Menschen verdient haben. So haben beispielsweise 100 g Mandeln schon 576 kcal und 100 g Rosinen ganze 299 kcal.

Leider wird von dieser Menge kaum ein Mensch satt, viele Kalorien und viel Energie liefern diese Lebensmittel aber trotzdem und dies ist - wie bereits erwähnt - entscheidend für den Fettabbau bzw. den Fettaufbau. Ernähren wir uns einen Großteil des Tages von solchen Lebensmitteln, dann befinden wir uns plötzlich sehr schnell in einem Kalorienüberschuss und nehmen ungewollt zu. Um die Frage nach einem guten bzw. schlechten Lebensmittel klären zu können, müssen wir deshalb zunächst herausfinden, was denn aber das Schlimmste sein könnte, was ein Lebensmittel uns antun kann. Das Schlimmste, was ein Lebensmittel uns Menschen antun kann und es somit die Betitelung schlecht verdient hätte, ist, dass es uns einfach nur Kalorien ohne Mikronährstoffe liefert.

Denken wir nochmals an die Gummibärchen. Gummibärchen gelten gemeinhin als schlechtes Lebensmittel, welches "dick" macht. Gummibärchen allein machen aber nicht dick, sie tragen aber auch nicht gerade zu unserer allgemeinen Gesundheit bei. Woran liegt das? Der Grund hierfür ist der Mangel an Mikronährstoffen und nur, weil man auch mit Oreos und Pizza abnehmen KANN, sollte man es NICHT gleich tun. Unser Köper braucht mehr als nur Kalorien aus den Kohlenhydraten, Proteinen und Fetten. Er braucht außerdem Vitamine, Ballaststoffe, Spurenelemente und Minerale. Verpassen wir es, ihm diese essenziellen Dinge zu geben, dann werden wir auf die eine oder andere Art krank werden. [6]

Wirklich ungesund sind im Grunde nur Transfette. Je mehr Transfette wir essen, desto höher ist die Gefahr, einen Herzinfarkt zu erleiden oder an Diabetes oder Unfruchtbarkeit zu erkranken. [7][8][9]

Besonders stark verarbeitete Lebensmittel sind voll mit Transfetten, weshalb es nur Sinn ergibt, diese weitgehend zu vermeiden. [10][11]

Das ist also das Schlimmste, was wir uns selbst antun können: Mikronährstoffreiche Lebensmittel vermeiden, viele Kalorien zu uns nehmen und viele Transfette essen. Wenn wir uns nun nur noch von Fast Food ernähren, tritt exakt dieses Szenario ein und wir werden mit hoher Wahrscheinlichkeit krank und dick. Wenn wir dagegen jeden Tag Lebensmittel essen, die reich an Mikronährstoffen sind und unsere täglichen Bedarfe abdecken, dann spielt es darüber hinaus keine Rolle, ob wir noch „ungesunde" Lebensmittel dazu essen (vorausgesetzt, es passt in unsere Energiebilanz).

Diese Dinge solltest du bei der Lebensmittelwahl beachten

Folgende Dinge haben wir bisher geklärt, die wichtig für das Verständnis sind:

- Warum keine bestimmten Lebensmittel zum Abnehmen geeignet sind.
- Warum wir uns dennoch nicht nur von Fast Food ernähren sollten (selbst wenn wir es könnten).

Die besten Lebensmittel für eine Diät sind die Lebensmittel, die uns schmecken, die im besten Fall ein hohes Volumen und eine geringe Kaloriendichte haben. Dies sorgt dafür, dass wir immer schön voll und satt sind und unsere Diät somit nicht am Hunger scheitern wird.

Besonders Gemüse wäre hier hervorzuheben, da viele Gemüsesorten nicht nur eine geringe Kaloriendichte haben, sondern auch sehr reich an Mikronährstoffen sind. Doppelt gut also - zum Abnehmen und für unsere Gesundheit. Dazu sollte man über den Tag verteilt auch Lebensmittel wählen, die eben auch diesen Kriterien entsprechen. Hält man sich zu 80% seiner Ernährung an solche Lebensmittel, so ist eine Diät sogar verblüffend einfach und kinderleicht auf Dauer umsetzbar. Meine liebsten Lebensmittel sind:

- Mikronährstoffreiche Gemüsesorten wie Süßkartoffeln, Spinat, Brokkoli, Karotten, Kohlrabi, Paprika oder diverse Bohnen
- Fettarme Proteinquellen wie Hühnchen, Magerquark, körniger Frischkäse, fettarmer Joghurt, Proteinpulver und Eier oder pflanzliche Alternativen wie zum Beispiel Linsen oder rote Bohnen
- Langkettige und sättigende Kohlenhydratquellen wie Haferflocken, Süßkartoffeln, Kürbis, Reis oder Vollkornbrot

Aus all diesen Lebensmitteln kann man sich tolle und leckere Variationen für jeden Alltag kochen und muss auf nichts verzichten. Ich persönlich bin ein großer Fan von großen Gemüse-Reis-Pfannen und das Gleiche kann ich dir auch nur ans Herz legen. Wenn ich mir etwas Süßes gönnen will, dann mische ich gerne ein paar Rosinen oder Bananen beispielsweise unter meine Haferflocken oder streiche etwas Marmelade auf mein Brot. Vermeiden solltest du dagegen all die Lebensmitteln mit einer extrem hohen Kaloriendichte - und ja, stark verarbeitete Lebensmittel haben im Schnitt eine deutlich höhere Kaloriendichte und machen somit eine Diät deutlich schwerer. [12]

Häufig trifft hier folgende Aussage genau zu: Je stärker ein Lebensmittel verarbeitet ist, umso höher ist die Kaloriendichte und desto niedriger ist die Anzahl an Mikronährstoffen. All dies sind Lebensmittel wie Schokolade, Chips, Pizza, Brownies und so weiter und so fort. Auch wenn diese Lebensmittel uns nicht direkt dick machen, so erschweren sie dennoch enorm eine Diät und auch, dass wir es nicht schaffen, in unserem Kalorienrahmen zu bleiben und gleichzeitig genügend Mikronährstoffe zu uns zu nehmen. Ich sage nicht, dass wir komplett auf diese Lebensmittel verzichten sollten oder dass sie böse sind – ich sage lediglich, dass Lebensmittel wie diese maximal 10 bis 20 % der gesamten Kalorienmenge ausmachen sollten. Hält man sich an diesen Rahmen, dann kann man problemlos sündigen – ohne Folgen oder seine Fortschritte zu ruinieren.

Cheat Days

Nach vielen Tagen des Diätens und der Selbstdisziplin ist es endlich so weit – der Cheat Day steht vor der Tür. Dass es hier einiges zu beachten gibt und dass ein Cheat Day den gesamten Fortschritt sogar vollständig zunichtemachen kann, wissen dabei nur die wenigsten ... Wie es wirklich geht und wie du das Beste aus dir herausholst, dass verrate ich dir jetzt in diesem Kapitel. Mit dem Konzept der Cheat Days wird man in der Regel eher früher als später konfrontiert und für viele Athleten ist dies das absolute Highlight der Woche, zumindest aus ernährungstechnischer Sicht. So wird zu Pizza und Schokolade gegriffen, der nächste Supermarkt wird geplündert, das Kalorienzählen über Bord geworfen und es ist endlich an der Zeit, mal wieder so richtig reinzuhauen. Dabei scheint es wirklich jeder zu machen. Wir sehen es ständig auf Social Media, The Rock ist bekannt für seine legendären Cheat Days und überhaupt - einmal in der Woche ist doch ein wahrer Cheat Day erlaubt, oder? Ja und nein - oder um noch etwas (un)genauer zu sein: Es kommt darauf an (der Klassiker unter allen Antworten auf gängige Fitnessfragen). Warum Cheat Days deinen kompletten Fortschritt beim Abnehmen verhindern können, welche dabei die fatalsten Fehler sind und wie du es in Zukunft richtig machst und deinen Fortschritt dabei sogar noch beschleunigst, das alles will ich dir nun ausführlich verraten.

Warum Cheat Days keine gute Idee sind und gleichzeitig doch.

Cheat Days sind ein zweischneidiges Schwert, welches einiges an Erfahrung, Selbstwahrnehmung und gewissenhafter Planung von einem erfordert. Auf der einen Seite fördern sie auf unterschiedlichen Ebenen die Konsistenz und den Erfolg einer Diät bzw. der eigenen Fitnessernährung, während sie auf der anderen Seite den Fortschritt als Ganzes sogar komplett im Keim ersticken lassen können. Dies hat unterschiedliche Gründe und ein gewisses Hintergrundwissen über die einzelnen Vor- und Nachteile ist einfach vonnöten, damit besonders in einer Definitionsphase bzw. in einer Diät der Cheat Day tatsächlich von Erfolg gekrönt ist. Eine gezielte Ernährung beruht meiner Meinung nach auf drei festen Standbeinen: einer gewissen Genauigkeit in der Ernährung, einer notwendigen Flexibilität und insbesondere der Konsistenz bzw. Adhärenz.

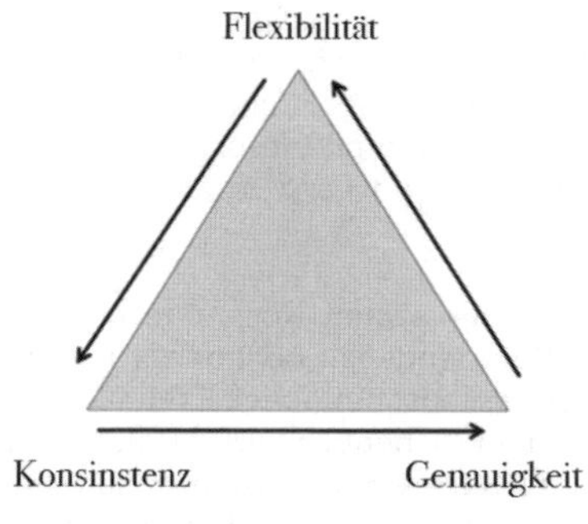

Diese drei Teilbereiche beeinflussen sich stets und kontinuierlich gegenseitig und missachten wir über einen längeren Zeitraum nur einen dieser drei Teilbereiche, so wird das Kartenhaus namens zielgerichteter Fitnessernährung regelrecht in sich zusammenbrechen und die langfristigen Resultate und Veränderungen werden auf der Strecke bleiben. Hier kommt einem der Cheat Day zugute. Durch eine kurze Pause der Diät und dem Konsumieren leckerer und favorisierter Lebensmittel werden wir die Konsistenz unserer sonstigen Ernährung stärken - und das ist wichtig und auch gut so. Niemand von uns ist eine eiskalte Maschine ohne Gelüste und Emotionen und einfach nur auf die eigene Willenskraft zu vertrauen, geht in der Regel nicht auf Dauer gut. Ein Cheat Day kann dabei alles Mögliche sein.

Es kann sein, dass du zu Burgern und Pommes greifst oder aber einfach nur deutlich mehr Haferflocken als sonst isst. Eben immer genau das, was du in der Praxis halt am liebsten isst und dann eben auch tust. Der Rahmen eines Cheat Days ist dabei nicht fest und auch sich an Obst oder anderen „gesunden Lebensmitteln" zu überessen, ist ein Cheat Day. Sprich all das, was die normale Kalorienzufuhr und Makronährstoffverteilung sprengt und unkontrolliert gegessen wird, könnte man als Cheat Day betrachten. Zwei größere Probleme sehe ich in der Praxis mit den lieben Cheat Days: Binge Eating und eine katastrophal erhöhte Kalorienzufuhr.

1. Binge Eating: Unter dem Begriff Binge Eating versteht man eine Essstörung, bei der man an starken Heißhunger- und Fressattacken leidet. Gängigerweise verliert man hier die bewusste Kontrolle über sein eigenes Verhalten und stopft so ziemlich alles in sich hinein, bis man quasi platzt und einfach nicht mehr essen kann. Viele können so beim Binge Eating erst dann aufhören, wenn buchstäblich kein Essen mehr vorhanden ist. Man ist wie im Blutrausch und macht sich im Anschluss arge Vorwürfe darüber, wie man nur so handeln konnte und wieso man nur so undiszipliniert ist. Binge Eating ist kein Spaß und sicher nichts, was man selbst gern hätte. Es kann zu Übergewicht führen, depressiven Verstimmungen, Verlust des Gefühls für körperliche Sättigung und es steht selbstverständlich dem Erfolg einer guten Diät im Wege. [1]

2. (Zu) stark erhöhte Kalorienzufuhr: Hier liegt das große Problem in der klaren Fehlinterpretation, wie ein Cheat Day denn funktionieren müsste, einfach weil es uns komplett verkehrt vorgelebt wird. So sehen wir auf YouTube 10.000-Kalorien-Challenges oder unseren liebsten Bodybuilder, der sich ein Burger nach dem nächsten reinpfeift, geschweige denn, was uns alles so auf Social Media angeblich vorgelebt wird. Hier entsteht dann wieder der häufige Fehlgedanke „Wenn die das machen können, kann ich das doch sicher auch ..." - Leider nicht ... (!) Bodybuilder auf Steroiden haben so oder so schon oftmals einen unfassbar hohen Kalorienverbrauch von 6.000 bis 8.000 kcal am Tag und all diese vielen YouTube-Videos sind nichts als reines Sensations-Entertainment und ganz sicher nichts, was irgendwer im echten Leben nachmachen sollte.

Wer erfolgreich abnehmen oder seinen Körper transformieren will, der muss sich über eine große Dauer im Kaloriendefizit befinden. Hier gibt es keine Abkürzung und dies ist ein unumstößlicher wissenschaftlicher Fakt. Zu viele Athleten machen dabei leider den Fehler, dass sie die Wochenbilanz der Kalorienzufuhr komplett außer Acht lassen und übersehen leider auch so, dass tatsächlich ein bis zwei Cheat Days die gesamte Wochenbilanz an Kalorien aus dem Gleichgewicht bringen und den langfristigen Erfolg zunichtemachen können. [2]

Die Lösung für die beiden Probleme ist im Grunde dieselbe: Bewege dich nicht in einem Extrem in deiner Ernährung.

Mache keine Crash-Diäten, habe stets ein nur kleines und moderates Kaloriendefizit von 300 bis 500 kcal, übertreibe es nicht mit dem Ausdauertraining und verzichte nicht immer wieder auf die Lebensmittel, die dir eigentlich am besten schmecken - sondern baue diese geschickt in deinen täglichen Ernährungsplan mit ein. Zudem solltest du keine Cheat Days haben, an denen du komplett ausrastest!

Cheat Meals statt Cheat Days

In der echten Welt sind klassische Cheat Days mehr ein Mythos als alles andere und keineswegs eine Sache, die eine feste Routine in deinem Leben darstellen sollte. Das beutetet aber nicht, dass du für immer auf all die Schweinereien verzichten musst und nie wieder Pizza und Co. essen darfst oder solltest. Das stimmt nämlich auch nicht. Dennoch solltest du in Zukunft eher in Cheat Meals denken, nicht in Cheat Days. Sprich lieber ein bis zwei Mahlzeiten pro Woche zu cheaten, anstelle direkt ganze Tage oder Wochenenden zu cheaten. Auf diese Weise werden wir deutlich weniger Kalorien zu uns nehmen und bleiben so eher im Rahmen unserer zielführenden Energiebilanz - vorausgesetzt, wir machen es richtig. Hier einige Tipps zum perfekten Cheat Meal:

1. Habe maximal ein bis zwei Cheat Meals pro Woche

Wie wir gleich sehen werden, kann ein einziges Cheat Meal enorm viele Kalorien haben und natürlich gefährden wir mit jeder Cheat Mahlzeit ebenso die gesamte Kalorienzufuhr - weshalb wir nicht zu oft cheaten sollten. Ein bis zwei Cheat Meals pro Woche halte ich dabei für angebracht. Sicherlich ist dies auch abhängig von deinem aktuellen Fortschrittsgrad - zum Beispiel der eigenen Diät - aber wenn alles gut läuft, spricht tendenziell wenig bis gar nichts dagegen.

2. Cheate nicht zu extrem

Je nachdem, wo man essen geht und welche Art von Küche man bevorzugt, muss man ernsthaft aufpassen, was man sich bestellt und auf welche Wahl denn das eigene Cheat Meal fällt. So kann nämlich schon eine einzige Mahlzeit gerne zwischen 2.000 bis 3.000 kcal haben, was wiederum die täglich verfügbare Kalorienbilanz allein schon in der Regel sprengen würde, doch häufig kommen eben trotzdem noch die restlichen Mahlzeiten des Tages obendrauf. Der Grund für diese extremen Kalorienmengen ist häufig der, dass so ziemlich alle Restaurants ihre Gerichte mit Unmengen an Fett, Zucker und Öl verfeinern. All dies sind stark kalorienreiche Geschmacksträger bzw. Geschmacksverstärker und sie sorgen für ein leckeres Esserlebnis in den jeweiligen Restaurants - und das ist schließlich deren Hauptaufgabe und nicht, dass wir schlanker und definierter werden. Eine große und wirklich herausragende Pizza kann so gerne mal um die 2.000 kcal oder mehr haben. Wenn einem dieser Fakt nicht bewusst ist und man sich zusätzlich ganz normal über den Rest des Tages ernährt hat, dann kann man hier wirkliche Probleme bekommen.

So viele Kalorien esse ich fast in der Diät an einem gesamten Tag ... Vorsicht ist also geboten und du solltest eher nach Lebensmitteln und Gerichten schauen, die fettarm sind. Zu meinen Favoriten zählt dabei auf jeden Fall Sushi. Aber die gesamte asiatische Küche eignet sich im Grunde wunderbar für ein gelungenes Cheat Meal. Sollte dir das nicht zusagen, dann achte wenigsten darauf, dass du so wenig Fett wie möglich konsumierst und den Fokus eher auf Kohlenhydrate legst. Allein schon von der Kaloriendichte her ist es deutlich schwieriger, in einen enormen Überschuss mit Kohlenhydraten zu gelangen, als es mit Fetten der Fall ist. Zudem zeigen Studien noch, dass ein Überschuss an Kohlenhydraten auf kurze Sicht schlechter als Fett eingelagert werden kann, als es ein großer Überschuss an Fetten es tun wird.

Greife deshalb lieber zu Kohlenhydraten - und wie du dies am besten gestaltest, das schauen wir uns nun als nächsten Punkt an. [3]

Während Cheat Days kein gutes Konzept sind und Cheat Meals nur eher semi-gut sind, bleibt die Frage dennoch bestehen, was man denn im idealen Fall tun sollte? Die ideale Lösung sind Refeed-Tage. Wo genau das Problem in einer Diät ist, wie Refeed-Tage uns dabei helfen und wie du sie perfekt umsetzt, darauf möchte ich nun noch genauer eingehen.

Refeed

Jede Diät hat ein Problem. Mit der Zeit werden wir hungriger und hungriger, das Diäten fällt einem immer schwerer und die Gelüste nach schlichtweg mehr Essen werden größer und größer und manchmal reicht selbst die größte Willenskraft nicht mehr aus, dass wir uns an unseren Plan und unsere Kalorienmenge halten können. Einer der Hauptgründe für dieses ziemlich lästige Problem ist das Hormon Leptin. Leptin ist ein ziemlich mächtiges Hormon, welches unter anderem unseren Stoffwechsel, unseren Appetit, unseren Hunger, unseren Willen und Motivation reguliert. [1][2][3]

Je mehr und je höher dabei unsere Leptinwerte sind, desto besser. Hier ist die Herausforderung: Sobald wir uns in einem Kaloriendefizit befinden und unseren Körperfettanteil beginnen zu reduzieren, sinken auch unsere Leptinwerte und alle eben bereits aufgezählten Marker verschlechtern sich. [4]

Wir werden hungriger, der Stoffwechsel fährt langsam runter, unsere Motivation sinkt und von der anfänglichen Euphorie zum Start unserer Diät bleibt dann an manchen Tagen wenig bis gar nichts mehr übrig. Dieses Problem gefährdet nun massiv den Erfolg jeglicher Diät, einfach weil es an einem der wichtigsten Grundpfeiler jeglichen Erfolgs sägt - der Konsistenz bzw. Adhärenz. Was können wir also tun? Dass Cheat Days keine wirklich gute Option sind, habe ich dir eben bereits beschrieben, einfach weil sie uns komplett aus dem Kaloriendefizit heben werden und sogar die gesamte negative Wochenenergiebilanz zunichte machen können. Quizfrage: Wie kann man also trotzdem seine Diät erträglicher gestalten, hin und wieder sehr viel essen, seine hormonellen Marker wieder verbessern und gleichzeitig herausragende Ergebnisse mit seiner Diät erzielen?

Richtig - es ist der Refeed-Tag. Refeed-Tage sind bestimmte und geplante Tage, an denen wir uns kontrolliert „überessen" und deutlich mehr zu uns nehmen als sonst. Wir essen also eine ganze Menge, werden richtig pappesatt ins Bett gehen können und gleichzeitig den Erfolg unserer Diät unterstützen. Klingt zu schön um wahr zu sein? Gute Neuigkeiten - denn es ist wirklich so! Zum einen werden wir durch das viele Essen und dem Refeed-Tag unsere Motivation steigern, auf der psychischen Ebene einfach viel besser drauf sein und so unsere Diät deutlich länger durchstehen können. Wir bringen zudem auch das wichtige Hormon Leptin wieder auf Vordermann und steigern auch unsere Testosteron- und Dopaminwerte und verbessern sogar unsere Fettverbrennung. [5][6][7][8][9]

Anstatt also durch unkontrollierte Cheat Days unseren gesamten Diätfortschritt zu gefährden, verbessern wir mit dem Refeed-Tag sogar den Fettverlust und steigern somit auch wieder direkt die Konsistenz unserer Diät. Dieses wunderbare Kunststück gelingt uns durch zwei Anpassungen in der Ernährung:

- Erhöhung der Kalorienzufuhr auf Erhalt
- Spezielle Neuanordnung der Makronährstoffverteilung

Die genauen Berechnungen zum Refeed-Tag und was es alles zu beachten gibt, das schauen wir uns gleich ganz exakt an. Vorher müssen wir jedoch klären, für wen ein Refeed-Tag überhaupt in Frage kommt und wie oft man solch einen Tag machen sollte. Die Frage, wie oft man einen Refeed-Tag machen sollte, ist abhängig von der jeweiligen Ausgangssituation des Athleten, dem aktuellen Körperfettanteil, wie lange die Diät schon andauert und wie die eigene Stimmung hinsichtlich der eigenen Ernährung ist. Zu Beginn einer Diät reicht ein Refeed-Tag alle 10 bis 14 Tage vollkommen aus. Hier haben wir in der Regel noch mehr als genügend Fettreserven und unsere Leptinwerte sind noch ausreichend erhöht. Man könnte sogar argumentieren, dass ein Refeed-Tag den ersten Monat der eigenen Diät überhaupt nicht nötig ist. Je definierter und niedriger der Körperfettanteil jedoch wird, desto öfter sollte man einen Refeed-Tag durchführen. Ab 12 % Körperfettanteil bei den Männern und 22 % bei den Frauen sollte man über wöchentliche Refeed-Tage nachdenken und wer mit seiner Diät noch weiter fortschreiten und den Körperfettanteil noch weiter senken möchte, der kann sogar jeden dritten bis vierten Tag einen Refeed-Tag durchführen. Hier solltest du für dich selbst abschätzen können, wann und ob es Zeit für einen Refeed-Tag ist. Ich habe sogar gelegentlich Zeiten, an denen jeder zweite Tag ein Refeed-Tag bei mir ist - und zwar immer dann, wenn ich bei um die 8% Körperfettanteil angelangt bin und beispielsweise feste Fotoshooting-Termine habe, an denen ich Bestleistungen abliefern will. Hier kann ich es mir einfach nicht leisten, rückfällig mit meiner Ernährung zu werden, da ich ansonsten niemals den harten Look erreichen werde, den ich ja aber selbstverständlich anstrebe. Ab einem gewissen Punkt geht es auch nicht mehr primär darum, nur noch definierter zu werden und noch mehr Körperfettanteil zu verlieren, sondern viel nur noch eher darum, nicht rückfällig zu werden und eine gewisse niedrige Kalorienmenge noch weitere ein bis zwei Tage durchzuhalten - ohne Fressattacken zu bekommen und deshalb meine definierte Figur zu gefährden. Der psychologische Faktor des Refeed-Tages sollte zudem auch nicht unterschätzt werden und ab einem bestimmten Punkt ist es unfassbar wertvoll, einfach noch eine weitere Woche durchziehen zu können - besonders wenn es Richtung Ende der Diät geht. Deshalb betrachte ich Refeeds auch tatsächlich als einen Pflichttag an, den früher oder später jeder regelmäßig in seine Diät einbauen sollte. Andernfalls steigt einfach immens und unnötig die Gefahr, dass man in unkontrollierbare Fressattacken abrutscht und man sich mit seinem Hintern versaut, was man vorher so mühsam mit seinen Händen aufgebaut hat ...

Hier meine Richtlinie, wie oft man einen Refeed-Tag machen sollte:

- Alle 2 bis 3 Wochen zu Beginn der Diät
- 1- bis 2-mal pro Woche, wenn man einen Körperfettanteil ab unter 12 % (Männer) bzw. 22 % (Frauen) erreicht hat

Darüber hinaus kann man Refeeds auch einlegen, sobald man merkt, dass der eigene Hunger kaum noch auszuhalten ist und man sich immer müder und schlapper fühlt. Dies kann zwar ebenso daran liegen, dass man schlichtweg viel zu wenig Kalorien während seiner Diät isst (typisches Problem in den meisten Diät-Versuchen), es kann jedoch auch ein gutes Indiz dafür sein, dass es nun an der Zeit für einen guten Refeed ist. Manchmal können auch so 2 Refeed-Tage hintereinander sinnvoll sein.

Die Makronährstoffverteilung beim Refeed-Tag

Das wirkliche Geheimnis bzw. der wirkliche Trick des Refeed-Tages liegt in der neuen Makronährstoffverteilung für diesen ganz speziellen Tag. Auf der einen Seite erhöhen wir leicht unsere Kalorienmenge - und zwar so, dass wir exakt auf Erhalt essen. Sprich, wir sind weder im Defizit noch im Überschuss und werden an diesem einen Tag dann ebenso weder zu- noch abnehmen. Zumindest was den Körperfettanteil anbelangt, denn eine leichte Gewichtszunahme kann durchaus geschehen. Dies ist dann aber primär Wasser und schlichtweg mehr Essen im Magen und dem Darm und das Gewicht geht schnell wieder. Wenn dein täglicher Kalorienumsatz so zum Beispiel bei ca. 2.000 kcal liegt und du dich in der Diät befindest und lediglich beispielsweise aktuell nur 1.700 kcal pro Tag isst, dann erhöhst du nun - wie bereits geschrieben - die Kalorienzufuhr für den Refeed Day auf 2.000 kcal. Dies ist der Schritt Nummer 1. Im nächsten Schritt gilt es für den Refeed Tag eine neue Makronährstoffverteilung festzulegen, die all die vielen Vorteile überhaupt ermöglicht.

Welcher Makronährstoff hat wohl die Macht, all die beschriebenen Benefits für uns zu ermöglichen? Richtig (oder falsch) - es sind die Kohlenhydrate. Kohlenhydrate sind der effektivste Weg, die eigenen Leptinwerte wieder zu erhöhen. Außerdem füllen die vielen Kohlehydrate die eigenen Glykogenspeicher in der Muskulatur wieder ordentlich auf, was in der Praxis zu härteren und besseren Workouts im Gym führt. Zudem kommt der Fakt, dass ein möglicher Kalorienüberschuss durch Kohlenhydrate kurzfristig schlechter als Körperfettanteil eingelagert werden kann, als beispielsweise ein Überschuss primär aus Fetten es wird - wir können hier also nur gewinnen. [10]

<u>So sollte die Makronährstoffverteilung für den idealen Refeed-Tag aussehen:</u>

- 1.6 g Protein je kg Körpergewicht
- So wenig Fett wie möglich (abhängig vom Körpergewicht, aber ich strebe 30 bis 35 g Fett an diesen Tagen an)
- Der Rest Kohlenhydrate

Fette benötigen wir für den Refeed-Tag kaum, da sie keinen Einfluss auf das Leptin haben werden. Proteine jedoch schon, da sie auch an diesen Tagen essentieller Bestandteil für unsere Muskulatur und die Muskelproteinsynthese sind. Bei einer Kalorienzufuhr von 2.000 kcal und einer 60 kg schweren Athletin würden die Refeed-Day Makros wie folgt aussehen:

- 96 g Protein
- 35 g Fett
- 325 g Kohlenhydrate

Über 300 g Kohlenhydrate an einem einzigen Tag während der Diät werden uns immens sättigen, befriedigen und die Leptinwerte anheben - genau das also, was wir wollen. Diese Makronährstoffverteilung ist also ideal für einen Refeed-Tag. Warum aber nicht einfach jeden Tag so essen, wenn es doch so gut für uns ist? Schlichtweg aus dem Grund, dass diese Makronährstoffverteilung auf Dauer dann eben doch nicht ganz ideal ist. Auf lange Sicht sind es einfach zu wenig Proteine und zu wenig Fette, damit unser Körper wirklich ideal Hormone herstellen und Muskel-masse während der Diät halten kann. Für einen Tag hin und wieder ist dies jedoch kein Problem (wie eben beschrieben sogar ausschließlich vorteilhaft) - auf Dauer ist es aber eben dann doch nicht ideal, weshalb du dich ansonsten an die Angaben für die Diät halten solltest, wie ich sie im Kapitel über die Makronährstoffe beschrieben habe. Nachdem wir nun die Makronährstoffverteilung für den Refeed- Tag kennen, können wir uns im Grunde frei ausleben und all die Dinge essen, die uns in den Sinn kommen und uns gleichzeitig helfen, unsere Makros zu treffen. Dennoch muss man hier genauer hinschauen, denn um auf 35g Fett oder weniger am Tag zu kommen, muss man sich schon anstrengen. Ein Refeed-Tag erfordert also auch einen gewissen Grad an Planung und wir müssen hier natürlich besonderen Fokus auf Low-Fat-Gerichte bzw. -Mahlzeiten setzen.

Gute Lebensmittel für den Refeed-Tag wären hier Kohlenhydrate wie Nudeln, Reis, Kartoffeln, Süßkartoffeln sowie sämtliches Gemüse von A bis Z und viel Obst. Aber auch einfache Kohlenhydratquellen wie Reiswaffeln, Maiswaffeln oder Cornflakes eignen sich wunderbar, um auf seine Anzahl an Kohlenhydraten zu kommen und gleichzeitig den Fettgehalt niedrig zu halten. Gute Proteinquellen wären zum Beispiel fettarme Milchprodukte wie Magerquark, körniger Frischkäse, Harzer Käse und Whey Protein oder mageres Fleisch wie Pute und Huhn. Refeed-Tage sind großartig und ich möchte sie in keiner meiner Diäten mehr missen. Durch geplante Refeed-Tage wird man sich besser fühlen, man fördert immens die Konsistenz seiner Diät und verbessert gleichzeitig seine hormonellen Marker, um weiterhin effizient abnehmen zu können. Wir werden widerstandsfähiger gegenüber sämtlichen Versuchungen, können uns mal wieder so richtig voll essen und werden deshalb eine harte Diät problemlos weitere Tage durchhalten - bis zum nächsten Refeed-Tag sozusagen.

Refeed-Tage sind die deutlich besseren Cheat Days, weil sie uns wirklich weiterhelfen - und uns nicht im Wege stehen, unseren Fortschritt eventuell ruinieren oder uns ein schlechtes Gewissen verschaffen. Dennoch muss auch ein Refeed Tag gut geplant und durchdacht sein, sodass man auch nicht hier in ein unkontrollierbares Verhalten abdriftet und alle möglichen Kalorien in sich hineinstopft. Halte dich an die Kalorienangaben und die vorgegebene Makronährstoffverteilung - und jeder Refeed Day sollte ein voller Erfolg für deinen Fortschritt werden.

Idealerweise planst du deinen Refeed-Tag an dem Tag, bevor du wieder ins Krafttraining gehst. Auf diese Weise werden deine Glykogenspeicher schön voll sein und du wirst viel Kraft für ein schweres und progressives Krafttraining haben. Do it!

Abschließende Gedanken & Worte

Jeder Tag ist eine neue Chance, dein gesamtes Leben zu verändern.
Sjard Roscher

Damit sind wir am Ende dieses Buches angekommen ... Sicherlich wird dir aufgefallen sein, dass es sich hierbei nicht um einen 08/15-Ratgeber handelt, sondern ich tatsächlich bemüht bin, dir die Materie ein wenig verständlich beizubringen :)

Auch wenn ich stets betone, wie simpel Kraftsport im Grunde ist, so gibt es doch viele Dinge, die man beachten sollte - doch diese sind in meinen Augen weitaus einfacher und unkomplizierter, als es dir so manches Magazin weismachen möchte. Einer meiner Leser schrieb mir einst: „Je mehr Wissen man hat, desto größer wird der eigene Bizeps sein." - Ich glaube, kein Ausspruch könnte wahrer sein. Als Autor und Fitnessmodel habe ich natürlich immer ein besonderes Auge auf die Dinge, die all die anderen Athleten täglich um mich herum tun. Ich beobachte Menschen beim Training, studiere ihre Übungsauswahl, vergleiche dabei ihre körperliche Statur und gleiche all dies mit meinem Wissen und den stetigen Erkenntnissen aus den unzähligen Studien ab. Auch beobachte ich all die Menschen im Supermarkt um mich herum, was sie essen und ob es wohl einen direkten Zusammenhang zwischen all dem gibt, was auf dem Kassenband landet und wie ihre körperliche Statur beieinander ist. Ich höre genau hin, was meine Mitmenschen über die Ernährung sagen, welche riesigen Glaubenssätze sie mal so nebenbei in einem Beisatz erwähnen, und auch, wie sich all das in ihrem Leben körperlich manifestiert. Diese Beobachtungen betreibe ich seit Jahren. Und es ist wahr - die Menschen, die am meisten Wissen angehäuft haben, die am stärksten reflektiert sind und mit einem vollen Bewusstsein durch das Leben laufen, diese Menschen erzielen die mit Abstand besten Resultate von allen. Sie sind am gesündesten, am stärksten, am fittesten und häufig auch am erfolgreichsten. Denn Erfolg ist niemals ein Zufall. Er ist immer das Resultat aus Ursache und Wirkung. Ebenso wenig wie ein niedriger Körperfettanteil oder ein athletischer Körper. Man kommt dort nicht einfach so hin - so war es niemals und so wird es niemals sein.

Wenn ich dir also einen Rat geben dürfte, so wäre es dieser: Sei gewillt, ein Anfänger zu sein. Akzeptiere, dass du vermutlich erst ein Bruchteil dessen verstanden hast, was es wirklich zu verstehen gibt und dass das große Ganze im ersten Moment vermutlich viel komplexer und umfangreicher ist, als du es bisher vermutest. Gehe davon aus, dass du bisher wahrscheinlich mehr falsch als richtig gemacht hast, und dass auch du noch eine Menge dazulernen kannst.

Nur auf diese Weise kannst du überhaupt jemals ein Meister in all dem werden und überdurchschnittliche Resultate erzielen. All das kann zwischen ein bis drei Jahren dauern ... doch dann hast du es für immer raus.

Dann gleicht Fitness einem Schweizer Taschenmesser und du weißt ganz genau, wie du mit diesem kraftvollen Tool umzugehen hast. Nicht nur kannst du dir dann selbst auf alle Zeiten helfen, du kannst auch deiner Familie und deinen Freunden auf ewig helfen. Du kannst deinen Kindern eine vollwertige Ernährung beibringen und mehr Leistung auf der Arbeit erbringen. Du kannst aktiver und lebendiger Partner für deine geliebten Menschen sein und so zu einem Licht der Gesellschaft werden. Gehe diesen Weg. Wir brauchen Menschen wie dich. Wir brauchen echte Lebenshelden ... Sei deshalb ab heute ein Fitness Fibel Athlet!

Meine Bitte an dich

Kurz vor Schluss möchte ich mich mit einer Bitte an dich wenden ... Mit meiner Arbeit generell und insbesondere diesem Buch hier versuche ich so gut es geht, Klarheit und auch Begeisterung für unseren Sport in so vielen Menschen wie nur möglich zu erwecken. Ich brenne genau für diese Sache hier. Das hier ist mein Leben. Und doch ist es ein harter Kampf, gegen all die Lügen und Mythen anzukämpfen und den Menschen einfach nur zu zeigen, wie der Hase denn wirklich läuft. Ein stetiger Kampf gegen die Industrie und gegen das fehlverbreitete Wissen. Wenn dir meine Arbeit gefällt, wenn du neue Motivation geschöpft hast und bereits schon jetzt spürbare Fortschritte bemerkst - dann bitte ich dich um deine Unterstützung. Durch einen Post mit deiner ehrlichen Meinung auf den sozialen Medien wie Facebook oder Instagram würdest du nicht nur meine Arbeit ungemein unterstützen, sondern du trägst auch dazu bei, dass die Wahrheit und der echte Weg immer bekannter werden. Um diesen einen Gefallen bitte ich dich. Dass du einen kleinen Post über mich verfasst mit deiner ehrlichen Meinung. Auf diese Weise kann ich die Fibel immer weiter verbessern und optimieren. Ehrliches Feedback ist mein täglich Brot und macht tatsächlich alles einfach nur besser - danke!

Gratulation - du hast es bis zum Schluss geschafft - was für ein Ritt! Ich hoffe sehr, meine Tipps und Ratschläge werden dir weiterhelfen und du wirst schnell Fortschritte in und außerhalb vom Fitnessstudio erzielen. Jetzt hast du aber (vorerst) wirklich genug gelesen. Muskeln wachsen nicht vom Lesen allein - sondern durch das richtige Training und die richtige Ernährung! Also runter von der Couch, ab ins Studio und fang an, für deinen Traumkörper zu kämpfen!

Denn es bleibt, wie es sein muss:

„Vor den Erfolg haben die Götter den Schweiß gesetzt!"

In Freundschaft und viel Erfolg Dir

Dein Coach - Sjard

Quellen und Nachweise

Mythen

1.U.S. Department of Health & Human Services, "Balance Food and Activity", February 13, 2013

2.Kempner W, Newborg BC, Peschel RL, Skyler JS., "Treatment of massive obesity with rice/reduction diet program. An analysis of 106 patients with at least a 45-kg weight loss.", Arch Intern Med. 1975 Dec;135(12):1575-84.

3.Freire R., "Scientific evidence of diets for weight loss. Different macronutrient composition, intermittent fasting, and popular diets."Nutrition. 2020 Jan;69:110549. doi: 10.1016/j.nut.2019.07.001. Epub 2019 Jul 4.

4.Thomson CA, Stopeck AT, Bea JW, Cussler E, Nardi E, Frey G, Thompson PA., "Changes in body weight and metabolic indexes in overweight breast cancer survivors enrolled in a randomized trial of low-fat vs. reduced carbohydrate diets.", Nutr Cancer. 2010;62(8):1142-52. doi: 10.1080/01635581.2010.513803.

5.Sacks FM, Bray GA, Carey VJ, Smith SR, Ryan DH, Anton SD, McManus K, Champagne CM, Bishop LM, Laranjo N, Leboff MS, Rood JC, de Jonge L, Greenway FL, Loria CM, Obarzanek E, Williamson DA., "Comparison of weight-loss diets with different compositions of fat, protein, and carbohydrates.", N Engl J Med. 2009 Feb 26;360(9):859-73. doi: 10.1056/NEJMoa0804748.

6.Phillips SA, Jurva JW, Syed AQ, Syed AQ, Kulinski JP, Pleuss J, Hoffmann RG, Gutterman DD.,"Benefit of low-fat over low-carbohydrate diet on endothelial health in obesity.",

7.Bray GA, Redman LM, de Jonge L, Rood J, Smith SR., "Effect of Three Levels of Dietary Protein on Metabolic Phenotype of Healthy Individuals With 8 Weeks of Overfeeding.", J Clin Endocrinol Metab. 2016 Jul;101(7):2836-43. doi: 10.1210/jc.2016-1313. Epub 2016 May 9.

8.Eric R Helms, David Stephen Rowlands, Scott Randall Brown, Caryn Zinn, "A Systematic Review of Dietary Protein During Caloric Restriction in Resistance Trained Lean Athletes: A Case for Higher Intakes", International Journal of Sport Nutrition and Exercise Metabolism 24(2) · October 2013

9.Freire R., "Scientific evidence of diets for weight loss: Different macronutrient composition, intermittent fasting, and popular diets.", Nutrition. 2020 Jan;69:110549. doi: 10.1016/j.nut.2019.07.001. Epub 2019 Jul 4.

10.Surwit RS, Feinglos MN, McCaskill CC, Clay SL, Babyak MA, Brownlow BS, Plaisted CS, Lin PH.,"Metabolic and behavioral effects of a high-sucrose diet during weight loss.", Am J Clin Nutr. 1997 Apr;65(4):908-15.

11.Scotto di Palumbo A, Guerra E, Orlandi C, Bazzucchi I, Sacchetti M., "Effect of combined resistance and endurance exercise training on regional fat loss.", J Sports Med Phys Fitness. 2017 Jun;57(6):794-801. doi: 10.23736/S0022-4707.16.06358-1.

12.Ramírez-Campillo R, Andrade DC, Campos-Jara C, Henríquez-Olguín C, Alvarez-Lepín C, Izquierdo M., "Regional fat changes induced by localized muscle endurance resistance training.", J Strength Cond Res. 2013 Aug;27(8):2219-24. doi: 10.1519/JSC.0b013e31827e8681.

13.Kostek MA, Pescatello LS, Seip RL, Angelopoulos TJ, Clarkson PM, Gordon PM, Moyna NM, Visich PS, Zoeller RF, Thompson PD, Hoffman EP, Price TB.," Subcutaneous fat alterations resulting from an upper-body resistance training program.", Med Sci Sports Exerc. 2007 Jul;39(7):1177-85.

14.Pasiakos SM, Vislocky LM, Carbone JW, Altieri N, Konopelski K, Freake HC, Anderson JM, Ferrando AA, Wolfe RR, Rodriguez NR., "Acute energy deprivation affects skeletal muscle protein synthesis and associated intracellular signaling proteins in physically active adults.", J Nutr. 2010 Apr;140(4):745-51. doi: 10.3945/jn.109.118372. Epub 2010 Feb 17.

15.American College of Sports Medicine.,"American College of Sports Medicine position stand. Progression models in resistance training for healthy adults.", Med Sci Sports Exerc. 2009 Mar;41(3):687-708. doi: 10.1249/MSS.0b013e3181915670.

16.Fatouros IG, Chatzinikolaou A, Tournis S, Nikolaidis MG, Jamurtas AZ, Douroudos II, Papassotiriou I, Thomakos PM, Taxildaris K, Mastorakos G, Mitrakou A.,"Intensity of resistance exercise determines adipokine and resting energy expenditure responses in overweight elderly individuals.", Diabetes Care. 2009 Dec;32(12):2161-7. doi: 10.2337/dc08-1994. Epub 2009 Sep 3.

17.Farinatti PT, Castinheiras Neto AG.,"The effect of between-set rest intervals on the oxygen uptake during and after resistance exercise sessions performed with large- and small-muscle mass.", J Strength Cond Res. 2011 Nov;25(11):3181-90. doi: 10.1519/JSC.0b013e318212e415.

18.Gerald T Mangine, Jay R Hoffman, Adam M Gonzalez, Jeremy R Townsend, Adam J Wells, Adam R Jajtner, Kyle S Beyer, Carleigh H Boone, Amelia A Miramonti, Ran Wang, Michael B LaMonica, David H Fukuda, Nicholas A Ratamess, and Jeffrey R Stout.,"The effect of training volume and intensity on improvements in muscular strength and size in resistance-trained men", Physiol Rep. 2015 Aug; 3(8): e12472.Published online 2015 Aug 13. doi: 10.14814/phy2.12472

19.Durrant ML, Garrow JS, Royston P, Stalley SF, Sunkin S, Warwick PM.,"Factors influencing the composition of the weight lost by obese patients on a reducing diet.", Br J Nutr. 1980 Nov;44(3):275-85.

20.Hunter GR, Weinsier RL, Gower BA, Wetzstein C.,"Age-related decrease in resting energy expenditure in sedentary white women: effects of regional differences in lean and fat mass.",Am J Clin Nutr. 2001 Feb;73(2):333-7.

21.Wolfe RR.,"The underappreciated role of muscle in health and disease.", Am J Clin Nutr. 2006 Sep;84(3):475-82.

22.Henry RR, Wiest-Kent TA, Scheaffer L, Kolterman OG, Olefsky JM.,"Metabolic consequences of very-low-calorie diet therapy in obese non-insulin-dependent diabetic and nondiabetic subjects.", Diabetes. 1986 Feb;35(2):155-64.

23.Anthony D. Jackson,John McLaughlin.,"Digestion and absorption", BASIC SCIENCE| VOLUME 27, ISSUE 6, P231-236, JUNE 01, 2009

24.Moore DR, Robinson MJ, Fry JL, Tang JE, Glover EI, Wilkinson SB, Prior T, Tarnopolsky MA, Phillips SM.,"Ingested protein dose response of muscle and albumin protein synthesis after resistance exercise in young men.", Am J Clin Nutr. 2009 Jan;89(1):161-8. doi: 10.3945/ajcn.2008.26401. Epub 2008 Dec 3.

25.Robert W. Morton, Chris McGlory, and Stuart M. Phillips.,"Nutritional interventions to augment resistance training-induced skeletal muscle hypertrophy", Front Physiol. 2015; 6: 245.Published online 2015 Sep 3. doi: 10.3389/fphys.2015.00245

26.Symons TB, Sheffield-Moore M, Wolfe RR, Paddon-Jones D.,"A moderate serving of high-quality protein maximally stimulates skeletal muscle protein synthesis in young and elderly subjects.", J Am Diet Assoc. 2009 Sep;109(9):1582-6. doi: 10.1016/j.jada.2009.06.369.

27.Macnaughton LS, Wardle SL, Witard OC, McGlory C, Hamilton DL, Jeromson S, Lawrence CE, Wallis GA, Tipton KD.,"The response of muscle protein synthesis following whole-body resistance exercise is greater following 40 g than 20 g of ingested whey protein.", Physiol Rep. 2016 Aug;4(15). pii: e12893. doi: 10.14814/phy2.12893.

28.Ina Shaw, Brandon S Shaw, Gregory A Brown, Ardalan Shariat., "Review of the Role of Resistance Training and Musculoskeletal Injury Prevention and Rehabilitation", Gavin Publishers Gavin Journal of Orthopedic Research and Therapy Volume 2016; Pages 5 Shaw I et al.

29.Rebecca A. Seguin, Galen Eldridge, Wesley Lynch, and Lynn C. Paul., "Strength Training Improves Body Image and Physical Activity Behaviors Among Midlife and Older Rural Women", J Ext. Author manuscript; available in PMC 2015 Mar 10. Published in final edited form as: J Ext. 2013 Aug; 51(4): 4FEA2.

30.Kraemer WJ, Mazzetti SA, Nindl BC, Gotshalk LA, Volek JS, Bush JA, Marx JO, Dohi K, Gómez AL, Miles M, Fleck SJ, Newton RU, Häkkinen K., "Effect of resistance training on women's strength/power and occupational performances.", Med Sci Sports Exerc. 2001 Jun;33(6):1011-25.

31.Kristen M. Beavers, Walter T. Ambrosius, W. Jack Rejeski, Jonathan H. Burdette, Michael P. Walkup, Jessica L. Sheedy, Beverly A. Nesbit, Jill E. Gaukstern, Barbara J. Nicklas, Anthony P. Marsh. Effect of Exercise Type During Intentional Weight Loss on Body Composition in Older Adults with Obesity. Obesity, 2017; 25 (11): 1823 DOI: 10.1002/oby.21977

32.Pratley R, Nicklas B, Rubin M, Miller J, Smith A, Smith M, Hurley B, Goldberg A., "Strength training increases resting metabolic rate and norepinephrine levels in healthy 50- to 65-yr-old men.", J Appl Physiol (1985). 1994 Jan;76(1):133-7.

33.José D. Botezelli, Andressa Coope, Ana C. Ghezzi, Lucieli T. Cambri, Leandro P. Moura, Pedro P. M. Scariot, Rodrigo Stellzer Gaspar, Rania A. Mekary, Eduardo Rochete Ropelle & José Rodrigo Pauli., "Strength Training Prevents Hyperinsulinemia, Insulin Resistance, and Inflammation Independent of Weight Loss in Fructose-Fed Animals", Scientific Reports volume 6, Article number: 31106 (2016)

34.A Ram Hong and Sang Wan Kim., " Effects of Resistance Exercise on Bone Health", Endocrinol Metab (Seoul). 2018 Dec; 33(4): 435-444. Published online 2018 Nov 30. doi: 10.3803/EnM.2018.33.4.435

35.Layne JE, Nelson ME., "The effects of progressive resistance training on bone density: a review.", Med Sci Sports Exerc. 1999 Jan;31(1):25-30.

36.Eric J Shiroma, Nancy R Cook, JoAnn E Manson, MV Moorthy, Julie E Buring, Eric B Rimm and I-Min Lee., "Strength Training and the Risk of Type 2 Diabetes and Cardiovascular Disease", Med Sci Sports Exerc. Author manuscript; available in PMC 2018 Jan 1. Published in final edited form as: Med Sci Sports Exerc. 2017 Jan; 49(1): 40-46. doi: 10.1249/MSS.0000000000001063

37.Palevo G, Keteyian SJ, Kang M, Caputo JL."Resistance exercise training improves heart function and physical fitness in stable patients with heart failure.", J Cardiopulm Rehabil Prev. 2009 Sep-Oct;29(5):294-8. doi: 10.1097/HCR.0b013e3181ac784b.

38.Lovell DI, Cuneo R, Gass GC., "Strength training improves submaximum cardiovascular performance in older men.", J Geriatr Phys Ther. 2009;32(3):117-24.

39.Caruso FR, Arena R, Phillips SA, Bonjorno JC Jr, Mendes RG, Arakelian VM, Bassi D, Nogi C, Borghi-Silva A., "Resistance exercise training improves heart rate variability and muscle performance: a randomized controlled trial in coronary artery disease patients.", Eur J Phys Rehabil Med. 2015 Jun;51(3):281-9. Epub 2014 Nov 11.

40.Justin C. Strickland and Mark A. Smith., "The anxiolytic effects of resistance exercise", Front Psychol. 2014; 5: 753. Published online 2014 Jul 10. doi: 10.3389/fpsyg.2014.00753

41.Amenda Ramirez and Len Kravitz, Ph.D., "Resistance Training Improves Mental Health", American Journal of Lifestyle Medicine

42.Lee T. Ferris, James S. Williams, Chwan Li Shen, Kendra A. O'Keefe and Kimberly B. Hale2., "Resistance Training Improves Sleep Quality in Older Adults a Pilot Study", J Sports Sci Med. 2005 Sep; 4(3): 354-360. Published online 2005 Sep 1.

43.Henry RR, Wiest-Kent TA, Scheaffer L, Kolterman OG, Olefsky JM., "Metabolic consequences of very-low-calorie diet therapy in obese non-insulin-dependent diabetic and nondiabetic subjects.", Diabetes. 1986 Feb;35(2):155-64.

44.Durrant ML, Garrow JS, Royston P, Stalley SF, Sunkin S, Warwick PM., "Factors influencing the composition of the weight lost by obese patients on a reducing diet.", Br J Nutr. 1980 Nov;44(3):275-85.

45.McClave, Stephen A., Snider, Harvy., "Dissecting the energy needs of the body", Current Opinion in Clinical Nutrition and Metabolic Care: March 2001 - Volume 4 - Issue 2 - p 143-147

46.Hunter GR, Weinsier RL, Gower BA, Wetzstein C., "Age-related decrease in resting energy expenditure in sedentary white women: effects of regional differences in lean and fat mass.", Am J Clin Nutr. 2001 Feb;73(2):333-7.

47.Wolfe RR., "The underappreciated role of muscle in health and disease.", Am J Clin Nutr. 2006 Sep;84(3):475-82.

48.Wolfe RR., "The underappreciated role of muscle in health and disease.", Am J Clin Nutr. 2006 Sep;84(3):475-82.

49.James H.O'Keefe Robert Vogel Carl J.Laviec Loren Cordain., "Exercise Like a Hunter-Gatherer: A Prescription for Organic Physical Fitness", Volume 53, Issue 6, May-June 2011, Pages 471-479

50.Ana Magdalena Hurtado, Kristen Hawkes, Kim Hill & Hillard Kaplan., "Female subsistence strategies among Ache hunter-gatherers of Eastern Paraguay", Human Ecology volume 13, pages 1-28(1985)

51.S. K. Hunter., "Sex differences in human fatigability: mechanisms and insight to physiological responses", First published:17 January 2014 Wiley Online Library

52.Fulco CS, Rock PB, Muza SR, Lammi E, Cymerman A, Butterfield G, Moore LG, Braun B, Lewis SF., "Slower fatigue and faster recovery of the adductor pollicis muscle in women matched for strength with men.", Acta Physiol Scand. 1999 Nov;167(3):233-9.

53.Judge LW, Burke JR., "The effect of recovery time on strength performance following a high-intensity bench press workout in males and females.", Int J Sports Physiol Perform. 2010 Jun;5(2):184-96.

Das ideale Training für die Frau

1.Hubal MJ, Gordish-Dressman H, Thompson PD, Price TB, Hoffman EP, Angelopoulos TJ, Gordon PM, Moyna NM, Pescatello LS, Visich PS, Zoeller RF, Seip RL, Clarkson PM., "Variability in muscle size and strength gain after unilateral resistance training.", Med Sci Sports Exerc. 2005 Jun;37(6):964-72.

2.PHILLIP BISHOP,KIRK CURETON &MITCHELL COLLINS., "Sex difference in muscular strength in equally-trained men and women", Pages 675-687 | Received 14 Mar 1986, Accepted 29 Oct 1986, Published online: 27 Jul 2007

3.https://medlineplus.gov/ency/article/003707.htm

4.R. S. Lindle, E. J. Metter, N. A. Lynch, J. L. Fleg, J. L. Fozard, J. Tobin, T. A. Roy, and B. F. Hurley., "Age and gender comparisons of muscle strength in 654 women and men aged 20-93 yr", Journal of Applied Physiology Vol. 83, No. 5

5.A. E. J. Miller, J. D. MacDougall, M. A. Tarnopolsky & D. G. Sale., "Gender differences in strength and muscle fiber characteristics", European Journal of Applied Physiology and Occupational Physiology volume 66, pages 254-262(1993)

6.Roth SM, Ivey FM, Martel GF, Lemmer JT, Hurlbut DE, Siegel EL, Metter EJ, Fleg JL, Fozard JL, Kostek MC, Wernick DM, Hurley BF., "Muscle size responses to strength training in young and older men and women.", J Am Geriatr Soc. 2001 Nov;49(11):1428-33.

7.O'Hagan FT, Sale DG, MacDougall JD, Garner SH., "Response to resistance training in young women and men.", Int J Sports Med. 1995 Jul;16(5):314-21.

8.Martina Velders & Patrick Diel., "How Sex Hormones Promote Skeletal Muscle Regeneration", Sports Medicine volume 43, pages 1089-1100(2013)

9.Hansen, Mette, Kjaer, Michael., "Influence of Sex and Estrogen on Musculotendinous Protein Turnover at Rest and After Exercise", Exercise and Sport Sciences Reviews: October 2014 - Volume 42 - Issue 4 - p 183-192.

10.Marybeth Brown., "Estrogen Effects on Skeletal Muscle", Integrative Biology of Women's Health pp 35-51

11.Hansen, Mette; Kjaer, Michael., "Influence of Sex and Estrogen on Musculotendinous Protein Turnover at Rest and After Exercise", Exercise and Sport Sciences Reviews: October 2014 - Volume 42 - Issue 4 - p 183-192 doi: 10.1249/JES.0000000000000026

12.Edward L. Melanson, Kathleen M. Gavin, Karen L. Shea, Pamela Wolfe, Margaret E. Wierman, Robert S. Schwartz, and Wendy M. Kohrt., "Regulation of energy expenditure by estradiol in premenopausal women", Journal of Applied Physiology Vol. 119, No. 9

13.Schoenfeld BJ., "The mechanisms of muscle hypertrophy and their application to resistance training.", J Strength Cond Res. 2010 Oct;24(10):2857-72. doi: 10.1519/JSC.0b013e3181e840f3.

14.Tarnopolsky MA., "Sex differences in exercise metabolism and the role of 17-beta estradiol.", Med Sci Sports Exerc. 2008 Apr;40(4):648-54. doi: 10.1249/MSS.0b013e31816212ff.

15.Sandra K. Hunter, Ashley Critchlow, In-Sik Shin, and Roger M. Enoka., "Men are more fatigable than strength-matched women when performing intermittent submaximal contractions", Journal of Applied Physiology Vol. 96, No. 6

16.Sandra K. Hunter, PhD., "Sex Differences in Human Fatigability: Mechanisms and Insight to Physiological Responses", Acta Physiol (Oxf). Author manuscript; available in PMC 2015 Apr 1.Published in final edited form as:Acta Physiol (Oxf). 2014 Apr; 210(4): 768–789.Published online 2014 Feb 25. doi: 10.1111/apha.1223

17.S. K. Hunter., "Sex differences in human fatigability: mechanisms and insight to physiological responses", First published:17 January 2014 Wiley Online Library

18.Hutchinson PL, Cureton KJ, Outz H, Wilson G., "Relationship of cardiac size to maximal oxygen uptake and body size in men and women.", Int J Sports Med. 1991 Aug;12(4):369-73.

19.Dieuwerke P Bolhuis, Andrew Costanzo, Lisa P Newman, Russell SJ Keast., "Salt Promotes Passive Overconsumption of Dietary Fat in Humans ", The Journal of Nutrition, Volume 146, Issue 4, April 2016, Pages 838–845 Published 02 March 2016

20.Ingram DM, Bennett FC, Willcox D, de Klerk N., "Effect of low-fat diet on female sex hormone levels.", Journal of the National Cancer Institute, 01 Dec 1987, 79(6):1225-1229 PMID: 3480374

21.Lof M, Weiderpass E., "Impact of diet on breast cancer risk.", Curr Opin Obstet Gynecol. 2009 Feb;21(1):80-5. doi: 10.1097/GCO.0b013e32831d7f22.

22.Michels KB, Mohllajee AP, Roset-Bahmanyar E, Beehler GP, Moysich KB., "Diet and breast cancer: a review of the prospective observational studies.", Cancer. 2007 Jun 15;109(12 Suppl):2712-49.

23.Helena Jemström, Hakan Olsson., "Breast Size in Relation to Endogenous Hormone Levels, Body Constitution, and Oral Contraceptive Use in Healthy Nulligravid Women Aged 19–25 Years ", American Journal of Epidemiology, Volume 145, Issue 7, 1 April 1997, Pages 571–580, Published: 01 April 1997

24.Norman F. Boyd, Cary Greenberg, Gina Lockwood, Laurie Little, Lisa Martin, David Tritchler, Jeffrey Byng, Martin Yaffe., "Effects at Two Years of a Low-Fat, High-Carbohydrate Diet on Radiologic Features of the Breast: Results From a Randomized Trial ", JNCI: Journal of the National Cancer Institute, Volume 89, Issue 7, 2 April 1997, Pages 488–496 Published: 02 April 1997

25.Judge LW, Burke JR., "The effect of recovery time on strength performance following a high-intensity bench press workout in males and females.", Int J Sports Physiol Perform. 2010 Jun;5(2):184-96.

26.Anne-Marie Lundsgaard and Bente Kiens., "Gender differences in skeletal muscle substrate metabolism – molecular mechanisms and insulin sensitivity", Front. Endocrinol., 13 November 2014

27.Erin A. Dannecker, PhD, ATC,a Ying Liu, MD,b R. Scott Rector, PhD,b,c Tom R. Thomas, PhD,b Roger B. Fillingim, PhD,d and Michael E. Robinson, PhDe., "Sex Differences in Exercise-Induced Muscle Pain and Muscle Damage", J Pain. Author manuscript; available in PMC 2013 Dec 1. Published in final edited form as: J Pain. 2012 Dec; 13(12): 1242–1249. doi: 10.1016/j.jpain.2012.09.014

28.Lawrence W. Judge and Jeanmarie R. Burke., "The Effect of Recovery Time on Strength Performance Following a High-Intensity Bench Press Workout in Males and Females", in International Journal of Sports Physiology and Performance, In Print: Volume 5: Issue 2 Pages: 184–196

29.Megan R. Wolf, Maren S. Fragala, Jeff S. Volek, Craig R. Denegar, Jeffrey M. Anderson, Brett A. Comstock, Courtenay Dunn-Lewis, David R. Hooper, Tunde K. Szivak, Hui-Ying Luk, Carl M. Maresh, Keijo Häkkinen & William J. Kraemer., "Sex differences in creatine kinase after acute heavy resistance exercise on circulating granulocyte estradiol receptors", European Journal of Applied Physiology volume 112, pages 3335–3340(2012)

30.Enns DL, Tiidus PM., "The influence of estrogen on skeletal muscle: sex matters.", Sports Med. 2010 Jan 1;40(1):41-58. doi: 10.2165/11319760-000000000-00000.

31.Mark D. Schuenke, Jennifer R. Herman, Roger M. Gliders, Fredrick C. Hagerman, Robert S. Hikida, Sharon R. Rana, Kerry E. Ragg & Robert S. Staron., "Early-phase muscular adaptations in response to slow-speed versus traditional resistance-training regimens", European Journal of Applied Physiology volume 112, pages 3585–3595(2012)

32.Häkkinen K., "Force production characteristics of leg extensor, trunk flexor and extensor muscles in male and female basketball players.", J Sports Med Phys Fitness. 1991 Sep;31(3):325-31.

33.R. Joseph., "The Evolution of Sex Differences in Language, Sexuality, and Visual-Spatial Skills", Archives of Sexual Behavior volume 29, pages 35–66(2000)

34.Elizabeth R. Sowell, Bradley S. Peterson, Eric Kan, Roger P. Woods, June Yoshii, Ravi Bansal, Dongrong Xu, Hongtu Zhu, Paul M. Thompson and Arthur W. Toga., "Sex Differences in Cortical Thickness Mapped in 176 Healthy Individuals between 7 and 87 Years of Age",Cereb Cortex. Author manuscript; available in PMC 2008 Apr 23. Published in final edited form as: Cereb Cortex. 2007 Jul; 17(7): 1550–1560. Published online 2006 Aug 31. doi: 10.1093/cercor/bhl066

Die 7 wahren Gesetze des Muskelaufbaus

1.Schoenfeld BJ.,"The mechanisms of muscle hypertrophy and their application to resistance training.", J Strength Cond Res. 2010 Oct;24(10):2857-72. doi: 10.1519/JSC.0b013e3181e840f3.

2.ibid

3.Flann KL, LaStayo PC, McClain DA, Hazel M, Lindstedt SL.,"Muscle damage and muscle remodeling: no pain, no gain?", J Exp Biol. 2011 Feb 15;214(Pt 4):674-9. doi: 10.1242/jeb.050112.

4.Gerald T Mangine, Jay R Hoffman, Adam M Gonzalez, Jeremy R Townsend, Adam J Wells, Adam R Jajtner, Kyle S Beyer, Carleigh H Boone, Amelia A Miramonti, Ran Wang, Michael B LaMonica, David H Fukuda, Nicholas A Ratamess, and Jeffrey R Stout.,"The effect of training volume and intensity on improvements in muscular strength and size in resistance-trained men", Physiol Rep. 2015 Aug; 3(8): e12472.Published online 2015 Aug 13. doi: 10.14814/phy2.12472

5.Schoenfeld BJ, Ratamess NA, Peterson MD, Contreras B, Sonmez GT, Alvar BA.,"Effects of different volume-equated resistance training loading strategies on muscular adaptations in well-trained men.", J Strength Cond Res. 2014 Oct;28(10):2909-18. doi: 10.1519/JSC.0000000000000480.

6.Antonio Paoli, Paulo Gentil, Tatiana Moro, Giuseppe Marcolin, and Antonino Bianco.,"Resistance Training with Single vs. Multi-joint Exercises at Equal Total Load Volume: Effects on Body Composition, Cardiorespiratory Fitness, and Muscle Strength", Front Physiol. 2017; 8: 1105.Published online 2017 Dec 22. doi: 10.3389/fphys.2017.01105

7.Schoenfeld BJ, Ogborn D, Krieger JW., "Effects of Resistance Training Frequency on Measures of Muscle Hypertrophy: A Systematic Review and Meta-Analysis.", Sports Med. 2016 Nov;46(11):1689-1697. doi: 10.1007/

8.Schoenfeld, B.J., et al., In uence of Resistance Training Frequency on Muscular Adaptations in Well- Trained Men. J Strength Cond Res, 2015. 29(7): p. 1821-9.

9.Raastad, T., et al., Powerlifters improved strength and muscular adaptations to a greater extent when equal total training volume was divided into 6 compared to 3 training sessions per week, in 17th annual conference of the ECSS, Brugge 4-7 2012

10.Tipton KD, Wolfe RR.,"Exercise, protein metabolism, and muscle growth.", Int J Sport Nutr Exerc Metab. 2001 Mar;11(1):109-32.

11.Schoenfeld BJ, Ogborn D, Krieger JW., "Effects of Resistance Training Frequency on Measures of Muscle Hypertrophy: A Systematic Review and Meta-Analysis.", Sports Med. 2016 Nov;46(11):1689-1697. doi: 10.1007/

12.Goldberg AL, Etlinger JD, Goldspink DF, Jablecki C.,"Mechanism of work-induced hypertrophy of skeletal muscle.", Med Sci Sports. 1975 Fall;7(3):185-98.

13.Lichtman SW, Pisarska K, Berman ER, Pestone M, Dowling H, Offenbacher E, Weisel H, Heshka S, Matthews DE, Heymsfield SB., "Discrepancy between self-reported and actual caloric intake and exercise in obese subjects.", N Engl J Med. 1992 Dec 31;327(27):1893-8.

14.Wang X, Sparks JR, Bowyer KP, Youngstedt SD.,"Influence of sleep restriction on weight loss outcomes associated with caloric restriction.", Sleep. 2018 May 1;41(5). doi: 10.1093/sleep/zsy027.

15.Nedeltcheva AV, Kilkus JM, Imperial J, Schoeller DA, Penev PD.,"Insufficient sleep undermines dietary efforts to reduce adiposity.", Ann Intern Med. 2010 Oct 5;153(7):435-41. doi: 10.7326/0003-4819-153-7-201010050-00006.

16.Amstrup AK, Sikjaer T, Pedersen SB, Heickendorff L, Mosekilde L, Rejnmark L.,"Reduced fat mass and increased lean mass in response to 1 year of melatonin treatment in postmenopausal women: A randomized placebo-controlled trial.Clin Endocrinol (Oxf). 2016 Mar;84(3):342-7. doi: 10.1111/cen.12942. Epub 2015 Oct 8.

Das Training

1.Goldberg AL, Etlinger JD, Goldspink DF, Jablecki C.,"Mechanism of work-induced hypertrophy of skeletal muscle.", Med Sci Sports. 1975 Fall;7(3):185-98.

2.Schoenfeld BJ, Ogborn D, Krieger JW.,"Effects of Resistance Training Frequency on Measures of Muscle Hypertrophy: A Systematic Review and Meta-Analysis.",Sports Med. 2016 Nov;46(11):1689-1697. doi: 10.1007/s40279-016-0543-8.

3.Tipton KD, Wolfe RR.,"Exercise, protein metabolism, and muscle growth.",Int J Sport Nutr Exerc Metab. 2001 Mar;11(1):109-32.

4.Ibid

5.Antonio Paoli, Paulo Gentil, Tatiana Moro, Giuseppe Marcolin, and Antonino Bianco.,"Resistance Training with Single vs. Multi-joint Exercises at Equal Total Load Volume: Effects on Body Composition, Cardiorespiratory Fitness, and Muscle Strength", Front Physiol. 2017; 8: 1105.Published online 2017 Dec 22. doi: 10.3389/fphys.2017.01105

6.Goldberg AL, Etlinger JD, Goldspink DF, Jablecki C."Mechanism of work-induced hypertrophy of skeletal muscle.", Med Sci Sports. 1975 Fall;7(3):185-98.

7.Hansen S, Kvorning T, Kjaer M, Sjøgaard G.,"The effect of short-term strength training on human skeletal muscle: the importance of physiologically elevated hormone levels.",Scand J Med Sci Sports. 2001 Dec;11(6):347-54.

8.Kraemer WJ, Fry AC, Warren BJ, Stone MH, Fleck SJ, Kearney JT, Conroy BP, Maresh CM, Weseman CA, Triplett NT, et al.,"Acute hormonal responses in elite junior weightlifters.", Int J Sports Med. 1992 Feb;13(2):103-9.

9.Schoenfeld BJ, Grgic J, Ogborn D, Krieger JW.,"Strength and Hypertrophy Adaptations Between Low- vs. High-Load Resistance Training: A Systematic Review and Meta-analysis.", J Strength Cond Res. 2017 Dec;31(12):3508-3523. doi: 10.1519/JSC.0000000000002200.

10.Gerald T Mangine, Jay R Hoffman, Adam M Gonzalez, Jeremy R Townsend, Adam J Wells, Adam R Jajtner, Kyle S Beyer, Carleigh H Boone, Amelia A Miramonti, Ran Wang, Michael B LaMonica, David H Fukuda, Nicholas A Ratamess, and Jeffrey R Stout.,"The effect of training volume and intensity on improvements in muscular strength and size in resistance-trained men", Physiol Rep. 2015 Aug; 3(8): e12472.Published online 2015 Aug 13. doi: 10.14814/phy2.12472

11.Schoenfeld BJ, Ogborn D, Krieger JW.,"Dose-response relationship between weekly resistance training volume and increases in muscle mass: A systematic review and meta-analysis.", J Sports Sci. 2017 Jun;35(11):1073-1082. doi: 10.1080/02640414.2016.1210197. Epub 2016 Jul 19.

12.Gerald T Mangine, Jay R Hoffman, Adam M Gonzalez, Jeremy R Townsend, Adam J Wells, Adam R Jajtner, Kyle S Beyer, Carleigh H Boone, Amelia A Miramonti, Ran Wang, Michael B LaMonica, David H Fukuda, Nicholas A Ratamess, and Jeffrey R Stout.,"The effect of training volume and intensity on improvements in muscular strength and size in resistance-trained men", Physiol Rep. 2015 Aug; 3(8): e12472.Published online 2015 Aug 13. doi: 10.14814/phy2.12472

13.Jeffrey B. Kreher, MD and Jennifer B. Schwartz, MD.,"Overtraining Syndrome A Practical Guide", Sports Health. 2012 Mar; 4(2): 128-138.doi: 10.1177/1941738111434406

14.Schoenfeld BJ.,"The mechanisms of muscle hypertrophy and their application to resistance training."J Strength Cond Res. 2010 Oct;24(10):2857-72. doi: 10.1519/JSC.0b013e3181e840f3.

15.Flann KL, LaStayo PC, McClain DA, Hazel M, Lindstedt SL.,"Muscle damage and muscle remodeling: no pain, no gain?",J Exp Biol. 2011 Feb 15;214(Pt 4):674-9. doi: 10.1242/jeb.050112.

16.B. Fitzgerald and G. R. McLatchie.,"Degenerative joint disease in weight-lifters. Fact or fiction?", Br J Sports Med. 1980 Jul; 14(2-3): 97-101.doi: 10.1136/bjsm.14.2-3.97

17.Siewe J, Marx G, Knöll P, Eysel P, Zarghooni K, Graf M, Herren C, Sobottke R, Michael J.,"Injuries and overuse syndromes in competitive and elite bodybuilding.", Int J Sports Med. 2014 Oct;35(11):943-8. doi: 10.1055/s-0034-1367049. Epub 2014 Jun 2.

18.Kerr ZY, Marshall SW, Dompier TP, Corlette J, Klossner DA, Gilchrist J.,"College Sports-Related Injuries - United States, 2009-10 Through 2013-14 Academic Years."MMWR Morb Mortal Wkly Rep. 2015 Dec 11;64(48):1330-6. doi: 10.15585/mmwr.mm6448a2.

19.Kerr ZY, Collins CL, Comstock RD.,"Epidemiology of weight training-related injuries presenting to United States emergency departments, 1990 to 2007." Am J Sports Med. 2010 Apr;38(4):765-71. doi: 10.1177/0363546509351560. Epub 2010 Feb 5.

20.Shrier I.,"Stretching before exercise does not reduce the risk of local muscle injury: a critical review of the clinical and basic science literature."Clin J Sport Med. 1999 Oct;9(4):221-7.

21.Witvrouw E, Mahieu N, Danneels L, McNair P.Stretching and injury prevention: an obscure relationship.", Sports Med. 2004;34(7):443-9.

22.Phil Page, PT, PhD, ATC, CSCS, FACSM.,"CURRENT CONCEPTS IN MUSCLE STRETCHING FOR EXERCISE AND REHABILITATION", Int J Sports Phys Ther. 2012 Feb; 7(1): 109-119.

Die tatsächlichen Unterschiede zwischen Männern und Frauen im Kraftsport

1.Roth SM, Ivey FM, Martel GF, Lemmer JT, Hurlbut DE, Siegel EL, Metter EJ, Fleg JL, Fozard JL, Kostek MC, Wernick DM, Hurley BF., "Muscle size responses to strength training in young and older men and women.", J Am Geriatr Soc. 2001 Nov;49(11):1428-33.

2.CORY T. WALTS, ERIK D. HANSON, MATTHEW J. DELMONICO, LILI YAO, MIN QI WANG and BEN F. HURLEY., "Do Sex or Race Differences Influence Strength Training Effects on Muscle or Fat?", Med Sci Sports Exerc. Author manuscript; available in PMC 2010 Nov 24. Published in final edited form as:Med Sci Sports Exerc. 2008 Apr; 40(4): 669-676.doi: 10.1249/MSS.0b013e318161aa82

3.O'Hagan FT, Sale DG, MacDougall JD, Garner SH., "Response to resistance training in young women and men.", Int J Sports Med. 1995 Jul;16(5):314-21.

4.Paulo Gentil, James Steele, Maria C. Pereira, Rafael P.M. Castanheira, Antonio Paoli, Martim Bottaro., "Comparison of upper body strength gains between men and women after 10 weeks of resistance training", Published February 11, 2016 PubMed 26893958

5.Ana Magdalena Hurtado, Kristen Hawkes, Kim Hill & Hillard Kaplan., "Female subsistence strategies among Ache hunter-gatherers of Eastern Paraguay", Human Ecology volume 13, pages 1-28(1985)

6.R. J. Maughan, M. Harmon, J. B. Leiper, D. Sale & A. Delman., "Endurance capacity of untrained males and females in isometric and dynamic muscular contractions", European Journal of Applied Physiology and Occupational Physiology volume 55, pages 395-400(1986)

7.Fulco CS, Rock PB, Muza SR, Lammi E, Cymerman A, Butterfield G, Moore LG, Braun B, Lewis SF., "Slower fatigue and faster recovery of the adductor pollicis muscle in women matched for strength with men.", Acta Physiol Scand. 1999 Nov;167(3):233-9.

8.Sandra K. Hunter, Ashley Critchlow, In-Sik Shin, and Roger M. Enoka., "Men are more fatigable than strength-matched women when performing intermittent submaximal contractions", 01 JUN 2004 Journal of Applied Physiology Vol. 96, No. 6

9.Fulco CS, Rock PB, Muza SR, Lammi E, Cymerman A, Butterfield G, Moore LG, Braun B, Lewis SF., "Slower fatigue and faster recovery of the adductor pollicis muscle in women matched for strength with men.", Acta Physiol Scand. 1999 Nov;167(3):233-9.

10.Judge LW, Burke JR., "The effect of recovery time on strength performance following a high-intensity bench press workout in males and females.", Int J Sports Physiol Perform. 2010 Jun;5(2):184-96.

11.MCDOWELL, CILLIAN P.; CAMPBELL, MARK J.; HERRING, MATTHEW P., "Sex-Related Differences in Mood Responses to Acute Aerobic Exercise", Medicine & Science in Sports & Exercise: September 2016 - Volume 48 - Issue 9 - p 1798-1802.

12.Kim PS, Mayhew JL, Peterson DF., "A modified YMCA bench press test as a predictor of 1 repetition maximum bench press strength.", J Strength Cond Res. 2002 Aug;16(3):440-5.

13.R. Joseph., "The Evolution of Sex Differences in Language, Sexuality, and Visual-Spatial Skills", Archives of Sexual Behavior volume 29, pages 35-66(2000)

14.Elizabeth R. Sowell, Bradley S. Peterson, Eric Kan, Roger P. Woods, June Yoshii, Ravi Bansal, Dongrong Xu, Hongtu Zhu, Paul M. Thompson and Arthur W. Toga., "Sex Differences in Cortical Thickness Mapped in 176 Healthy Individuals between 7 and 87 Years of Age", Cereb Cortex. Author manuscript; available in PMC 2008 Apr 23.Published in final edited form as: Cereb Cortex. 2007 Jul; 17(7): 1550-1560. Published online 2006 Aug 31. doi: 10.1093/cercor/bhl066

15.Häkkinen K., "Force production characteristics of leg extensor, trunk flexor and extensor muscles in male and female basketball players.", J Sports Med Phys Fitness. 1991 Sep;31(3):325-31.

16.Darryl J McAndrew, MArk Gorelick, John Mark Brown., "Muscles within muscles: A Mechanomyographic analysis of muscle segment contractile properties within human gluteus maximus", Journal of Musculoskeletal Research, Vol. 10, No. 1 (2006) 23-35

17.R. Bottinelli, M. Narici, M. A. Pellegrino, B. Kayser, M. Canepari, G. Faglia, A. Sartorio., "Contractile Properties and Fiber Type Distribution of Quadriceps Muscles in Adults with Childhood-Onset Growth Hormone Deficiency ", The Journal of Clinical Endocrinology & Metabolism, Volume 82, Issue 12, 1 December 1997, Pages 4133-4138

18.KARLSSON E, JONSSON B., "FUNCTION OF THE GLUTEUS MAXIMUS MUSCLE. AN ELECTROMYOGRAPHIC STUDY.", Acta Morphol Neerl Scand. 1965;6:161-9."

19.Antonio Paoli, Giuseppe Marcolin, Nicola Petrone., "The Effect of Stance Width on the Electromyographical Activity of Eight Superficial Thigh Muscles During Back Squat With Different Bar Loads", J Strength Cond Res 2009 Jan;23(1):246-50. doi: 10.1519/jsc.0b013e3181876811.

20.Hasan Ulas Yavuz, Deniz Erdag, Arif Mithat Amca, Serdar Aritan., "Kinematic and EMG activities during front and back squat variations in maximum loads", Journal of Sports Sciences 33(10):1-9 · January 2015

21.Isear JA Jr, Erickson JC, Worrell TW., "EMG analysis of lower extremity muscle recruitment patterns during an unloaded squat.", Med Sci Sports Exerc. 1997 Apr;29(4):532-9.

22.Paulo Gentil, Saulo Soares and Martim Bottaro., "Single vs. Multi-Joint Resistance Exercises: Effects on Muscle Strength and Hypertrophy", Asian J Sports Med. 2015 Jun; 6(2): e24057. Published online 2015 Jun 22. doi: 10.5812/asjsm.24057

23.Contreras B, Vigotsky AD, Schoenfeld BJ, Beardsley C, Cronin J., "A Comparison of Gluteus Maximus, Biceps Femoris, and Vastus Lateralis Electromyography Amplitude in the Parallel, Full, and Front Squat Variations in Resistance-Trained Females.", J Appl Biomech. 2016 Feb;32(1):16-22. doi: 10.1123/jab.2015-0113. Epub 2015 Aug 6

Leichtes Gewicht für Muskelwachstum oder schwere?

1.Schoenfeld BJ., "The mechanisms of muscle hypertrophy and their application to resistance training.", J Strength Cond Res. 2010 Oct;24(10):2857-72. doi: 10.1519/JSC.0b013e3181e840f3.

2.Mitchell CJ, Churchward-Venne TA, West DW, Burd NA, Breen L, Baker SK, Phillips SM.,"Resistance exercise load does not determine training-mediated hypertrophic gains in young men.", J Appl Physiol (1985). 2012 Jul;113(1):71-7. doi: 10.1152/japplphysiol.00307.2012. Epub 2012 Apr 19.

3.Morton RW, Oikawa SY, Wavell CG, Mazara N, McGlory C, Quadrilatero J, Baechler BL, Baker SK, Phillips SM.,"Neither load nor systemic hormones determine resistance training-mediated hypertrophy or strength gains in resistance-trained young men.", J Appl Physiol (1985). 2016 Jul 1;121(1):129-38. doi: 10.1152/japplphysiol.00154.2016. Epub 2016 May 12.

4.Schoenfeld BJ, Wilson JM, Lowery RP, Krieger JW.,"Muscular adaptations in low- versus high-load resistance training: A meta-analysis.", Eur J Sport Sci. 2016;16(1):1-10. doi: 10.1080/17461391.2014.989922. Epub 2014 Dec 20.

5.Schoenfeld BJ, Grgic J, Ogborn D, Krieger JW.,"Strength and Hypertrophy Adaptations Between Low- vs. High-Load Resistance Training: A Systematic Review and Meta-analysis.,J Strength Cond Res. 2017 Dec;31(12):3508-3523. doi: 10.1519/JSC.0000000000002200.

6.Schoenfeld BJ, Ogborn D, Krieger JW.,"Dose-response relationship between weekly resistance training volume and increases in muscle mass: A systematic review and meta-analysis.",J Sports Sci. 2017 Jun;35(11):1073-1082. doi: 10.1080/02640414.2016.1210197. Epub 2016 Jul 19.

7.Ibid

8.Barbosa-Netto S, d'Acelino-E-Porto OS, Almeida MB.,"Self-Selected Resistance Exercise Load: Implications for Research and Prescription.", J Strength Cond Res. 2017 Nov 1. doi: 10.1519/JSC.0000000000002287.

9.Schoenfeld BJ, Ratamess NA, Peterson MD, Contreras B, Sonmez GT, Alvar BA.,"Effects of different volume-equated resistance training loading strategies on muscular adaptations in well-trained men.",J Strength Cond Res. 2014 Oct;28(10):2909-18. doi: 10.1519/JSC.0000000000000480.

10.Barbosa-Netto S, d'Acelino-E-Porto OS, Almeida MB.,"Self-Selected Resistance Exercise Load: Implications for Research and Prescription.", J Strength Cond Res. 2017 Nov 1. doi: 10.1519/JSC.0000000000002287.

11.Antonio Jose., "Nonuniform Response of Skeletal Muscle to Heavy", Journal of Strength and Conditioning Research: February 2000 - p 102-113

12.Ibid

13.Cameron J. Mitchell, Tyler A. Churchward-Venne, Daniel W. D. West, Nicholas A. Burd, Leigh Breen, Steven K. Baker, and Stuart M. Phillips.,"Resistance exercise load does not determine training-mediated hypertrophic gains in young men", J Appl Physiol (1985). 2012 Jul 1; 113(1): 71–77.Published online 2012 Apr 19. doi: 10.1152/japplphysiol.00307.2012

14.Gerald T Mangine, Jay R Hoffman, Adam M Gonzalez, Jeremy R Townsend, Adam J Wells, Adam R Jajtner, Kyle S Beyer, Carleigh H Boone, Amelia A Miramonti, Ran Wang, Michael B LaMonica, David H Fukuda, Nicholas A Ratamess, and Jeffrey R Stout.,"The effect of training volume and intensity on improvements in muscular strength and size in resistance-trained men", Physiol Rep. 2015 Aug; 3(8): e12472.Published online 2015 Aug 13. doi: 10.14814/phy2.12472

15.Schoenfeld BJ.,"The mechanisms of muscle hypertrophy and their application to resistance training.", J Strength Cond Res. 2010 Oct;24(10):2857-72. doi: 10.1519/JSC.0b013e3181e840f3.

16.Goldberg AL, Etlinger JD, Goldspink DF, Jablecki C.," Mechanism of work-induced hypertrophy of skeletal muscle.", Med Sci Sports. 1975 Fall;7(3):185-98.

17.Gerald T Mangine, Jay R Hoffman, Adam M Gonzalez, Jeremy R Townsend, Adam J Wells, Adam R Jajtner, Kyle S Beyer, Carleigh H Boone, Amelia A Miramonti, Ran Wang, Michael B LaMonica, David H Fukuda, Nicholas A Ratamess, and Jeffrey R Stout.,"The effect of training volume and intensity on improvements in muscular strength and size in resistance-trained men", Physiol Rep. 2015 Aug; 3(8): e12472.Published online 2015 Aug 13. doi: 10.14814/phy2.12472

18.Ibid

19.Ibid

20.Ibid

21.Nardone A, Romanò C, Schieppati M.,"Selective recruitment of high-threshold human motor units during voluntary isotonic lengthening of active muscles.",J Physiol. 1989 Feb;409:451-71.

Wie oft sollte man jeden Muskel pro Woche trainieren?

1.Schoenfeld BJ, Ogborn D, Krieger JW., "Effects of Resistance Training Frequency on Measures of Muscle Hypertrophy: A Systematic Review and Meta-Analysis.", Sports Med. 2016 Nov;46(11):1689-1697. doi: 10.1007/

2.Schoenfeld, B.J., et al., In uence of Resistance Training Frequency on Muscular Adaptations in Well- Trained Men. J Strength Cond Res, 2015. 29(7): p. 1821-9.

3.Raastad, T., et al., Powerlifters improved strength and muscular adaptations to a greater extent when equal total training volume was divided into 6 compared to 3 training sessions per week, in 17th annual conference of the ECSS, Brugge 4-7 2012

4.Schoenfeld BJ, Ogborn D, Krieger JW., "Effects of Resistance Training Frequency on Measures of Muscle Hypertrophy: A Systematic Review and Meta-Analysis.", Sports Med. 2016 Nov;46(11):1689-1697. doi: 10.1007/s40279-016-0543-8.

5.Schoenfeld BJ, Ratamess NA, Peterson MD, Contreras B, Tiryaki-Sonmez G.,"Influence of Resistance Training Frequency on Muscular Adaptations in Well-Trained Men.", J Strength Cond Res. 2015 Jul;29(7):1821-9. doi: 10.1519/JSC.0000000000000970.

6.Schoenfeld BJ, Ogborn D, Krieger JW.,"Dose-response relationship between weekly resistance training volume and increases in muscle mass: A systematic review and meta-analysis.", J Sports Sci. 2017 Jun;35(11):1073-1082. doi: 10.1080/02640414.2016.1210197. Epub 2016 Jul 19.

7.ibid

8.Hartman MJ, Clark B, Bembens DA, Kilgore JL, Bemben MG.,"Comparisons between twice-daily and once-daily training sessions in male weight lifters.", Int J Sports Physiol Perform. 2007 Jun;2(2):159-69.

9.Häkkinen K, Kallinen M.,"Distribution of strength training volume into one or two daily sessions and neuromuscular adaptations in female athletes.", Electromyogr Clin Neurophysiol. 1994 Mar;34(2):117-24.

10.Hartman MJ, Clark B, Bembens DA, Kilgore JL, Bemben MG.,"Comparisons between twice-daily and once-daily training sessions in male weight lifters.", Int J Sports Physiol Perform. 2007 Jun;2(2):159-69.

11.Häkkinen K, Pakarinen A.,"Serum hormones in male strength athletes during intensive short term strength training.", Eur J Appl Physiol Occup Physiol. 1991;63(3-4):194-9.

12.Hartman MJ, Clark B, Bembens DA, Kilgore JL, Bemben MG.,"Comparisons between twice-daily and once-daily training sessions in male weight lifters.", Int J Sports Physiol Perform. 2007 Jun;2(2):159-69.

13.Häkkinen K, Kallinen M.,"Distribution of strength training volume into one or two daily sessions and neuromuscular adaptations in female athletes.", Electromyogr Clin Neurophysiol. 1994 Mar;34(2):117-24.

14.Häkkinen K, Pakarinen A.,"Serum hormones in male strength athletes during intensive short term strength training.", Eur J Appl Physiol Occup Physiol. 1991;63(3-4):194-9.

15.MICHAEL H. THOMAS and STEVE P. BURNS, PhD.,"Increasing Lean Mass and Strength: A Comparison of High Frequency Strength Training to Lower Frequency Strength Training", Int J Exerc Sci. 2016; 9(2): 159-167.Published online 2016 Apr 1.

16.Damas F, Phillips S, Vechin FC, Ugrinowitsch C.,"A review of resistance training-induced changes in skeletal muscle protein synthesis and their contribution to hypertrophy.", Sports Med. 2015 Jun;45(6):801-7. doi: 10.1007/s40279-015-0320-0.

17.Schoenfeld BJ.,"The mechanisms of muscle hypertrophy and their application to resistance training.", J Strength Cond Res. 2010 Oct;24(10):2857-72. doi: 10.1519/JSC.0b013e3181e840f3.

18.Flann KL, LaStayo PC, McClain DA, Hazel M, Lindstedt SL.,"Muscle damage and muscle remodeling: no pain, no gain?", J Exp Biol. 2011 Feb 15;214(Pt 4):674-9. doi: 10.1242/jeb.050112.

19.Schoenfeld BJ.,"The mechanisms of muscle hypertrophy and their application to resistance training.", J Strength Cond Res. 2010 Oct;24(10):2857-72. doi: 10.1519/JSC.0b013e3181e840f3.

20.Krentz JR, Farthing JP., "Neural and morphological changes in response to a 20-day intense eccentric training protocol.", Eur J Appl Physiol. 2010 Sep;110(2):333-40. doi: 10.1007/s00421-010-1513-8. Epub 2010 May 22.

21.Machado M, Koch AJ, Willardson JM, Pereira LS, Cardoso MI, Motta MK, Pereira R, Monteiro AN.,"Effect of varying rest intervals between sets of assistance exercises on creatine kinase and lactate dehydrogenase responses.", J Strength Cond Res. 2011 May;25(5):1339-45. doi: 10.1519/JSC.0b013e3181d680d6.

Das Ganzkörpertraining

1.Shalender Bhasin, M.D., Thomas W. Storer, Ph.D., Nancy Berman, Ph.D., Carlos Callegari, M.D., et al.,"The Effects of Supraphysiologic Doses of Testosterone on Muscle Size and Strength in Normal Men", July 4, 1996 N Engl J Med 1996; 335:1-7 DOI: 10.1056/NEJM199607043350101

2.https://de.wikipedia.org/wiki/Testosteron

3.Schoenfeld BJ, Ogborn D, Krieger JW., "Dose-response relationship between weekly resistance training volume and increases in muscle mass: A systematic review and meta-analysis.", J Sports Sci. 2017 Jun;35(11):1073-1082. doi: 10.1080/02640414.2016.1210197. Epub 2016 Jul 19.

4.Gerald T Mangine, Jay R Hoffman, Adam M Gonzalez, Jeremy R Townsend, Adam J Wells, Adam R Jajtner, Kyle S Beyer, Carleigh H Boone, Amelia A Miramonti, Ran Wang, Michael B LaMonica, David H Fukuda, Nicholas A Ratamess, and Jeffrey R Stout., "The effect of training volume and intensity on improvements in muscular strength and size in resistance-trained men", Physiol Rep. 2015 Aug; 3(8): e12472. Published online 2015 Aug 13. doi: 10.14814/phy2.12472

5.Barbalho M, Coswig VS, Steele J, Fisher JP, Giessing J, Gentil P., "Evidence of a Ceiling Effect for Training Volume in Muscle Hypertrophy and Strength in Trained Men - Less is More?", Int J Sports Physiol Perform. 2019 Jun 12:1-23. doi: 10.1123/ijspp.2018-0914. [Epub ahead of print]

6.Gerald T Mangine, Jay R Hoffman, Adam M Gonzalez, Jeremy R Townsend, Adam J Wells, Adam R Jajtner, Kyle S Beyer, Carleigh H Boone, Amelia A Miramonti, Ran Wang, Michael B LaMonica, David H Fukuda, Nicholas A Ratamess, and Jeffrey R Stout., "The effect of training volume and intensity on improvements in muscular strength and size in resistance-trained men", Physiol Rep. 2015 Aug; 3(8): e12472. Published online 2015 Aug 13. doi: 10.14814/phy2.12472

7.McHugh MP., "Recent advances in the understanding of the repeated bout effect: the protective effect against muscle damage from a single bout of eccentric exercise.", Scand J Med Sci Sports. 2003 Apr;13(2):88-97.

8.Heke, Taati Owen., "The effect of Two-equal Volume Training Protocols upon strength, body composition and salivary hormones in strength trained males", Auckland University of Technology.

9.Hartman MJ, Clark B, Bembens DA, Kilgore JL, Bemben MG., "Comparisons between twice-daily and once-daily training sessions in male weight lifters.", Int J Sports Physiol Perform. 2007 Jun;2(2):159-69.

10.Tipton KD, Wolfe RR., "Exercise, protein metabolism, and muscle growth.", Int J Sport Nutr Exerc Metab. 2001 Mar;11(1):109-32.

11.MacDougall JD, Gibala MJ, Tarnopolsky MA, MacDonald JR, Interisano SA, Yarasheski KE., "The time course for elevated muscle protein synthesis following heavy resistance exercise.", Can J Appl Physiol. 1995 Dec;20(4):480-6.

12.Damas F, Phillips S, Vechin FC, Ugrinowitsch C.,"A review of resistance training-induced changes in skeletal muscle protein synthesis and their contribution to hypertrophy.",Sports Med. 2015 Jun;45(6):801-7. doi: 10.1007/s40279-015-0320-0.

13.Ouppatham Supasyndh, Bancha Satirapoj, Pornanong Aramwit, Duangkamol Viroonudomphol, Amnart Chaiprasert, Vipa Thanachatwej, Supat Vanichakarn, and Joel D. Kopple‖., "Effect of Oral Anabolic Steroid on Muscle Strength and Muscle Growth in Hemodialysis Patients", Clin J Am Soc Nephrol. 2013 Feb 7; 8(2): 271-279.Published online 2012 Nov 2. doi: 10.2215/CJN.00380112

14.Sheffield-Moore M., "Androgens and the control of skeletal muscle protein synthesis.", Ann Med. 2000 Apr;32(3):181-6.

15.Antonio Paoli, Paulo Gentil, Tatiana Moro, Giuseppe Marcolin, and Antonino Bianco., "Resistance Training with Single vs. Multi-joint Exercises at Equal Total Load Volume: Effects on Body Composition, Cardiorespiratory Fitness, and Muscle Strength", Front Physiol. 2017; 8: 1105. Published online 2017 Dec 22. doi: 10.3389/fphys.2017.01105

16.Hansen S, Kvorning T, Kjaer M, Sjøgaard G., "The effect of short-term strength training on human skeletal muscle: the importance of physiologically elevated hormone levels.", Scand J Med Sci Sports. 2001 Dec;11(6):347-54.

17.Kraemer WJ, Fry AC, Warren BJ, Stone MH, Fleck SJ, Kearney JT, Conroy BP, Maresh CM, Weseman CA, Triplett NT, et al., "Acute hormonal responses in elite junior weightlifters.",Int J Sports Med. 1992 Feb;13(2):103-9.

18.Farinatti PT, Castinheiras Neto AG., "The effect of between-set rest intervals on the oxygen uptake during and after resistance exercise sessions performed with large- and small-muscle mass.", J Strength Cond Res. 2011 Nov;25(11):3181-90. doi: 10.1519/JSC.0b013e318212e415.

19.Fatouros IG, Chatzinikolaou A, Tournis S, Nikolaidis MG, Jamurtas AZ, Douroudos II, Papassotiriou I, Thomakos PM, Taxildaris K, Mastorakos G, Mitrakou A., "Intensity of resistance exercise determines adipokine and resting energy expenditure responses in overweight elderly individuals.", Diabetes Care. 2009 Dec;32(12):2161-7. doi: 10.2337/dc08-1994. Epub 2009 Sep 3.

20.Paulo Gentil, Saulo Soares, and Martim Bottaro., "Single vs. Multi-Joint Resistance Exercises: Effects on Muscle Strength and Hypertrophy", Asian J Sports Med. 2015 Jun; 6(2): e24057. Published online 2015 Jun 22. doi: 10.5812/asjsm.24057

Wie hart sollte man trainieren?

1.Goto K, Ishii N, Kizuka T, Takamatsu K., "The impact of metabolic stress on hormonal responses and muscular adaptations.", Med Sci Sports Exerc. 2005 Jun;37(6):955-63.

2.Drinkwater EJ, Lawton TW, Lindsell RP, Pyne DB, Hunt PH, McKenna MJ.,"Training leading to repetition failure enhances bench press strength gains in elite junior athletes.", J Strength Cond Res. 2005 May;19(2):382-8.

3.Saulo Martorelli, Eduardo Lusa Cadore, Mikel Izquierdo, Rodrigo Celes, André Martorelli, Vitor Alonso Cleto, José Gustavo Alvarenga, Martim Bottaro., "Strength training with repetitions to failure does not provide additional strength and muscle hypertrophy gains in young women", European Journal of Translational Myology Published: Jun 27, 2017

4.Davies T, Orr R, Halaki M, Hackett D., "Effect of Training Leading to Repetition Failure on Muscular Strength: A Systematic Review and Meta-Analysis.", Sports Med. 2016 Apr;46(4):487-502. doi: 10.1007/s40279-015-0451-3.

5.Schoenfeld BJ., "The mechanisms of muscle hypertrophy and their application to resistance training.", J Strength Cond Res. 2010 Oct;24(10):2857-72. doi: 10.1519/JSC.0b013e3181e840f3.

6.Goldberg AL, Etlinger JD, Goldspink DF, Jablecki C., "Mechanism of work-induced hypertrophy of skeletal muscle.",Med Sci Sports. 1975 Fall;7(3):185-98.

7.Willardson JM., "The application of training to failure in periodized multiple-set resistance exercise programs.",J Strength Cond Res. 2007 May;21(2):628-31.

8.Finn HT, Brennan SL, Gonano BM, Knox MF, Ryan RC, Siegler JC, Marshall PW., "Muscle activation does not increase after a fatigue plateau is reached during 8 sets of resistance exercise in trained individuals.", J Strength Cond Res. 2014 May;28(5):1226-34. doi: 10.1097/JSC.0000000000000226.

9.Hooper DR, Szivak TK, Comstock BA, Dunn-Lewis C, Apicella JM, Kelly NA, Creighton BC, Flanagan SD, Looney DP, Volek JS, Maresh CM, Kraemer WJ., "Effects of fatigue from resistance training on barbell back squat biomechanics.", J Strength Cond Res. 2014 Apr;28(4):1127-34. doi: 10.1097/JSC.0000000000000237.

10.Susan L. Rozzi, PhD, ATC, Scott M. Lephart, PhD, ATC, and Freddie H. Fu, MD., "Effects of Muscular Fatigue on Knee Joint Laxity and Neuromuscular Characteristics of Male and Female Athletes", J Athl Train. 1999 Apr-Jun; 34(2): 106-114.

Ist der Muskelkater ein gutes Indiz für den Muskelaufbau?

1.Cheung K, Hume P, Maxwell L., "Delayed onset muscle soreness : treatment strategies and performance factors.", Sports Med. 2003;33(2):145-64.

2.Nosaka K, Newton M, Sacco P.,"Delayed-onset muscle soreness does not reflect the magnitude of eccentric exercise-induced muscle damage.", Scand J Med Sci Sports. 2002 Dec;12(6):337-46.

3.Crameri RM, Aagaard P, Qvortrup K, Langberg H, Olesen J, Kjaer M., "Myofibre damage in human skeletal muscle: effects of electrical stimulation versus voluntary contraction.", J Physiol. 2007 Aug 15;583(Pt 1):365-80. Epub 2007 Jun 21.

4.Paulsen G, Mikkelsen UR, Raastad T, Peake JM.,"Leucocytes, cytokines and satellite cells: what role do they play in muscle damage and regeneration following eccentric exercise?", Exerc Immunol Rev. 2012;18:42-97.

5.Schoenfeld BJ., "The mechanisms of muscle hypertrophy and their application to resistance training.", J Strength Cond Res. 2010 Oct;24(10):2857-72. doi: 10.1519/JSC.0b013e3181e840f3.

6.Flann KL, LaStayo PC, McClain DA, Hazel M, Lindstedt SL., "Muscle damage and muscle remodeling: no pain, no gain?", J Exp Biol. 2011 Feb 15;214(Pt 4):674-9. doi: 10.1242/jeb.050112.

7.Schoenfeld BJ., "The mechanisms of muscle hypertrophy and their application to resistance training.", J Strength Cond Res. 2010 Oct;24(10):2857-72. doi: 10.1519/JSC.0b013e3181e840f3.

8.Paulsen G, Mikkelsen UR, Raastad T, Peake JM., "Leucocytes, cytokines and satellite cells: what role do they play in muscle damage and regeneration following eccentric exercise?",Exerc Immunol Rev. 2012;18:42-97.

9.Nosaka K, Newton M, Sacco P., Delayed-onset muscle soreness does not reflect the magnitude of eccentric exercise-induced muscle damage.", Scand J Med Sci Sports. 2002 Dec;12(6):337-46.

10.Chen TC, Nosaka K., "Responses of elbow flexors to two strenuous eccentric exercise bouts separated by three days.", J Strength Cond Res. 2006 Feb;20(1):108-16.

Wie hart ist also ideal?

1.Goldberg AL, Etlinger JD, Goldspink DF, Jablecki C., "Mechanism of work-induced hypertrophy of skeletal muscle.", Med Sci Sports. 1975 Fall;7(3):185-98.

2.Morton RW, Oikawa SY, Wavell CG, Mazara N, McGlory C, Quadrilatero J, Baechler BL, Baker SK, Phillips SM., "Neither load nor systemic hormones determine resistance training-mediated hypertrophy or strength gains in resistance-trained young men.", J Appl Physiol (1985). 2016 Jul 1;121(1):129-38. doi: 10.1152/japplphysiol.00154.2016. Epub 2016 May 12.

3.Robert W. Morton, Sara Y. Oikawa, Christopher G. Wavell, Nicole Mazara, Chris McGlory, Joe Quadrilatero, Brittany L. Baechler, Steven K. Baker, and Stuart M. Phillip., "Neither load nor systemic hormones determine resistance training-mediated hypertrophy or strength gains in resistance-trained young men", Published Online:06 JUL 2016

4.Barbosa-Netto S, d'Acelino-E-Porto OS, Almeida MB., "Self-Selected Resistance Exercise Load: Implications for Research and Prescription.", J Strength Cond Res. 2017 Nov 1. doi: 10.1519/JSC.0000000000002287.

Energiebilanz

1.Hand GA, Shook RP, Paluch AE, Baruth M, Crowley EP, Jaggers JR, Prasad VK, Hurley TG, Hebert JR, O'Connor DP, Archer E, Burgess S, Blair SN., "The energy balance study: the design and baseline results for a longitudinal study of energy balance.", Res Q Exerc Sport. 2013 Sep;84(3):275-86.

2.ibid

3.U.S. Department of Health & Human Services, "Balance Food and Activity", February 13, 2013

Die Mindestkalorienmenge

1.Henry RR, Wiest-Kent TA, Scheaffer L, Kolterman OG, Olefsky JM., "Metabolic consequences of very-low-calorie diet therapy in obese non-insulin-dependent diabetic and nondiabetic subjects.", Diabetes. 1986 Feb;35(2):155-64.

2.Durrant ML, Garrow JS, Royston P, Stalley SF, Sunkin S, Warwick PM., "Factors influencing the composition of the weight lost by obese patients on a reducing diet.", Br J Nutr. 1980 Nov;44(3):275-85.

3.McClave, Stephen A.; Snider, Harvy L., "Dissecting the energy needs of the body", Current Opinion in Clinical Nutrition and Metabolic Care: March 2001 - Volume 4 - Issue 2 - p 143-147

4.Hunter GR, Weinsier RL, Gower BA, Wetzstein C., "Age-related decrease in resting energy expenditure in sedentary white women: effects of regional differences in lean and fat mass.", Am J Clin Nutr. 2001 Feb;73(2):333-7.

5.Wolfe RR., "The underappreciated role of muscle in health and disease.", Am J Clin Nutr. 2006 Sep;84(3):475-82.

Massephase oder lieber Cut

1.Rohrmann S, Shiels MS, Lopez DS, Rifai N, Nelson WG, Kanarek N, Guallar E, Menke A, Joshu CE, Feinleib M, Sutcliffe S, Platz EA., "Body fatness and sex steroid hormone concentrations in US men: results from NHANES III.", Cancer Causes Control. 2011 Aug;22(8):1141-51. doi: 10.1007/s10552-011-9790-z. Epub 2011 Jun 16.

2.Veldhuis JD, Liem AY, South S, Weltman A, Weltman J, Clemmons DA, Abbott R, Mulligan T, Johnson ML, Pincus S, et al., "Differential impact of age, sex steroid hormones, and obesity on basal versus pulsatile growth hormone secretion in men as assessed in an ultrasensitive chemiluminescence assay.", J Clin Endocrinol Metab. 1995 Nov;80(11):320.9-22.

3.Griggs RC, Kingston W, Jozefowicz RF, Herr BE, Forbes G, Halliday D., "Effect of testosterone on muscle mass and muscle protein synthesis.", J Appl Physiol (1985). 1989 Jan;66(1):498-503.

4.Santosa S, Jensen MD., "Adipocyte fatty acid storage factors enhance subcutaneous fat storage in postmenopausal women.", Diabetes. 2013 Mar;62(3):775-82. doi: 10.2337/db12-0912. Epub 2012 Dec 3.

5.Dyck DJ, Heigenhauser GJ, Bruce CR., "The role of adipokines as regulators of skeletal muscle fatty acid metabolism and insulin sensitivity.", Acta Physiol (Oxf). 2006 Jan;186(1):5-16.

6.Jin Zhang, Christopher J. Hupfeld, Susan S. Taylor, Jerrold M. Olefsky & Roger Y. Tsien., "Insulin disrupts β-adrenergic signalling to protein kinase A in adipocytes", a natureresearch journal, Published 22 September 2005

7.Shanik MH, Xu Y, Skrha J, Dankner R, Zick Y, Roth J., "Insulin resistance and hyperinsulinemia: is hyperinsulinemia the cart or the horse?", Diabetes Care. 2008 Feb;31 Suppl 2:S262-8. doi: 10.2337/dc08-s264.

8.Wang X, Hu Z, Hu J, Du J, Mitch WE., "Insulin resistance accelerates muscle protein degradation: Activation of the ubiquitin-proteasome pathway by defects in muscle cell signaling.", Endocrinology. 2006 Sep;147(9):4160-8. Epub 2006 Jun 15.

9.Bhasin S, Woodhouse L, Casaburi R, Singh AB, Bhasin D, Berman N, Chen X, Yarasheski KE, Magliano L, Dzekov C, Dzekov J, Bross R, Phillips J, Sinha-Hikim I, Shen R, Storer TW., "Testosterone dose-response relationships in healthy young men.", Am J Physiol Endocrinol Metab. 2001 Dec;281(6):E1172-81.

10.Veldhuis JD, Liem AY, South S, Weltman A, Weltman J, Clemmons DA, Abbott R, Mulligan T, Johnson ML, Pincus S, et al., "Differential impact of age, sex steroid hormones, and obesity on basal versus pulsatile growth hormone secretion in men as assessed in an ultrasensitive chemiluminescence assay.",J Clin Endocrinol Metab. 1995 Nov;80(11):3209-22.

11.Garthe I, Raastad T, Refsnes PE, Sundgot-Borgen J., "Effect of nutritional intervention on body composition and performance in elite athletes.", Eur J Sport Sci. 2013;13(3):295-303. doi: 10.1080/17461391.2011.643923. Epub 2012 Mar 1.

Fettabbau ohne Muskelverlust

1.Trexler ET, Smith-Ryan AE, Norton LE., "Metabolic adaptation to weight loss: implications for the athlete.", J Int Soc Sports Nutr. 2014 Feb 27;11(1):7. doi: 10.1186/1550-2783-11-7.

2.Marwan El Ghoch, Simona Calugi, and Riccardo Dalle Grave., "The Effects of Low-Carbohydrate Diets on Psychosocial Outcomes in Obesity/Overweight: A Systematic Review of Randomized, Controlled Studies", Nutrients. 2016 Jul; 8(7): 402. Published online 2016 Jun 29. doi: 10.3390/nu8070402

3.Donnelly JE, Jakicic J, Gunderson S., "Diet and body composition. Effect of very low calorie diets and exercise.", Sports Med. 1991 Oct;12(4):237-49.

4.Jose Antonio, Anya Ellerbroek, Tobin Silver, Steve Orris, Max Scheiner, Adriana Gonzalez & Corey A Peacock., "A high protein diet (3.4 g/kg/d) combined with a heavy resistance training program improves body composition in healthy trained men and women – a follow-up investigation", Journal of the International Society of Sports Nutrition

5.Longland TM, Oikawa SY, Mitchell CJ, Devries MC, Phillips SM., "Higher compared with lower dietary protein during an energy deficit combined with intense exercise promotes greater lean mass gain and fat mass loss: a randomized trial.", Am J Clin Nutr. 2016 Mar;103(3):738-46. doi: 10.3945/ajcn.115.119339. Epub 2016 Jan 27.

6.Garthe I, Raastad T, Refsnes PE, Koivisto A, Sundgot-Borgen J., "Effect of two different weight-loss rates on body composition and strength and power-related performance in elite athletes.", Int J Sport Nutr Exerc Metab. 2011 Apr;21(2):97-104.

Warum Cardio schlecht zum Fettabbau ist

1.Xin Wei, Xiaojun Liu, and Anthony Rosenzweig., "What do we know about the cardiac benefits of exercise?"Trends Cardiovasc Med. 2015 Aug; 25(6): 529–536. Published online 2014 Dec 31. doi: 10.1016/j.tcm.2014.12.014

2.U.S. Department of Health & Human Services, "Balance Food and Activity", February 13, 2013

3.https://lauftipps.ch/lauftraining-tools/kalorienverbrauch-berechnen/

4.Pontzer H, Durazo-Arvizu R, Dugas LR, Plange-Rhule J, Bovet P, Forrester TE, Lambert EV, Cooper RS, Schoeller DA, Luke A., "Constrained Total Energy Expenditure and Metabolic Adaptation to Physical Activity in Adult Humans.", Curr Biol. 2016 Feb 8;26(3):410-7. doi: 10.1016/j.cub.2015.12.046. Epub 2016 Jan 28.

5.Robert R Wolfe., "The underappreciated role of muscle in health and disease ", The American Journal of Clinical Nutrition, Volume 84, Issue 3, December 2006, Pages 475–482

6.Mekary RA, Grøntved A, Despres JP, De Moura LP, Asgarzadeh M, Willett WC, Rimm EB, Giovannucci E, Hu FB., "Weight training, aerobic physical activities, and long-term waist circumference change in men.", Obesity (Silver Spring). 2015 Feb;23(2):461-7. doi: 10.1002/oby.20949. Epub 2014 Dec 19.

Macht Insulin dick – Das ist die Wahrheit

1.http://en.wikipedia.org/wiki/Diabetes_mellitus_type_1

2.Sander Kersten,. Mechanisms of nutritional and hormonal regulation of lipogenesis", EMBO Rep. 2001 Apr 15; 2(4): 282–286. doi: 10.1093/embo-reports/kve071

3.Ruxton CH, Garceau FJ, Cottrell RC., "Guidelines for sugar consumption in Europe: is a quantitative approach justified?", Eur J Clin Nutr. 1999 Jul;53(7):503-13.

4.Sacks FM, Bray GA, Carey VJ, Smith SR, Ryan DH, Anton SD, McManus K, Champagne CM, Bishop LM, Laranjo N, Leboff MS, Rood JC, de Jonge L, Greenway FL, Loria CM, Obarzanek E, Williamson DA., "Comparison of weight-loss diets with different compositions of fat, protein, and carbohydrates.", N Engl J Med. 2009 Feb 26;360(9):859-73. doi: 10.1056/NEJMoa0804748.

5.Gardner CD, Trepanowski JF, Del Gobbo LC, Hauser ME, Rigdon J, Ioannidis JPA, Desai M, King AC., "Effect of Low-Fat vs Low-Carbohydrate Diet on 12-Month Weight Loss in Overweight Adults and the Association With Genotype Pattern or Insulin Secretion: The DIETFITS Randomized Clinical Trial.", JAMA. 2018 Feb 20;319(7):667-679. doi: 10.1001/jama.2018.0245.

6.Pal S, Ellis V., "The acute effects of four protein meals on insulin, glucose, appetite and energy intake in lean men.", Br J Nutr. 2010 Oct;104(8):1241-8. doi: 10.1017/S0007114510001911. Epub 2010 May 11.

7.Holt SH, Miller JC, Petocz P., "An insulin index of foods: the insulin demand generated by 1000-kJ portions of common foods.", Am J Clin Nutr. 1997 Nov;66(5):1264-76.

8.Salehi A, Gunnerud U, Muhammed SJ, Ostman E, Holst JJ, Björck I, Rorsman P., "The insulinogenic effect of whey protein is partially mediated by a direct effect of amino acids and GIP on β-cells.", Nutr Metab (Lond). 2012 May 30;9(1):48. doi: 10.1186/1743-7075-9-48.

9.Fryburg DA, Jahn LA, Hill SA, Oliveras DM, Barrett EJ., "Insulin and insulin-like growth factor-I enhance human skeletal muscle protein anabolism during hyperaminoacidemia by different mechanisms.", J Clin Invest. 1995 Oct;96(4):1722-9.

10.Gelfand RA, Barrett EJ., "Effect of physiologic hyperinsulinemia on skeletal muscle protein synthesis and breakdown in man.", J Clin Invest. 1987 Jul;80(1):1-6.

11.Denne SC, Liechty EA, Liu YM, Brechtel G, Baron AD., "Proteolysis in skeletal muscle and whole body in response to euglycemic hyperinsulinemia in normal adults.", Am J Physiol. 1991 Dec;261(6 Pt 1):E809-14.

12.Cribb PJ, Hayes A., "Effects of supplement timing and resistance exercise on skeletal muscle hypertrophy.", Med Sci Sports Exerc. 2006 Nov;38(11):1918-25.

13.Howarth KR, Phillips SM, MacDonald MJ, Richards D, Moreau NA, Gibala MJ., "Effect of glycogen availability on human skeletal muscle protein turnover during exercise and recovery.", J Appl Physiol (1985). 2010 Aug;109(2):431-8. doi: 10.1152/japplphysiol.00108.2009. Epub 2010 May 20.

14.Lane AR, Duke JW, Hackney AC., "Influence of dietary carbohydrate intake on the free testosterone: cortisol ratio responses to short-term intensive exercise training.", Eur J Appl Physiol. 2010 Apr;108(6):1125-31. doi: 10.1007/s00421-009-1220-5. Epub 2009 Dec 20.

15.Jeppesen J, Schaaf P, Jones C, Zhou MY, Chen YD, Reaven GM., "Effects of low-fat, high-carbohydrate diets on risk factors for ischemic heart disease in postmenopausal women.", Am J Clin Nutr. 1997 Apr;65(4):1027-33.

16.Willett W, Manson J, Liu S., "Glycemic index, glycemic load, and risk of type 2 diabetes.", Am J Clin Nutr. 2002 Jul;76(1):274S-80S.

17.Mohammad Perwaiz Iqbal., "Trans fatty acids – A risk factor for cardiovascular disease", Pak J Med Sci. 2014 Jan-Feb; 30(1): 194–197. doi: 10.12669/pjms.301.4525

Macht Zucker wirklich fett?

1.Spooky., "Man Loses 32 Pounds Eating Only Ice Cream for 100 Days", June 6th, 2017

2.Anna Almendrala., "Teacher John Cisna Says McDonald's Diet Helped Him Lose Weight -- But Is It Actually Healthy?", Huffpost

3.Joshua D. Brown, Ph.D., Joanna Buscemi, Ph.D., Vanessa Milsom, Ph.D., Robert Malcolm, M.D., and Patrick M. O'Neil, Ph.D., "Effects on cardiovascular risk factors of weight losses limited to 5–10 %", Transl Behav Med. 2016 Sep; 6(3): 339–346. Published online 2015 Nov 4. doi: 10.1007/s13142-015-0353-9

4.JPH Wilding., "The importance of weight management in type 2 diabetes mellitus", Int J Clin Pract. 2014 Jun; 68(6): 682–691. Published online 2014 Feb 18. doi: 10.1111/ijcp.12384

5.Juhua Luo, Michael Hendryx, and Rowan T. Chlebowski., "Intentional weight loss and cancer risk", Oncotarget. 2017 Oct 10; 8(47): 81719–81720. Published online 2017 Sep 6. doi: 10.18632/oncotarget.20671

6.Chenhan Ma, foundation year doctor, Alison Avenell, professor, Mark Bolland, associate professor, Jemma Hudson, statistician, Fiona Stewart, research fellow, Clare Robertson, research fellow, Pawana Sharma, research fellow, Cynthia Fraser, information officer and Graeme MacLennan, professor., "Effects of weight loss interventions for adults who are obese on mortality, cardiovascular disease, and cancer: systematic review and meta-analysis", BMJ. 2017; 359: j4849. Published online 2017 Nov 15. doi: 10.1136/bmj.j4849

7.Brand-Miller JC, Barclay AW., "Declining consumption of added sugars and sugar-sweetened beverages in Australia: a challenge for obesity prevention.", Am J Clin Nutr. 2017 Apr;105(4):854-863. doi: 10.3945/ajcn.116.145318. Epub 2017 Mar 8.

8.https://blogs.plos.org/globalhealth/2016/11/three-wins-this-week-for-tackling-obesity/

9.Surwit RS, Feinglos MN, McCaskill CC, Clay SL, Babyak MA, Brownlow BS, Plaisted CS, Lin PH., "Metabolic and behavioral effects of a high-sucrose diet during weight loss.", Am J Clin Nutr. 1997 Apr;65(4):908-15.

10.Guyenet SJ., "Impact of Whole, Fresh Fruit Consumption on Energy Intake and Adiposity: A Systematic Review.", Front Nutr. 2019 May 8;6:66. doi: 10.3389/fnut.2019.00066. eCollection 2019.

11.Madero M, Arriaga JC, Jalal D, Rivard C, McFann K, Pérez-Méndez O, Vázquez A, Ruiz A, Lanaspa MA, Jimenez CR, Johnson RJ, Lozada LG., "The effect of two energy-restricted diets, a low-fructose diet versus a moderate natural fructose diet, on weight loss and metabolic syndrome parameters: a randomized controlled trial.", Metabolism. 2011 Nov;60(11):1551-9. doi: 10.1016/j.metabol.2011.04.001. Epub 2011 May 31.

Eiweiß

1.Dr. A. Hepp, "Zusatzinformation zum Anorganisch Chemischen Grundpraktikum 7. Teil: Der Mensch und die Elemente (Anorganische Zusatzstoffe im Alltag) ", Uni- Münster – Zusatzinform. zum Anorganisch Chemischen Grundpraktikum von Dr. A. Hepp

2.http://kirste.userpage.fu-berlin.de/medi/suppl/mensch.html

3.Anthony JC, Yoshizawa F, Anthony TG, Vary TC, Jefferson LS, Kimball SR. Leucine stimulates translation initiation in skeletal muscle of postabsorptive rats via a rapamycin-sensitive pathway. J Nutr. 2000;130(10):2413-2419.

4.Kimball SR, Jefferson LS. Signaling pathways and molecular mechanisms through which branched-chain amino acids mediate translational control of protein synthesis. J Nutr. 2006 Jan;136(1 Suppl):227S-31S. doi: 10.1093/jn/136.1.227S.

5.Bolster DR, Crozier SJ, Kimball SR, Jefferson LS. AMP-activated protein kinase suppresses protein synthesis in rat skeletal muscle through down-regulated mammalian target of rapamycin (mTOR) signaling. J Biol Chem. 2002;277(27):23977-23980.

6.Gosby AK, Conigrave AD, Raubenheimer D, Simpson SJ., "Protein leverage and energy intake.", Obes Rev. 2014 Mar;15(3):183-91. doi: 10.1111/obr.12131. Epub 2013 Oct 28.

7.Westerterp-Plantenga MS, Lemmens SG, Westerterp KR., "Dietary protein - its role in satiety, energetics, weight loss and health.", Br J Nutr. 2012 Aug;108 Suppl 2:S105-12. doi: 10.1017/S0007114512002589.

8.Bray GA, Redman LM, de Jonge L, Rood J, Smith SR., "Effect of Three Levels of Dietary Protein on Metabolic Phenotype of Healthy Individuals With 8 Weeks of Overfeeding.", J Clin Endocrinol Metab. 2016 Jul;101(7):2836-43. doi: 10.1210/jc.2016-1313. Epub 2016 May 9.

9.Eric R Helms, Caryn Zinn, David Stephen Rowlands, Scott Randall Brown., "A Systematic Review of Dietary Protein During Caloric Restriction in Resistance Trained Lean Athletes: A Case for Higher Intakes", International Journal of Sport Nutrition and Exercise Metabolism 24(2) · October 2013

10.Bray GA, Redman LM, de Jonge L, Covington J, Rood J, Brock C, Mancuso S, Martin CK, Smith SR., "Effect of protein overfeeding on energy expenditure measured in a metabolic chamber.", Am J Clin Nutr. 2015 Mar;101(3):496-505. doi: 10.3945/ajcn.114.091769. Epub 2015 Jan 14.

11.Deutsche Gesellschaft für Ernährung e. V., "Protein"

12.Tipton KD, Wolfe RR., "Protein and amino acids for athletes.", J Sports Sci. 2004 Jan;22(1):65-79.

13.Phillips SM, Van Loon LJ., "Dietary protein for athletes: from requirements to optimum adaptation.", J Sports Sci. 2011;29 Suppl 1:S29-38. doi: 10.1080/02640414.2011.619204.

14.Lemon PW., "Beyond the zone: protein needs of active individuals.", J Am Coll Nutr. 2000 Oct;19(5 Suppl):513S-521S.

15.Longland TM, Oikawa SY, Mitchell CJ, Devries MC, Phillips SM., "Higher compared with lower dietary protein during an energy deficit combined with intense exercise promotes greater lean mass gain and fat mass loss: a randomized trial.", Am J Clin Nutr. 2016 Mar;103(3):738-46. doi: 10.3945/ajcn.115.119339. Epub 2016 Jan 27.

16.Jose Antonio, Anya Ellerbroek, Tobin Silver, Steve Orris, Max Scheiner, Adriana Gonzalez & Corey A Peacock., "A high protein diet (3.4 g/kg/d) combined with a heavy resistance training program improves body composition in healthy trained men and women - a follow-up investigation", Journal of the International Society of Sports Nutrition volume 12, Article number: 39 (2015)

17.Brad Jon Schoenfeld & Alan Albert Aragon., "How much protein can the body use in a single meal for muscle-building? Implications for daily protein distribution", Journal of the International Society of Sports Nutrition volume 15, Article number: 10 (2018)

18.Anthony JC, Yoshizawa F, Anthony TG, Vary TC, Jefferson LS, Kimball SR. Leucine stimulates translation initiation in skeletal muscle of postabsorptive rats via a rapamycin-sensitive pathway. J Nutr. 2000;130(10):2413-2419.

19.Koopman R, Wagenmakers AJ, Manders RJ, et al. Combined ingestion of protein and free leucine with carbohydrate increases postexercise muscle protein synthesis in vivo in male subjects. Am J Physiol Endocrinol Metab. 2005;288(4):E645-653.

20.Castellino, P., et al. „Effect of insulin and plasma amino acid concentrations on leucine metabolism in man. Role of substrate availability on estimates of whole body protein synthesis." Journal of Clinical Investigation 80.6 (1987):1784.

21.http://www.ajas.info/Editor/manuscript/upload/14-232.pdf

22.Norton LE, Wilson GJ, Layman DK, Moulton CJ, Garlick PJ., "Leucine content of dietary proteins is a determinant of postprandial skeletal muscle protein synthesis in adult rats.", Nutr Metab (Lond). 2012 Jul 20;9(1):67. doi: 10.1186/1743-7075-9-67.

23.ftp://ftp.fao.org/docrep/fao/meeting/009/ae906e/ae906e26.pdf

24.Jay R. Hoffman and Michael J. Falvo., "PROTEIN - WHICH IS BEST? ",International Society of Sports Nutrition Symposium, June 18-19, 2005, Las Vegas NV, USA - Symposium - Macronutrient Utilization During Exercise: Implications For Performance And Supplementation

25.Tang JE, Moore DR, Kujbida GW, Tarnopolsky MA, Phillips SM., "Ingestion of whey hydrolysate, casein, or soy protein isolate: effects on mixed muscle protein synthesis at rest and following resistance exercise in young men.", J Appl Physiol (1985). 2009 Sep;107(3):987-92. doi: 10.1152/japplphysiol.00076.2009. Epub 2009 Jul 9.

26.Dangin M, Boirie Y, Garcia-Rodenas C, Gachon P, Fauquant J, Callier P, Ballèvre O, Beaufrère B., "The digestion rate of protein is an independent regulating factor of postprandial protein retention.", Am J Physiol Endocrinol Metab. 2001 Feb;280(2):E340-8.

27.Cribb PJ, Hayes A., "Effects of supplement timing and resistance exercise on skeletal muscle hypertrophy.", Med Sci Sports Exerc. 2006 Nov;38(11):1918-25.

28.Alan Albert Aragon and Brad Jon Schoenfeld., "Nutrient timing revisited: is there a post-exercise anabolic window?", J Int Soc Sports Nutr. 2013; 10: 5.Published online 2013 Jan 29. doi: 10.1186/1550-2783-10-5

29.Willoughby DS, Stout JR, Wilborn CD., "Effects of resistance training and protein plus amino acid supplementation on muscle anabolism, mass, and strength.", Amino Acids. 2007;32(4):467-77. Epub 2006 Sep 20.

30.H. M. Farrell, Jr., R. Jimenez-Flores, G. T. Bleck, E. M. Brown, J. E. Butler, L. K. Creamer, C. L. Hicks, C. M. Hollar, K. F. Ng-Kwai-Hang, and H. E. Swaisgood., "Nomenclature of the Proteins of Cows' Milk—Sixth Revision", J. Dairy Sci. 87:1641-1674 American Dairy Science Association, 2004.

31.V R Young, P L Pellett., "Plant proteins in relation to human protein and amino acid nutrition", The American Journal of Clinical Nutrition, Volume 59, Issue 5, May 1994, Pages 1203S–1212S Published: 01 May 1994

32.Van Elswyk ME, Weatherford CA, McNeill SH., "A Systematic Review of Renal Health in Healthy Individuals Associated with Protein Intake above the US Recommended Daily Allowance in Randomized Controlled Trials and Observational Studies.", Adv Nutr. 2018 Jul 1;9(4):404-418. doi: 10.1093/advances/nmy026.

Fett

1.Chowdhury R, Warnakula S, Kunutsor S, Crowe F, Ward HA, Johnson L, Franco OH, Butterworth AS, Forouhi NG, Thompson SG, Khaw KT, Mozaffarian D, Danesh J, Di Angelantonio E., "Association of dietary, circulating, and supplement fatty acids with coronary risk: a systematic review and meta-analysis.", Ann Intern Med. 2014 Mar 18;160(6):398-406. doi: 10.7326/M13-1788.

2.Mohammad Perwaiz Iqbal., "Trans fatty acids - A risk factor for cardiovascular disease", Pak J Med Sci. 2014 Jan-Feb; 30(1): 194–197. doi: 10.12669/pjms.301.4525

Aufbau nach Diät

1.Lyle McDonald., "Four Models for Genetic Muscular Potential", June 19, 2009

2.ibid

Mikronährstoffe

1.Xia Wang, instructor in nutrition, Yingying Ouyang, research fellow, Jun Liu, research fellow, Minmin Zhu, instructor in biostatistics, Gang Zhao, instructor in medicine, Wei Bao, postdoctoral fellow, Frank B Hu, professor., "Fruit and vegetable consumption and mortality from all causes, cardiovascular disease, and cancer: systematic review and dose-response meta-analysis of prospective cohort studies", BMJ Published 29 July 2014

2.Cordain L, Eaton SB, Sebastian A, Mann N, Lindeberg S, Watkins BA, O'Keefe JH, Brand-Miller J., "Origins and evolution of the Western diet: health implications for the 21st century.", Am J Clin Nutr. 2005 Feb;81(2):341-54.

3.Verfassung der Weltgesundheitsorganisation, Unterzeichnet in New York am 22. Juli 1946 Ratifikationsurkunde von der Schweiz hinterlegt am 29. März 1947 Von der Bundesversammlung genehmigt am 19. Dezember 19462 Für die Schweiz in Kraft getreten am 7. April 1948 (Stand am 8. Mai 2014)

4.fdddb.info

5.Mercedes Sotos-Prieto, Ph.D., Shilpa N. Bhupathiraju, Ph.D., Josiemer Mattei, Ph.D., M.P.H., Teresa T. Fung, Sc.D., et al., "Association of Changes in Diet Quality with Total and Cause-Specific Mortality", July 13, 2017 N Engl J Med 2017; 377:143-153 DOI: 10.1056/NEJMoa1613502

6.Volpe SL, „Micronutrient requirements for athletes.", Clin Sports Med. 2007 Jan;26(1):119-30.

7.Xia Wang, instructor in nutrition, Yingying Ouyang, research fellow, Jun Liu, research fellow, Minmin Zhu, instructor in biostatistics, Gang Zhao, instructor in medicine, Wei Bao, postdoctoral fellow, Frank B Hu, professor., "Fruit and vegetable consumption and mortality from all causes, cardiovascular disease, and cancer: systematic review and dose-response meta-analysis of prospective cohort studies", BMJ Published 29 July 2014

Peri-Workout Nutrition

1.Schoenfeld BJ., "The mechanisms of muscle hypertrophy and their application to resistance training.", J Strength Cond Res. 2010 Oct;24(10):2857-72. doi: 10.1519/JSC.0b013e3181e840f3.

2.Kumar V, Atherton P, Smith K, Rennie MJ., "Human muscle protein synthesis and breakdown during and after exercise.", J Appl Physiol (1985). 2009 Jun;106(6):2026-39. doi: 10.1152/japplphysiol.91481.2008. Epub 2009 Jan 22.

3.Hargreaves M, Hawley JA, Jeukendrup A., "Pre-exercise carbohydrate and fat ingestion: effects on metabolism and performance.", J Sports Sci. 2004 Jan;22(1):31-8.

4.Chad Kerksick, Travis Harvey, Jeff Stout, Bill Campbell, Colin Wilborn, Richard Kreider, Doug Kalman, Tim Ziegenfuss, Hector Lopez, Jamie Landis, John L Ivy, and Jose Antonio., "International Society of Sports Nutrition position stand: Nutrient timing", J Int Soc Sports Nutr. 2008; 5: 17. Published online 2008 Oct 3. doi: 10.1186/1550-2783-5-17

5.Tipton KD, Rasmussen BB, Miller SL, Wolf SE, Owens-Stovall SK, Petrini BE, Wolfe RR., "Timing of amino acid-carbohydrate ingestion alters anabolic response of muscle to resistance exercise.", Am J Physiol Endocrinol Metab. 2001 Aug;281(2):E197-206.

6.Coburn JW, Housh DJ, Housh TJ, Malek MH, Beck TW, Cramer JT, Johnson GO, Donlin PE., "Effects of leucine and whey protein supplementation during eight weeks of unilateral resistance training.", J Strength Cond Res. 2006 May;20(2):284-91.

7.Dangin M, Boirie Y, Garcia-Rodenas C, Gachon P, Fauquant J, Callier P, Ballèvre O, Beaufrère B., "The digestion rate of protein is an independent regulating factor of postprandial protein retention.",Am J Physiol Endocrinol Metab. 2001 Feb;280(2):E340-8.

8.Anthony JC, Yoshizawa F, Anthony TG, Vary TC, Jefferson LS, Kimball SR. Leucine stimulates translation initiation in skeletal muscle of postabsorptive rats via a rapamycin-sensitive pathway. J Nutr. 2000;130(10):2413-2419.

9.Kimball SR, Jefferson LS. Signaling pathways and molecular mechanisms through which branched-chain amino acids mediate translational control of protein synthesis. J Nutr. 2006 Jan;136(1 Suppl):227S-31S. doi: 10.1093/jn/136.1.227S.

10.Bolster DR, Crozier SJ, Kimball SR, Jefferson LS. AMP-activated protein kinase suppresses protein synthesis in rat skeletal muscle through down-regulated mammalian target of rapamycin (mTOR) signaling. J Biol Chem. 2002;277(27):23977-23980.

11.Jeukendrup AE, Killer SC., "The myths surrounding pre-exercise carbohydrate feeding.", Ann Nutr Metab. 2010;57 Suppl 2:18-25. doi: 10.1159/000322698. Epub 2011 Feb 22.

12.Hargreaves M, Hawley JA, Jeukendrup A., "Pre-exercise carbohydrate and fat ingestion: effects on metabolism and performance.", J Sports Sci. 2004 Jan;22(1):31-8.

13.Cribb PJ, Hayes A., "Effects of supplement timing and resistance exercise on skeletal muscle hypertrophy.", Med Sci Sports Exerc. 2006 Nov;38(11):1918-25.

14.Chad Kerksick, Travis Harvey, Jeff Stout, Bill Campbell, Colin Wilborn, Richard Kreider, Doug Kalman, Tim Ziegenfuss, Hector Lopez, Jamie Landis, John L Ivy and Jose Antonio., "International Society of Sports Nutrition position stand: Nutrient timing", J Int Soc Sports Nutr. 2008; 5: 17. Published online 2008 Oct 3. doi: 10.1186/1550-2783-5-17

15.Thomas DE, Brotherhood JR, Brand JC., "Carbohydrate feeding before exercise: effect of glycemic index.", Int J Sports Med. 1991 Apr;12(2):180-6.

16.Mark Hargreaves, John A Hawley, Asker Jeukendrup., "Pre-exercise carbohydrate and fat ingestion: Effects on metabolism and performance", Journal of Sports Sciences 22(1):31-8 · February 2004

17.Brad Jon Schoenfeld, PhD, CSCS, FNSCA, Alan Albert Aragon, MSc., "Is There a Postworkout Anabolic Window of Opportunity for Nutrient Consumption? Clearing up Controversies", Journal of Orthopaedic & Sports Physical Therapy Published Online:November 30, 2018

18.Pitkanen HT, Nykanen T, Knuutinen J, Lahti K, Keinanen O, Alen M, Komi PV, Mero AA., "Free amino acid pool and muscle protein balance after resistance exercise.", Med Sci Sports Exerc. 2003 May;35(5):784-92.

19.Kumar V, Atherton P, Smith K, Rennie MJ., "Human muscle protein synthesis and breakdown during and after exercise.", J Appl Physiol (1985). 2009 Jun;106(6):2026-39. doi: 10.1152/japplphysiol.91481.2008. Epub 2009 Jan 22.

20.West DW, Burd NA, Coffey VG, Baker SK, Burke LM, Hawley JA, Moore DR, Stellingwerff T, Phillips SM., "Rapid aminoacidemia enhances myofibrillar protein synthesis and anabolic intramuscular signaling responses after resistance exercise.", Am J Clin Nutr. 2011 Sep;94(3):795-803. doi: 10.3945/ajcn.111.013722. Epub 2011 Jul 27.

21.Kevin D Tipton, Arny A. Ferrando, Stuart M Phillips, DJ Doyle., "Postexercise net protein synthesis in human muscle from orally administered amino acids", The American journal of physiology 276(4 Pt 1):E628-34 · May 1999

22.Atherton PJ, Etheridge T, Watt PW, Wilkinson D, Selby A, Rankin D, Smith K, Rennie MJ., "Muscle full effect after oral protein: time-dependent concordance and discordance between human muscle protein synthesis and mTORC1 signaling.", Am J Clin Nutr. 2010 Nov;92(5):1080-8. doi: 10.3945/ajcn.2010.29819. Epub 2010 Sep 15.

23.Trommelen J, Betz MW, van Loon LJC., "The Muscle Protein Synthetic Response to Meal Ingestion Following Resistance-Type Exercise.", Sports Med. 2019 Feb;49(2):185-197. doi: 10.1007/s40279-019-01053-5.

24.Biolo G, Tipton KD, Klein S, Wolfe RR., "An abundant supply of amino acids enhances the metabolic effect of exercise on muscle protein.", Am J Physiol. 1997 Jul;273(1 Pt 1):E122-9.

25.Richard B Kreider, Conrad P Earnest, Jennifer Lundberg, Christopher Rasmussen, Michael Greenwood, Patricia Cowan & Anthony L Almada., "Effects of ingesting protein with various forms of carbohydrate following resistanceexercise on substrate availability and markers of anabolism, catabolism, and immunity", Journal of the International Society of Sports Nutrition volume 4, Article number: 18 (2007)

26.Denne SC, Liechty EA, Liu YM, Brechtel G, Baron AD., "Proteolysis in skeletal muscle and whole body in response to euglycemic hyperinsulinemia in normal adults.", Am J Physiol. 1991 Dec;261(6 Pt 1):E809-14.

27.Burke LM, Collier GR, Hargreaves M., "Muscle glycogen storage after prolonged exercise: effect of the glycemic index of carbohydrate feedings.", J Appl Physiol (1985). 1993 Aug;75(2):1019-23.

28.Tsintzas K, Jones R, Pabla P, Mallinson J, Barrett DA, Kim DH, Cooper S, Davies A, Taylor T, Chee C, Gaffney C, van Loon LJC, Stephens FB., "Effect of acute and short-term dietary fat ingestion on postprandial skeletal muscle protein synthesis rates in middle-aged, overweight, and obese men.", Am J Physiol Endocrinol Metab. 2020 Mar 1;318(3):E417-E429. doi: 10.1152/ajpendo.00344.2019. Epub 2020 Jan 7.

Die besten Lebensmittel zum Abnehmen

1.Maclean PS, Bergouignan A, Cornier MA, Jackman MR., "Biology's response to dieting: the impetus for weight regain.", Am J Physiol Regul Integr Comp Physiol. 2011 Sep;301(3):R581-600. doi: 10.1152/ajpregu.00755.2010. Epub 2011 Jun 15.

2.Ayyad C, Andersen T., "Long-term efficacy of dietary treatment of obesity: a systematic review of studies published between 1931 and 1999.", Obes Rev. 2000 Oct;1(2):113-9.

3.Langeveld M, de Vries JH., "[The mediocre results of dieting].", Ned Tijdschr Geneeskd. 2013;157(29):A6017.

4.Claudine Ko., "How I lost nearly 100 pounds eating pizza", January 27, 2016 Published New York Post

5.U.S. Department of Health & Human Services, "Balance Food and Activity", February 13, 2013

6.Dzieniszewski J, Jarosz M, Szczygieł B, Długosz J, Marlicz K, Linke K, Lachowicz A, Ryzko-Skiba M, Orzeszko M., "Nutritional status of patients hospitalised in Poland.",Eur J Clin Nutr. 2005 Apr;59(4):552-60.

7.Zaloga GP, Harvey KA, Stillwell W, Siddiqui R., "Trans fatty acids and coronary heart disease.", Nutr Clin Pract. 2006 Oct;21(5):505-12.

8.Salmerón J, Hu FB, Manson JE, Stampfer MJ, Colditz GA, Rimm EB, Willett WC., "Dietary fat intake and risk of type 2 diabetes in women.", Am J Clin Nutr. 2001 Jun;73(6):1019-26.

9.Chavarro JE, Rich-Edwards JW, Rosner BA, Willett WC., "Dietary fatty acid intakes and the risk of ovulatory infertility.", Am J Clin Nutr. 2007 Jan;85(1):231-7.

10.Amanda MacMillan and Amanda Gardner., "The 22 Worst Foods for Trans Fat", Health October 21, 2015

11.Institute of Medicine of the National Academies, "Dietary Reference Intakes for Energy, Carbohydrate, Fiber, Fat, Fatty Acids, Cholesterol, Protein, and Amino Acids", 2005

12.Kevin D Hall., "Ultra-processed diets cause excess calorie intake and weight gain: A one-month inpatient randomized controlled trial of ad libitum food intake", Preprint · February 2019

Cheat Days

1.Xia Wang, instructor in nutrition, Yingying Ouyang, research fellow, Jun Liu, research fellow, Minmin Zhu, instructor in biostatistics, Gang Zhao, instructor in medicine, Wei Bao, postdoctoral fellow, Frank B Hu, professor., "Fruit and vegetable consumption and mortality from all causes, cardiovascular disease, and cancer: systematic review and dose-response meta-analysis of prospective cohort studies" BMJ Published 29 July 2014

2.Cordain L1, Eaton SB, Sebastian A, Mann N, Lindeberg S, Watkins BA, O'Keefe JH, Brand-Miller J., "Origins and evolution of the Western diet: health implications for the 21st century.", Am J Clin Nutr. 2005 Feb;81(2):341-54.

3.Dzieniszewski J, Jarosz M, Szczygieł B, Długosz J, Marlicz K, Linke K, Lachowicz A, Ryzko-Skiba M, Orzeszko M., "Nutritional status of patients hospitalised in Poland.", Eur J Clin Nutr. 2005 Apr;59(4):552-60.

Refeed

1.Davis JF, Choi DL, Benoit SC., "Insulin, leptin and reward.", Trends Endocrinol Metab. 2010 Feb;21(2):68-74. doi: 10.1016/j.tem.2009.08.004. Epub 2009 Oct 7.

2.Davis JF., "Adipostatic regulation of motivation and emotion.", Discov Med. 2010 May;9(48):462-7.

3.Hausman GJ, Barb CR., "Adipose tissue and the reproductive axis: biological aspects.", Endocr Dev. 2010;19:31-44. doi: 10.1159/000316895. Epub 2010 Jun 15.

4.Jéquier E1., "Leptin signaling, adiposity, and energy balance.", Ann N Y Acad Sci. 2002 Jun;967:379-88.

5.Opland DM, Leinninger GM, Myers MG Jr., "Modulation of the mesolimbic dopamine system by leptin.", Brain Res. 2010 Sep 2;1350:65-70. doi: 10.1016/j.brainres.2010.04.028. Epub 2010 Apr 22.

6.Forbes GB, Brown MR, Welle SL, Underwood LE., "Hormonal response to overfeeding.", Am J Clin Nutr. 1989 Apr;49(4):608-11.

7.Volkow ND, Wang GJ, Baler RD., "Reward, dopamine and the control of food intake: implications for obesity.", Trends Cogn Sci. 2011 Jan;15(1):37-46. doi: 10.1016/j.tics.2010.11.001. Epub 2010 Nov 24.

8.Pratley RE, Nicolson M, Bogardus C, Ravussin E., "Plasma leptin responses to fasting in Pima Indians.", Am J Physiol. 1997 Sep;273(3 Pt 1):E644-9.

9.Ceddia RB., "Direct metabolic regulation in skeletal muscle and fat tissue by leptin: implications for glucose and fatty acids homeostasis.", Int J Obes (Lond). 2005 Oct;29(10):1175-83.

10.Horton TJ, Drougas H, Brachey A, Reed GW, Peters JC, Hill JO., "Fat and carbohydrate overfeeding in humans: different effects on energy storage.", Am J Clin Nutr. 1995 Jul;62(1):19-29.